Daniel Hell

Seelenhunger

Daniel Hell bei Hans Huber:

Daniel Hell, Christian Scharfetter und Arnulf Möller (Hrsg.):
Eugen Bleuler. Leben und Werk
171 Seiten (ISBN 3-456-83646-5)

Jay Cleve:
Licht am Ende des Tunnels
Wie Depressive und ihre Angehörigen sich selbst helfen können
Mit einem Vorwort von Prof. Dr. Daniel Hell
178 Seiten. 2. Auflage (ISBN 3-456-83528-0)

Daniel Hell, Jérome Endrass und Jürg Vontobel
Kurzlehrbuch der Psychiatrie
Das Basiswissen mit Repetitoriumsfragen
Etwa 250 Seiten (ISBN 3-456-83982-0)

Daniel Hell

Seelenhunger

Der fühlende Mensch und die Wissenschaften vom Leben

Zweite korrigierte Auflage

Verlag Hans Huber
Bern · Göttingen · Toronto · Seattle

Das Umschlagbild stammt von Ulrich Elsener (www.ulrichelsener.com) ©2002

Adresse des Autors
Prof. Dr. med. Daniel Hell
Psychiatrische Universitätsklinik
Postfach 68
8029 Zürich

Lektorat: Dr. Peter Stehlin, Gaby Burgermeister
Herstellung: Daniel Berger
Satz: Sbicca & Raach sagl, Lugano
Druck: Druckhaus Beltz, Hemsbach
Printed in Germany

Bibliografische Information der Deutschen Bibliothek
Die Deutsche Bibliothek verzeichnet diese Publikation in der Deutschen Nationalbibliografie; detaillierte bibliografische Daten sind im Internet über http://dnb.ddb.de abrufbar.

Anregungen und Zuschriften bitte an:
Verlag Hans Huber, Länggass-Strasse 76,
CH-3000 Bern 9
Tel: 0041 (0)31 300 45 00
Fax: 0041 (0)31 300 45 93
E-Mail: verlag@hanshuber.com

2., korrigierte Auflage 2003

ISBN 3-456-83983-9

Für Clarisse

Spricht die Seele, so spricht ach! schon die Seele *nicht mehr.*

Friedrich Schiller

Inhaltsverzeichnis

Nicht müde werden
sondern dem Wunder
leise
wie einem Vogel
die Hand hinhalten

Hilde Domin

Prolog

Kein Mensch möchte von sich sagen, er sei seelenlos. Aber sich als beseelt zu bezeichnen, fällt vielen Menschen dennoch schwer. «Von etwas beseelt sein» ist zu einem stehenden Ausdruck für besonders intensives Empfinden und Erleben geworden. Es braucht außergewöhnliche Anlässe, damit der moderne Mensch von seiner Seele spricht. Das kann darüber hinweg täuschen, dass die meisten Menschen an ihrem Erleben besonders stark interessiert sind und sich beeinträchtigt fühlen, wenn ihr seelisches Empfinden dumpf wird.

Marta S. ist 40-jährig, alleinstehend, studierte Juristin. Sie ist nicht nur gut geschult. Sie besitzt auch einen scharfen Verstand und weiß, sich genau zu beobachten. Seit über zwei Jahrzehnten kämpft sie episodisch mit schwersten Verstimmungen. In depressiver Verzweiflung hat sie sich wiederholt umzubringen versucht. Auch wenn es ihr besser geht, weiß sie kaum Positives über sich zu sagen. Selbstliebe ist ihr fremd. Sie sagt von sich: «Ich weiß weder, wozu ich lebe, noch wer ich wirklich bin. Wie soll ich mich lieben, wenn ich über mich im Ungewissen bin?»

Ihr beklagter Mangel an Selbstgefühl wird ihr aber in Zeiten ausgeglichener Stimmung kaum zum Problem. Sie geht dann klaglos ihrer Arbeit nach und trifft sich mit wenigen, aber guten Freundinnen. Dabei vermag sie auch ihre warmherzige und mitfühlende Seite zum Ausdruck zu bringen.

Anders verhält es sich, wenn der Fluss ihres Lebens angehalten wird und sie depressiv blockiert ist. Dann lehnt sie sich als Versagerin ab und möchte lieber sterben, als so zu sein, wie sie ist. Sie sagt: «Ein Mensch wie ich hat kein Lebensrecht. Ich falle andern nur zur Last, besonders meinem Vater und meinen Geschwistern.»

Solche Sätze lassen ein Idealbild vermuten, dem Frau S. in depressiver Not nicht entsprechen kann. In ihren Selbstvorwürfen drückt sich die Enttäuschung darüber aus, dass sie zu wenig eigenverantwortlich und lebenstüchtig ist. Selbständigkeit und Leistungsfähigkeit erscheinen als Ziele, nach denen sich Frau S. richtet. Doch handelt es sich dabei keineswegs um Wertvorstellungen, mit denen sich Frau S. ganz identifizieren könnte. Sie ist mit diesen Vorstellungen vielmehr aufgewachsen. Aber gerade als übernommene und heimlich wirksame Maximen üben sie eine unheimliche Macht aus. Sie bestimmen Frau S. derart stark, dass sie lieber ihrem Leben ein Ende setzen würde als sich zuzugestehen, diesen Selbstansprüchen nicht zu genügen. Trotz ihrer Unausgesprochenheit und Virtualität scheinen diese Wertvorstellungen in der Lage zu sein, ihr wirkliches Fühlen und Empfinden zu entwerten und mit dem seelischen Erleben auch ihr leibliches Leben wertlos zu machen.

Schon mit dem Erwachsenwerden hat Frau Marta S. eine zunehmende Abneigung gegen ihren eigenen Körper entwickelt. Heute fühlt sie sich in ihrer Haut unwohl. Zeitweise empfindet sie sogar Ekelgefühle, wenn sie ihren Körper berührt oder sich im Spiegel betrachtet. Mehrere Male hat sie sich auszuhungern versucht. Andere Male hat sie sich Brandwunden an Händen und Armen zugefügt. Auch wenn sich Frau S. dieser Selbstverletzungen, weil sie als abnorm gelten, schämt, verhelfen sie ihr doch immer wieder zu einer kurzfristigen Spannungsabfuhr. Schmerzhaft und verletzt erfährt Frau S. ihren Körper als weniger unvertraut. Erst diese schamvolle leibliche Versehrtheit erlaubt es ihr, für kurze Zeit ihren Widerstand gegen den eigenen Körper aufzugeben und in ihrem Leib «zuhause» zu sein.

Die ausgeprägte Ablehnung des weiblichen Körpers hat mit der Biographie von Frau S. zu tun. Schon früh in ihrer Kindheit auf Leistung getrimmt, ist sie von ihrer Mutter bestraft worden, wenn sie in kindlicher Art überschäumende Freude oder tiefe Traurigkeit gezeigt hat. Später hat sie körperliche Übergriffe durch Bekannte erfahren. Beides hat dazu beigetragen, dass sie ihren Körper als schmutzig erlebt.

Die erzieherische Geringschätzung der Gefühlswelt und die späteren Verletzungen ihrer Intimsphäre lassen es verstehen, dass Frau Marta S. ihren Körper ablehnt und das Auftreten leibhafter Gefühle zu vermeiden sucht. Doch reicht das rationale Wissen um solche kausale Zusammenhänge nicht aus, Frau S. mit ihrem Körper auszusöhnen. Zu tief sitzt die Befürchtung, erneut verletzt zu werden, sollte sie ihren Gefühlen mehr Raum geben.

So scheint ihr nur der Ausweg zu bleiben, sich selber weh zu tun, um einem drohenden Selbstverlust entgegenzutreten oder sich der aufkommenden Leere und dem Eindruck des Auseinanderfallenszuentziehen. Indem sie sich selber Verletzungen zufügt, kommt sie auch Bestrafungstendenzen zuvor, die mit dem Erleben intensiver Gefühle einhergehen. Indem sie sich selber bestraft, vermag sie sich zudem leiblich zu spüren, ohne sich andern Menschen hingeben oder eigenen lustvollen Begierden nachgeben zu müssen.

Ihre Selbstverletzungen erfüllen noch einen anderen Zweck, der mit ihrer leistungsorientierten Erziehung zusammenhängt. Frau S. ist in besonders ausgeprägter Weise dazu erzogen worden, «den Kopf zu gebrauchen und den Körper nur als Mittel zum Zweck zu verstehen». Sie sagt von sich: «Das Schwerste ist für mich, dass mein Wille zu schwach ist, meinem Körper zu befehlen. Das ist Teil meines Versagens, dass mein Körper machen kann, was er will und ich ohnmächtig zusehen muss.» Sie teilt ihr Erleben in einen geistigen Bereich auf, der für sie rein ist, und in einen körperlichen Bereich, der für sie schmutzig ist. Konsequenterweise möchte sie ihren Körper abstreifen und nur noch «wie ein Wölklein am Himmel» weiterleben. In ihren Suizidphantasien stellt sich Frau S. die Zerstörung ihres Körpers, aber nicht die Auflösung ihres Geistes vor.

Aus dieser Perspektive erhalten ihre schmerzhaften und schamvollen Selbstverletzungen eine doppelte Bedeutung. Sie lassen zum einen zu, dass Frau S. ihren Körper wie ein fremdes Objekt behandeln kann. Gleichzeitig führen sie dazu, dass Frau S. ihren Leib intensiv erleben kann. Im Akt der Selbstverletzung wird Frau S. Operierende und Operierte zugleich. Bei aller instrumentellen Vernunft, mit der sie die Selbstverletzungen wie chirurgische Eingriffe plant und durchführt, ist sie dennoch auch Subjekt, das diesen Eingriff an sich selber erlebt. Deshalb stellen ihre Selbstverletzungen nicht nur destruktive Handlungen dar, sondern verankern Frau S. gleichzeitig in ihrem leiblichen Dasein bzw. in ihrem seelischen Erleben.

Was als instrumenteller Eingriff geplant und durchgeführt wird, entpuppt sich als seelisches Geschehen. Aus dem Vorgestellten und Objektiven wird ein Unfassbares und Subjektives. Gerade daran stößt sich die rationale Seite von Frau S. Sie möchte ihren Körper versachlichen und in Besitz nehmen. Als verletzte Person erfährt sich Frau S. aber neu und überraschend anders: Sie empfindet Schmerz und Scham.

Es ist dieses andere Erleben, das Frau S. trotz allem am Leben erhält. Denn ein Leben ohne seelisches Erleben kommt dem Tod nahe.

Frau Marta S. vermag die Art ihres Erlebens nicht frei zu wählen. Es war ihr in depressiver Verstimmung versagt, Freude und Interesse zu empfinden. Auch der Therapeut konnte ihr nicht einfach zu einem angenehmeren Erleben verhelfen. Sein Beitrag beschränkte sich anfangs darauf, ihr Leiden, soweit es unerträglich war, mit Psychopharmaka und anderen biologischen Verfahren zu mildern.

Im Verlaufe der Therapie erwies sich jedoch eine andere Art der Hilfestellung als ebenso wichtig. Diese andere Hilfestellung hat mit der gemeinsamen Erfahrung des Scheiterns zu tun. Das wechselseitige Bewusstwerden therapeutischer Grenzen und das gemeinsame Annehmen von Erlebensweisen, die durch Enttäuschungen ausgelöst wurden, erlaubten eine neue Gestaltung der therapeutischen Beziehung, in der unangenehme Gefühle Platz hatten. Es wurde Frau S. vermehrt möglich, auch nicht künstlich stimulierte Empfindungen anzunehmen.

Der Therapeut wurde als Mitbetroffener zum Zeugen ihres Erlebens. Er vermochte an ihren leiblichen Gefühlen ein Stück weit Anteil zu nehmen, ohne dieses Erleben für irgendwelche (auch therapeutische) Zwecke zu benützen. Diese Erfahrung war für Frau S. Anlass, vorsichtig neue Hoffnung zu schöpfen.

Wie kann eine solche moderne Leidensgeschichte, wie diejenige von Frau S., verstanden werden? Und wie kann damit umgegangen werden, ohne aus der Geschichte einen Sachverhalt zu machen und der erfahrenden Person erneut

Gewalt anzutun? Solches Fragen bildet den Ausgangspunkt dieses Buches. Es handelt davon, dass persönliches Erleben nicht abschließend erfasst werden kann – und was dies für die Heilkunde bedeutet.

Und dies ist das Wunderbare des Lebens,
dass jeder Mensch, der auf sich selber achtet,
weiss, was keine Wissenschaft weiss,
da er weiss, was er selbst ist.

Sören Kierkegaard

Kapitel 1
Homo sentiens, neu entdeckt

Kein Platz für die Seele?

Die Herkunft des deutschen Wortes «Seele» ist dunkel. Es enthält den Wortstamm «See» und erinnert an die alte germanische Auffassung, dass die Seelen der Ungeborenen und der Toten im Wasser wohnen. Auch andere Kulturen haben Seelisches mit der Vorstellung von Wasser verbunden. Im Spiegel eines ruhenden Gewässers, aber auch in der unerforschlichen Tiefe eines Sees wurden seelische Eigenschaften wiedererkannt. Schon in einer frühen philosophischen Schrift des griechischen Altertums findet sich die Aussage, dass die Seele zu tief sei, als dass sie je ausgelotet werden könne. In freier Übersetzung heißt es bei Heraklit aus Ephesos, der auch der dunkle oder weinende Philosoph genannt wird: «Die Grenzen der Seele, so weit du auch gehst, wirst du wohl nicht herausfinden, und ob du jegliche Strasse abschrittest – so einen tiefen Logos hat sie.» [1]

Heute hat die Vorstellung der Seele als des «im See Verborgenen» an Kraft eingebüßt. Im wissenschaftlich-technischen Zeitalter glaubt man, dem Geheimnis der Seele auf der Spur zu sein. Man sucht sie nicht mehr in mythischen Bildern von tiefen Gewässern einzufangen, sondern mittels moderner bildgebender Verfahren als Gehirnprozess darzustellen.

Je mehr aber Seelisches als erkennbar betrachtet wird, desto mehr wird es auch zur Sache. Aus dem Unmittelbaren und Einzigartigen wird ein wissenschaftlicher Untersuchungsgegenstand, aus dem Ursprünglichen und Verborgenen etwas Hergeleitetes und Erfassbares.

Hat damit die Seele ausgespielt? Wird sie zu einem Etwas, einem Produkt, das analysiert oder gar hergestellt werden kann? Lohnt es nicht mehr, sich mit dem Seelischen zu beschäftigen, weil es sich dabei nur um ein «Feuern von Neuronen

1 Fragment 45, sprachlich verändert nach H. Diels 1985

des Gehirns» handelt? Folgt auf den Höhenflug der Seele in der Romantik ihr Absturz im digitalen Zeitalter?

Oder verhält es sich ganz anders? Ist die Seele eines Menschen so wenig zu einer Sache zu machen, wie ein Pudding an die Wand genagelt werden kann? Ist das Verschwinden der Seele nur ein methodisches Artefakt, da Seelisches weder angeschaut noch gezählt werden kann? Kann das Seelische nicht Gegenstand einer beobachtenden Wissenschaft sein, weil es so unmittelbar und persönlich ist, dass es wissenschaftlichen Kriterien nicht genügen kann? Was aber heißt das für Psychiatrie und Psychologie als Wissenschaften der Seele? Haben sie ihren Gegenstand verfehlt oder benötigt das Seelische einen anderen Zugang?

Solche und ähnliche Fragen stehen am Anfang dieses Buches. Sie sind um so aktueller, als die vorherrschende Konzeption vom Menschen in der Hauptströmung der Psychiatrie seelenlos ist. Das Seelische wird entweder materialisiert oder als unwichtiges Nebenprodukt energetischer Vorgänge gedacht. Aus der Seelenwissenschaft (Psychologie) und der Seelenheilkunde (Psychiatrie) sind weitgehend angewandte Neurowissenschaften geworden. Zwar gibt es Lippenbekenntnisse, die das Seelische hochhalten, aber in den grundlegenden Lehrbüchern und in der wissenschaftlichen Untersuchungspraxis findet die Seele kaum mehr Platz. Der Zugang zum psychiatrischen Lehrgebäude ist dem Seelischen versperrt, oder es hat das Haus nach kurzem Auftritt durch die Hintertüre wieder zu verlassen.

Dieser wissenschaftlichen Grundhaltung liegt das an sich richtige Eingeständnis zugrunde, dass eine Seele als Organ oder als örtlich lokalisierbare Sache nicht feststellbar ist. Auch das Gehirn ist kein Seelenorgan, sondern ein äußerst komplexes Organisationsinstrument. Es ist deshalb nur verständlich, dass das Seelische in den Wissenschaften im gleichen Maß an Bedeutung verliert, wie das Gehirn an Bedeutung gewinnt.

Dennoch ist Seelisches im menschlichen Leben nicht wegzudenken. Auch Psychologie und Psychiatrie können sich der Herausforderung des seelischen Erlebens nicht entziehen, ohne sich gleichzeitig von den Menschen zu entfernen, die psychologische oder psychiatrische Hilfe suchen. Was aber macht das Seelische aus? Wie kann sich eine moderne Seelenheilkunde, die immer besser um die neuronalen Voraussetzungen des menschlichen Lebens weiß, mit dem leidvollen Erleben von Hilfe suchenden Menschen auseinandersetzen, ohne diese Not zu einer bloßen materiellen Angelegenheit oder gar zynisch zu einem letztlich unwichtigen Nebeneffekt eines Hirnvorganges bzw. zu einem Hirngespinst zu machen?

Hier setzt die Auseinandersetzung dieses Buches ein. Es geht davon aus, dass die Auflösung des traditionellen Seelenverständnisses nicht das Ende der Geschichte der Seele ist, sondern den Beginn eines neuen Kapitels darstellt. Nicht das Seelische stirbt ab, sondern die überlieferte Vorstellung einer Seelensubstanz – einer vom Körper unabhängigen ewigen Seele – hat einer neuen Auffassung vom Seelischen Platz zu machen.

Thesenartig geht es mir in diesem Buch um folgende Grundaussagen: Auch wenn Seelisches sich gerade nicht zu etwas Gegenständlichem fixieren lässt, ist der Mensch dennoch nicht auf ein seelenloses Funktionieren zu reduzieren. Sein Erleben bleibt eine menschliche Grunderfahrung, die im Raum der Physik und Chemie nicht abbildbar ist. Dieses Erleben, das Leib und Leben voraussetzt, aber mehr ist als Körper und Stoffwechsel, wird seit Alters her «seelisch» genannt. Es zeigt Wirkung, auch wenn es keinen Träger hat, der sich leicht identifizieren lässt. Allerdings hatten die Menschen immer den Wunsch, dem Seelischen auf den Grund zu kommen und es auf etwas anderes zurückführen zu können.

So ist die Kulturgeschichte der Menschheit voller Versuche, dem Seelischen eine definierbare Trägersubstanz zuzuordnen (vgl. Kap. 2: Kurze Geschichte der Seele). Auch Psychologie und Psychiatrie haben immer aufs Neue versucht, der personifizierten Seele eine Störung nachzuweisen (vgl. Kap. 3: Kranke Seele?). Das seelische Erleben entzieht sich aber der direkten Beobachtung. Es kann logisch nicht Gegenstand einer objektivierenden Wissenschaft sein. Wissenschaftlich kann nur immer untersucht werden, was Menschen über ihr Erleben hinterher aussagen oder wie sich das Erlebte in körperlichen Veränderungen ausdrückt. Insofern ist Wissenschaft dem Erleben gegenüber immer nachträglich. Sie hinkt dem seelischen Erleben hinterher oder kommt, in der Sprache des Sports gesprochen, stets einen Schritt zu spät. Einzig die erlebende Person erfahrt unmittelbar, was in ihr vorgeht und was sie empfindet, fühlt oder will (vgl. Kap. 4: «Der Körper der Seele ist emotional»).

Dieses Erleben ist in keiner Weise durch einen äußeren Gesichtspunkt zu ersetzen oder auf etwas Drittes zurückzuführen. Es repräsentiert das, was ich in diesem Buch «seelisch» nenne. (Die Konsequenzen dieses Ansatzes auf das psychiatrische Krankheitsverständnis werden im Kap. 5: «Erdrückendes Bewerten – Ansatz zu einem Krankheitsverständnis des fühlenden Menschen» dargelegt.)

Es wäre nun aber verfehlt, dem seelischen Erleben, weil es nur individuell erlebbar ist, keine Macht zuzubilligen. Das Seelische verfehlt seine Wirkung auf biologische und soziale Umstände nicht, wie es umgekehrt auch Körper und Mitwelt voraussetzt, um sich zu realisieren und zur Sprache zu finden. Insbesondere zeigt sich in der psychologischen und psychiatrischen Behandlung die Macht des seelischen Erlebens. Die Psychotherapie beispielsweise basiert weitgehend auf einem Miterleben der Schmerzen, Leiden, Freuden und Lüste von Hilfe suchenden Personen, und zwar auf einem Miterleben, das sich der Erfahrung der Betroffenen nicht in den Weg stellt, sondern Aufmerksamkeit und Nachdenken dazu benützt, problematisierende Wertungen des Erlebten aufzuzeigen oder auf andere Weise anzugehen. Denn psychische Probleme entstehen hauptsächlich dadurch, dass zwischen dem Erleben einer Person und ihren Idealvorstellungen ein Widerspruch besteht (intrapersonaler Konflikt) oder dass der Erlebenshorizont einer Person mit demjenigen einer andern ihm wichtigen Person unvereinbar erscheint (interpersoneller Konflikt). (Dieser Zusammenhang wird am zeittypischen Beispiel der Beschämtheit (soziale Phobie) und der Niedergeschlagenheit (Depression) in den Kapiteln 6 und 7 illustriert.)

Sprachlose Seele

Man kann sich natürlich fragen, ob es nicht besser wäre, auf den Seelenbegriff ganz zu verzichten und statt von seelischem Erleben z.B. von der «subjektiven Erfahrung», vom «Ich-Bewusstsein» oder vom «mentalen Zustand» zu sprechen. Solche Umschreibungen würden weniger Gefahr laufen, als rückständig zu gelten. Gleichzeitig könnten die Widerstände gegen den Seelenbegriff und die vielfältigen Assoziationen, die er erweckt, elegant umschifft werden.

Begriffe haben aber ihre eigene Geschichte. Sie sind nicht wie Kleidungsstücke auswechselbar. Das Anstößige am Wort «seelisch» ist zugleich das, was diesen Begriff auszeichnet. Er betont wie kein anderer die Einmaligkeit und Besonderheit des menschlichen Erlebens (ohne übrigens dieses Erleben auf eine Innenschau zu beschränken). Seelisch verbindet sich begriffsgeschichtlich auch mit vegetativen und animalischen Aspekten, während moderne Ersatzbegriffe wie «Subjektivität» oder «Ich-Bewusstsein» die Sinne nicht ansprechen und künstlich wirken. Es sind rationale Begriffe, die das seelische Erleben konzeptionell in den Griff zu bekommen suchen. Es fehlt ihnen gleichsam «das Fleisch am Knochen». Indem sie das Erleben weitgehend auf Erkenntnisaspekte reduzieren, verpassen sie das zentrale Element des Seelischen, das im Primat des unmittelbaren Empfindens, Fühlens und Wollens liegt.

Der Ersatz des Seelenbegriffs durch Worte, die der Ratio näher liegen, ist aber wohl nicht zufällig erfolgt. So kündigt sich im Bestreben der Aufklärungszeit, die Seele mit dem Subjekt gleichzusetzen, der Anspruch der Moderne an, ein höheres Bewusstsein zu entwickeln und den Menschen vor allem als Geist-Seele zu verstehen – mit Betonung auf Geist und Bewusstsein. Selbst das seelisch Verborgene sollte dem Bewusstsein zugeführt und rational erklärt werden. Diese Art der «Aufklärung» ging konsequenterweise vom Menschen als Subjekt aus, das erkennen kann, und reduzierte das Seelische immer mehr auf ein Etwas, das wie ein Objekt erkannt werden kann. Später hat sich die Seele, im Versuch des 19. Jahrhunderts, das innere Erleben analog zur physikalischen Umwelt auf wenige Naturgesetze zurückzuführen, zum Fachausdruck der «Psyche» gewandelt. Das Seelische wurde zu einem Untersuchungsfeld der Psyche. Es sollte grundsätzlich ähnlich untersuchbar sein wie physikalische Ereignisse, etwa der Fall eines Apfels vom Baum. Anstelle der Newtonschen Gesetze wurde das Fechnersche Gesetz entwickelt, wonach für eine merkliche Zunahme der Empfindungsstärke eine bestimmte Reizsteigerung nötig ist.

Einen weiteren Schritt tat die Psychoanalyse zu Beginn des 20. Jahrhunderts, indem Sigmund Freud die Psyche wie einen Apparat zu denken wagte. Auch ihm schwebte zunächst eine mechanische Lösung vor. Er stellte sich die Psyche – in Analogie Dampfmaschine – als Apparat vor, der in der Lage ist, physiologische Triebe, v. a. die sexuelle Libido, mit Hilfe von «Ich» und «Über-Ich» nutzbringend zu kanalisieren.

Schließlich begann innerhalb und außerhalb der Psychoanalyse die Rede von einem «Selbst» die antiquiert erscheinende Seele bzw. die Psyche zu ersetzen. Unabhängig davon, ob das «Selbst» als unbewusster Nährboden des Ichs[2] oder als übergeordnete (das Ich umgreifende) Instanz[3] gesehen wurde, verlor das unmittelbare Erleben mehr und mehr an Bedeutung. Demgegenüber gewann die Einbettung der Selbsterfahrung in ein theoretisches Modell – bis hin zu einer umfassenden systemischen Konzeption – an Gewicht. Infolge dieser Entwicklung konnte sich auch der aufklärerische Gedanke eines erkennenden Subjekts, der zunächst die Seelenvorstellung verdrängt hatte, immer weniger halten. Statt dessen löste sich die vermeintliche Gewissheit eines letzten subjekthaften Erkennens in die Einsicht auf, dass auch Erkenntnisprozesse einer komplexen Selbstorganisation des menschlichen Organismus unterliegen.

In noch größerer Distanz zum seelischen Erleben entwickelte sich in der Mitte des 20. Jh.s eine Verhaltenslehre, die zunächst das Seelische als prinzipiell unerforschbare Black-Box behandelte und sich nicht unähnlich der Naturwissenschaft an das äußerlich beobachtbare Verhalten hielt. Nach der klassischen Verhaltenslehre handelt der Mensch aufgrund bestimmter Umweltreize, die bei ihm auch ohne bewusstes Erleben ein konditioniertes Reaktionsmuster auslösen. Nach dieser Auffassung ist der Mensch ein Organismus, der im wesentlichen durch Umweltbedingungen gelenkt wird. Empfinden, Fühlen und Wollen sind sekundär, wenn sie überhaupt eine Rolle spielen. Indem die Verhaltenslehre vom persönlichen Erleben absieht und sich ausschließlich für beobachtbare Verhaltensweisen unter experimentell veränderbaren Umweltbedingungen interessiert, handelt sie sich den Vorteil ein, ihre Annahmen überprüfbar zu machen. Sie kann sich mit biologischen Untersuchungsansätzen verbinden und das menschliche Verhalten mit genetischen oder organischen Voraussetzungen in Zusammenhang bringen.

Dabei bleibt aber der Mensch auf ein verhaltensorientiertes Reiz-Reaktionsschema reduziert, auch wenn als Zwischenglieder (zwischen Reiz und Reaktion) die biologischen Voraussetzungen des Organismus eingebaut werden (Reiz-Organismus-Reaktion). Es resultiert eine Art Tiermodell, das davon ausgeht, dass ein

---

2 bei H. Hartmann 1964

3 bei C. G. Jung 1994

Organismus aufgrund seiner biologischen Bedingungen und seiner Lerngeschichte auf bestimmte Umweltreize voraussagbar reagiert – z. B. in Abhängigkeit vom Sättigungsgrad beim Erklingen eines Tons eine bestimmte Taste drückt, weil der Organismus gelernt hat, dass er dann Nahrung erhält.

Auch dieses Modell, das die moderne Psychologie und Psychiatrie immer mehr bestimmt, kommt ohne Einbezug des seelischen Erlebens aus. Es abstrahiert davon, dass der Mensch einem Reiz (etwa der Gabe von Brot oder Wein) auch eine symbolische Bedeutung (etwa die religiöse Bedeutung des Abendmahls) zumessen kann und «Aha-Erlebnisse» – wie jedes persönliche Erleben – dieses Reiz-Organismus-Reaktionsmuster sprengen, weil sie nicht auf eine äußerlich beobachtbare Kette von Ereignissen zurückzuführen sind. Sie können auch imaginativ entstehen oder sprachlich vermittelt werden. Die Abwendung vom seelischen Erleben in Psychologie und Psychiatrie ist aber insofern konsequent, als beide Disziplinen zunehmend um eine naturwissenschaftliche Objektivierung ihrer Aussagen bemüht sind. Dadurch werden sie gezwungen, sich dem beobachtbaren Körper und seinem Verhalten zuzuwenden und sich vom seelischen Erleben als primärer Erfahrung abzuwenden.

Diese methodenbedingte Abkehr vom Seelischen (im Sinne eines methodischen Materialismus) darf nicht zum Fehlschluss führen, dass Seelisches (im Sinne eines inhaltlichen Materialismus) nicht existiert. Der Vorrang eines erfolgversprechenden Untersuchungsansatzes lässt aber ein solches Missverständnis leicht entstehen. Statt Körperliches (was beobachtbar ist) und Seelisches (was erlebbar ist) in neuer Art zusammenzuführen, droht sich eine Weltanschauung durchzusetzen, die nurmehr das Körperliche oder Materielle ernst nimmt. Diese Gefahr wächst noch erheblich an, wenn die Realität des seelischen Erlebens mit einem missverstandenen Subjektbegriff belegt wird und dieses Erleben auch im Wissenschaftsbetrieb als bloße subjektive Ansicht abgewertet wird. Vieles spricht dafür, dass die seit der Aufklärung populäre Verwechslung von Seele und Subjekt dazu beigetragen hat, dass Wissenschaftler und selbst Theologen den Seelenbegriff fürchten wie der Teufel das Weihwasser. Wo im Seelischen etwas Subjektives und Irrationales gewittert wird und wo die Unmöglichkeit, unmittelbares seelisches Erleben methodisch zu beobachten, als Tücke des Subjekts statt als reale Erfahrung missverstanden wird, rückt das Seelische ins Zwielicht. Man schlägt dann den Sack (sprich die Seele), meint aber den Esel (sprich das Subjekt), der für ein wissenschaftliches Verständnis als Träger seelischer Vorgänge nicht in Frage kommt. Dabei wird leicht übersehen, dass seelisches Empfinden, Fühlen und Wollen keine theoretische Konstruktion (wie das Subjekt) darstellt. Es entspricht vielmehr einer menschlichen Grunderfahrung, die so real ist wie die Beobachtung eines Gegenstandes, sich aber im Gegensatz zu einem mit bloßen Augen wahrgenommenen Objekt, z. B. einem Tisch, oder zu einer unter dem Mikroskop angeschauten Mikrobe nicht visualisieren lässt.

Die Eigenheit dieser seelischen Erfahrung liegt darin, dass sie nicht nur sinnlich ist, sondern einen Sinn stiftet, der stofflich bzw. naturwissenschaftlich nicht fassbar ist. Nach dem Philosophen Georg Schulte sind «mein Glück und meine Schmerzen in gewissem Sinne realer als alle materielle Wirklichkeit, schwerwiegender als aller Sand des Meeres...»[4] Das Seelische steht denn auch den Künsten näher als den Wissenschaften, welche an einem vermessbaren Abbild des Vorhandenen interessiert sind, während es den Künsten gelingt, mit Worten, Tönen, Farben oder Berührungen und Bewegungen einen sinnlichen Ausdruck vom Erlebten wiederzugeben. Diese sinnliche Ausdrucksweise kann im Zuhörer oder Zuschauer ein analoges seelisches Erleben wecken.

Seelisches Erleben hat die Eigenart, nur von anderem seelischen Erleben erfasst werden zu können. Es ist immer «Erleben aus erster Hand» und kann auch mit raffiniertesten elektronischen Informationsträgern nicht simuliert werden.

Diese Eigenart des Seelischen verunmöglicht es auch zu glauben, man könne seelisches Erleben erfassen, indem man es mit einer Hirnaktivität oder mit andern materiellen Vorgängen gleichsetzt. Eine Person, die sich auf ihr Erleben konzentriert, erfährt sich aus einer anderen Perspektive als eine Person, die elektrische Hirnvorgänge – und seien es die eigenen – auf einem Monitor beobachtet. Deshalb kommt der Abbildung der Hirnströme eines emotional erschütterten Menschen keine seelische Qualität zu, während die Wiedergabe der erfahrenen Gemütslage in einem Bild oder Gedicht bzw. die bewegte Darstellung eines Lebenskonfliktes im Film oder Theater dem Seelischen näher kommt.

Schon die antike griechische Philosophie hat Leben mit Seele gleichgesetzt und der Seele – oder dem Leben – den Körper gegenüber gestellt. So konnte Platon sagen: «Der Körper ist das Grab der Seele.»[5] In der Moderne haben die Lebens- und die Existenzphilosophie seelisches Leben mit dem «Sein» gleichgesetzt. Erich Fromm hat dieses «Sein», das nur erlebt werden kann, von einem «Haben» abgegrenzt, das nur wie eine Sache in Besitz genommen werden kann.[6]

Was ich «habe» und was ich «bin», betrifft zwar dieselbe Person, bezeichnet sie aber aus grundsätzlich verschiedener Perspektive. Im einen Fall richtet sich die Sprache auf das körperlich Beobachtbare aus – der Mensch hat einen Körper. Im andern Fall ist das seelische Erleben gemeint – ich bin, soweit ich empfinde, fühle oder will. Diese Differenz von Haben und Sein, von Körper und Seele, macht es möglich, sich entweder wie die Naturwissenschaft, die am untersuchbaren Objekt interessiert ist, im Sprachspiel des Habens zu bewegen. Oder sich wie die Kunst und die Kulturwissenschaft einen Bereich des Seelischen offenzuhalten und von persönlichem Erleben auszugehen.

4 G. Schulte 2000, S. 234
5 In Phaidon wählt Sokrates das Bild vom Körper als Kerker der Seele.
6 E. Fromm 2000

Die Ausdrucksform des Habens in naturwissenschaftlichen Texten ist unpersönlich. Sie kennt keinen Ich-Erzähler, der etwas erlebt hat, sondern stellt in der «Es-Form» Fakten dar, die eine persönliche Sichtweise ausschließen sollen. Umgekehrt gehört zum seelischen Bereich die «Ich-Form» des Erzählens, die das persönliche Erleben ins Zentrum rückt. Beide Sprachformen schließen sich gegenseitig nicht aus. So verschieden sie auch sind, sind sie doch Teil eines gemeinsamen Sprachspiels, das es ermöglicht, vom Ich, das erlebt, zum Es, über das berichtet wird, überzuspringen (oder grammatikalisch ausgedrückt: Die erste Person in meiner eigenen Rede mit der dritten Person in der Rede der anderen gleichzusetzen). Dies setzt aber voraus, dass der Mensch gelernt hat, sich symbolisch zu verstehen. Er hat dann nicht nur wie jeder Organismus einen bestimmten Körper, der von andern wahrgenommen wird und der auf Reize der Umwelt reagiert. Er erkennt sich auch als erlebende Person, als ein «Ich bin», dem die Mitwelt einen kennzeichnenden Namen gibt. «Er hat» und «Ich bin», körperliches Haben und seelisches Sein sind sprachliche Wendungen, die einen Menschen weder zweiteilen noch verdoppeln – weder dualistisch auftrennen noch physikalistisch klonen –, sondern eine symbolische Einheit von Körper und Seele schaffen. Im Rahmen dieser symbolischen Sprachbilder ist es dem Menschen möglich, sich sowohl als individuell erlebende Person wie auch als beobachtbaren Teil einer Gruppe oder Gesellschaft zu verstehen.

Kaum ein anderer Denker hat sich im 20. Jh. so grundlegend mit der Sprache auseinander gesetzt wie Ludwig Wittgenstein. Von ihm stammt auch der Vergleich der Sprache mit einem Spiel. Ein Spiel setzt Regeln voraus, eröffnet aber auch eine ungeheure Vielfalt an Möglichkeiten zu deren Anwendung. Wittgenstein hat dies mit dem Bild einer Stadt illustriert: Im Zentrum herrsche ein Gewinkel von Gässchen und Plätzen, während an der Peripherie neue Vororte mit geraden Strassen und einförmigen Häusern entstanden seien.[7] Wie in einer gewachsenen Stadt sind auch in der Sprache ältere und neuere Stile zu unterscheiden. Sprachlich gesehen entsprechen den alten verwinkelten Stadtzentren historisch gewachsene Begriffe (wie Seele), die bereits viele Wandlungen durchgemacht haben und dementsprechend vielschichtig sind. Demgegenüber illustrieren die geometrisch angelegten Vorstädte die moderneren und schärfer definierten Begriffe der Wissenschaft. Wittgenstein fügt seinem Bild an anderer Stelle den Kommentar bei: «Die Sprache ist ein Labyrinth von Wegen. Du kommst von einer Seite und kennst dich aus; du kommst von einer anderen zur selben Stelle, und kennst dich nicht mehr aus.»[8]

7 Philosophische Untersuchungen, S. 18
8 ebd, S. 203

So mag es einem Menschen gehen, der an die formalisierte Sprache der Naturwissenschaft gewöhnt ist und sich vom Außenbezirk her einem Hause an der Grenze zur Innenstadt nähert. Er kennt sich aus, so lange er die Perspektive von außen behält. Kommt er aber nach einem Abstecher in die Innenstadt am selben Haus vorbei, erkennt er es nicht wieder, weil es sich ihm von einer anderen Seite zeigt. Max Frisch formulierte in seinen Tagebüchern knapp und präzis: «Denn das Fremdeste, was man erfahren kann, ist das Eigene einmal von außen gesehen.»[9]

Was aber geschieht, wenn die Sprache der Innenbezirke verloren geht und die genau vermessenen Außenbezirke überhand nehmen? Was wird aus den Menschen, wenn die grammatikalische Form des «Ich bin» zwar noch möglich ist, aber im Alltag weitgehend vom wissenschaftlich technischen «Es hat» verdrängt wird? Nehmen dann die Menschen überhand, die heute die Sprechzimmer der Psychotherapeuten aufsuchen, weil sie ihr Leben vergebens wie eine Sache zu meistern suchen? Herrschen dann Vorbilder, die nicht vom Erleben anderer Menschen geprägt sind, sondern statistische Normwerte widerspiegeln oder Bildern entsprechen, die sich Menschen von andern Menschen aufgrund äußerer Beobachtungen gemacht haben? Nehmen zwanghafte und manipulative Verhaltensweisen zu, weil es Angst und Traurigkeit zu vermeiden gilt?

Der amerikanische Schriftsteller Walker Percy, preisgekrönter Autor von «Der Kinogänger», hat ähnliche Fragen in eine literarische Form gebracht:

«Es gibt einen Astronomen, der nachts auf dem Mount Palomar arbeitet. Er beobachtet, sammelt, bildet Hypothesen, schreibt Gleichungen, macht Voraussagen, sucht den Himmel ab, bestätigt Befunde und schreibt Artikel für andere Astronomen. Tagsüber kommt er hinunter in die Stadt, um seine Bedürfnisse, die er als Organismus und Sozialwesen hat, zu befriedigen; er isst, schläft, genießt Frau, Familie und Heim, spielt Golf und nimmt an andern sozialen und Freizeitaktivitäten teil.

Er ist noch einer der glücklicheren (und privilegierten) Zeitgenossen, weil er sowohl engelhaft (als wissender Wissenschaftler) als auch animalisch (als sozialer Organismus) funktioniert…

Aber was ist mit den (nicht privilegierten) Dorfbewohnern? Was passiert einem Menschen, wenn er sein Leben im 20. Jh. zu fristen hat, ohne an der Souveränität und Autorität von Wissenschaft und Kunst Anteil zu haben? Wie fühlt es sich an, Laie und Konsument zu sein? Leidet dieser Konsument, obwohl er der reichste in der Geschichte ist, an einer Art Deprivation?

Was sind die Symptome dieses Mangels?»[10]

9 M. Frisch 1985, S. 111
10 W. Percy 1995, S. 21 (Übersetzung D. H.)

Seit Walker Percy diese Zeilen geschrieben hat, ist fast ein halbes Jahrhundert vergangen. In dieser Zeit hat sich die beschriebene Situation noch eher zugespitzt: Auf der einen Seite ist es schwieriger geworden, eine Art Doppelleben zu führen und berufliches Forschen und persönliches Erleben fein säuberlich zu trennen. Auch wissenschaftlich Tätige müssen eine Integration von äußerlich beobachtbarem «Körper» und innerlich erlebbarer «Seele» finden. Auf der andern Seite empfinden immer mehr Menschen, dass ein ausschließliches Konsum- und Besitzstreben zu einem seelischen Mangelzustand führt.

Der Mensch – eine Nachricht?

Dennoch erscheint das aufgeworfene Problem nicht die größte Schwierigkeit zu sein, die es heute zu bewältigen gilt. Körper und Seele schließen sich – wie in diesem Buch vertreten – als unterschiedliche Perspektiven nicht unbedingt aus. Es kann nach Lösungen gesucht werden, wie die eine Sichtweise mit der andern zu verbinden ist. Dazu regen auch historische Vorläufer an. So sind Körper und Seele als zwei Aspekte des Leibes verstanden worden: der Körper als der materielle, die Seele als der phänomenale Aspekt.

Könnte es also sein, dass der hartnäckige Widerstand gegen das Seelische gar nicht mit Biologie und Naturwissenschaft zu tun hat, sondern von ganz anderer Seite kommt? Wäre es möglich, dass dem seelischen Erleben Konkurrenz erwächst durch eine Wissenschaft, die der Seelenkunde zum Verwechseln ähnlich, aber mit ihr unverträglich ist?

Wahrscheinlich ist es kein Zufall, dass die neuen technischen Begriffe, welche die Seele aus Psychologie und Psychiatrie verdrängt haben, aus der Kognitionswissenschaft stammen. Kognition ist zwar kein scharfer Begriff, meint aber das Erkennbare (kognitiv – lat. die Erkenntnis betreffend). Er betont weniger die empirische Erfahrung als die Ratio, die Vernunft. Konsequenterweise versucht die Kognitionswissenschaft das Erleben auf «geistig» wahrnehmbare Elemente oder Informationen zurückzuführen. Sie hat ihre Quellen in den ersten Werkstätten der psychologischen Forschung am Ende des 19. Jh. Damals versuchten experimentelle Psychologen wie Wilhelm Wundt die Verarbeitung von Sinnesreizen sowie das Auftauchen von Gedanken auf bestimmte «informelle» Gesetzmäßigkeiten zurückzuführen. In dieser Forschungsrichtung trat das Seelische immer mehr zurück zu Gunsten von isolierbaren Informationseinheiten, die als eine Art «geistige Atome» gedacht wurden. Diese Forschungsrichtung erhielt im 20. Jh. enormen Auftrieb. In den letzten Jahrzehnten ermöglichte die Computertechnik eine unerhörte Ausweitung der Informationsanalyse und nährte Hoffnungen, mit Modellen der künstlichen Intelligenz das menschliche Bewusstsein zu erklären.

Ein Pionier der Computerwissenschaft, Norbert Wiener, hat schon in den 50er Jahren des letzten Jahrhunderts die Formel geprägt: «Der Mensch – eine Nachricht». Darin wird in kürzester Form die Auflösung des Lebendigen in Bewusstsein, d. h. in Wissen um Information, proklamiert. In der Zwischenzeit ist das Genom als Informationsträger des Menschen weitgehend aufgeschlüsselt worden. Weltweit sind intelligente Roboter in Wirtschaft und Wissenschaft in Gebrauch gekommen. Informationen dienen nicht mehr nur der Kommunikation zwischen Menschen, sondern werden auch benutzt, um eine Verselbständigung künstlicher Systeme, z. B. in Form sich eigenständig fortentwickelnder Maschinen, voranzutreiben.

«Sobald wir den Sprung wagen und uns selbst in unsere Computertechnik installieren, wird unsere Identität auf einer sich stetig fortentwickelnden Bewusstseinsdatei basieren. Wir werden keine Hardware mehr sein, sondern Software», schreibt Ray Kurzweil als renommierter Computerwissenschaftler.[11] Der Kybernetiker Kevin Warwick, der sich selbst Computerchips implantieren ließ, ist überzeugt, dass «die von Menschen geschaffene maschinelle Intelligenz eines Tages die menschliche Intelligenz überflügeln wird». Deshalb fordert er: «Wir müssen eins werden mit den Maschinen und teilhaben an ihrer Macht».[12] Bei einer solchen Vermischung von Mensch und Apparatur ist die Schnittstelle zwischen Organismus und Maschine fließend geworden. Es ist nicht mehr sicher, wo bei diesem Informationsaustausch der Mensch anfängt und wo der Apparat aufhört. Wenn aber das Selbstbewusstsein die körperlich gezogene Grenze verliert, geht mit der Seele auch der Körper verloren. In der Abwendung vom seelischen Erleben und der Hinwendung zum Bewusstsein wird in einem virtuellen Cyberspace auch das Leben künstlich. «Nichts könnte entkörperlichter sein als der Cyberspace. Es ist, als ob dir alles amputiert worden wäre»,[13] schreibt der passionierte Computerspezialist John Perry Barlow und vergleicht sein Dasein im Cyberspace mit einem Zustand, der einem Engel näherkommt als einem Menschen. «Wenn das Verlangen nach menschlichem Fleisch aufhört, was wird bleiben? Der Geist, geladen ins Netz, schwebend in einer Ökologie elektrischer Spannung, die ebenso bestrebt und fähig sein wird, ihn am Leben zu halten wie einst sein kohlenstoffbasierter Vorgänger».[14]

In solch grenzenloser Verehrung der Körper- und Seelenlosigkeit widerspiegelt sich eine Neuauflage der gnostischen Lehre vom Sieg einer lichten Geisteswelt über die irdisch dunkle Leibhaftigkeit. Auch wenn Barlow und seine Mitverehrer

11 R. Kurzweil 2000, zit. nach G. Kalberer 2000, S. 2.

12 zitiert nach G. Kalberer 2000, S. 2. Günter Anders hat bereits 1956 von der «Antiquiertheit des Menschen» gesprochen. Die «promethische Scham», die der Mensch den von ihm geschaffenen Apparaten gegenüber empfinde, treibe ihn dazu an, den Maschinen ähnlich zu werden.

13 J. Barlow 1996, zit. nach E. Käser 1998, S. 81

14 ebd

des reinen Bewusstseins nur eine kleine Randgruppe von Computerfreaks darstellen und die grosse Mehrheit der Informatikbenützer im irdischen Leben verwurzelt bleibt, stellen die fortgeschrittenen Informationstechniken eine eminente Herausforderung dar. Sie rühren an das Grundverständnis der Menschen, weil sie Seele und Körper – und damit die Basis der seelischen Identität und der körperlichen Integrität – in ihrer Bedeutung in Frage stellen.

In dieser Situation scheint es kein Zufall zu sein, dass sich immer mehr Menschen auf ihr leib-seelisches Erleben besinnen und es zum Teil auch meditativ erfahren wollen. Denn im leib-seelischen Erleben paaren sich Sinnhaftigkeit und Sinnlichkeit. Schon im althochdeutschen Wort «Sin» steckt beides: das sinnliche Wahrnehmen und das sinnhafte Streben. Was mit den Sinnen empfunden und mit Sinn erfüllt wird, ist aber nicht auf ein abstraktes Bewusstsein zu reduzieren. Es beschränkt sich nicht auf einen Informationsgehalt und ist nicht virtuell zu haben. Der Doppelsinn von sinnhafter Sinnlichkeit setzt einen Leib voraus, der mittels körperlicher Sinne empfindet und gleichzeitig «seelisch gefühlten Sinn» (felt sense) macht. So dürfte sich denn der drohenden Auflösung des Menschlichen in digitale Informationen auch nichts so stark entgegensetzen wie das leibbezogene Empfinden, Fühlen und Handeln des einzelnen Menschen. Wie die Gnosis im Frühchristentum durch die Wiederentdeckung der Leibhaftigkeit – damals des beseelten menschlichen Körpers Christi – eingedämmt worden ist, scheint heute im Zeitalter der Informatik vor allem das leibliche Erleben der Menschen dem Computerbild vom «gläsernen Menschen» standzuhalten.

Erlebniskult als Gegenbewegung

Die bedeutsame Rolle, die dem seelischen Erleben im modernen Alltag zukommt, drückt sich besonders eindrucksvoll in der sich ausbreitenden Erlebniskultur aus. Der virtuellen und empfindungslosen Technik steht ein Hunger nach intensiven Erfahrungen gegenüber. Die exponentiale Zunahme von Abenteuerreisen, Extremsportarten, Börsenfieber, Spielkasinos und Talkshows (mit Selbstentblößungscharakter) ist nur der besonders augenfällige Ausdruck einer Entwicklung, die generell ein «Mehr an Erleben» sucht. Der Erlebnishunger des modernen Menschen wird gerne kulturkritisch gewertet, etwa als krankhaftes Symptom eines oberflächlichen «Happytums». Er stellt aber auch eine Gegenreaktion auf die Technisierung und Rationalisierung in unserer Gesellschaft dar und kann als verzweifelter Versuch gedeutet werden, sich leibhaft zu spüren und nicht nur als eine Maschine oder als Informationsverarbeitungseinheit zu verstehen.

Auf Grund der Beobachtung, dass Menschen eine bestimmte Intensität ihres Erlebens benötigen, um sich wohl zu fühlen, ist neuerdings eine sogenannte Risikokompensationshypothese entwickelt worden. Sie besagt, dass der Mensch ein abenteuerliches Risiko sucht, wenn er sich sinnlich unterfordert fühlt. Ist der Alltag zu informell oder zu stark materiell abgesichert, neigt der Mensch dazu, gezielt Gefahren einzugehen, um einen Thrill zu erfahren. So wird nicht nur im Kino Spannung gesucht, sondern das eigene Leben als Selbstexperiment inszeniert. Um sich intensiver zu spüren, wird der Körper bis zum sportlichen Limit herausgefordert oder auch mit Piercing oder Tätowierung verletzt und geschmückt. Wer hätte sich vor 30 Jahren vorstellen können, dass sich Menschen freiwillig an einem Seil 100 Meter in die Tiefe stürzen, in Kanus Wildbäche hinunter preschen, Hausmauern erklettern oder selbst den Ladendiebstahl als leibliche Extremsportart betreiben? Von Manipulationen des eigenen Körpers über gewagte Auftritte in der Öffentlichkeit und den Gebrauch stimulierender Drogen bis hin zum ungeschützten Sexualverkehr wird alles Mögliche eingesetzt, um sich besser zu spüren. Der gesuchte Thrill entspricht einem leib-seelischen Erleben, indem durch körperliche Stimulation und seelisch erfahrene Gefahr ein Gemisch aus Angst und Lust entsteht. Dieser Hunger nach intensivem Erleben – nach dem «Kick» – kommt nicht von ungefähr. Die Berauschung und künstliche Intensivierung des Lebens droht zum Lebensstil zu werden, wenn der Mensch – nach Peter Sloterdiyk – nicht auch Räume in sich spürt, von denen die Physik nichts weiß.[15]

Wo herkunftsorientierte Sicherheiten fallen und das überlieferte Offenbarungsgeschehen nicht mehr nachempfunden werden kann, suchen Menschen nach einem Selbsterleben, das äußere Anlässe für das innere Empfinden einsetzt. Die Provokation von Angst, Lust und Schmerz mittels unterschiedlichster Events tritt an die Stelle einer nach innen orientierten Suche, die in die Stille hört.

Diese Art der Selbstsuche erscheint charakteristisch für eine Zeit, die durch Mobilität und Flexibilität gekennzeichnet ist und in der Kontinuität und Treue keine prägenden Werte mehr sind.

Von der sozialen zur psychischen Deregulierung

Der heutige Mensch des industrialisierten Abendlandes befindet sich zu Beginn des dritten Jahrtausends in einer außergewöhnlichen Situation. Nicht nur ist ihm mehrheitlich die Gewissheit abhanden gekommen, auf einer göttlich geschaffenen Erde unter dem Einfluss himmlischer Kräfte zu leben. Auch der neuzeitliche Glaube an die rationale Vernunft, die durch einsichtige Menschen das Weltgeschehen beherrscht, ist ins Wanken gekommen. Erst recht ist ihm die gesellschaft-

15 Schon Sören Kierkegaard hat 1849 von der Möglichkeit gesprochen «verzweifelt man selbst sein zu wollen», wenn der Mensch keinen anderen Grund (oder inneren Raum) mehr ahnt.

liche Utopie genommen worden, auf gemeinschaftlicher Basis eine klassenlose Gesellschaft errichten zu können. An die Stelle ewig geltender Gesetze sind Theorien getreten, die die Relativität und die Unschärfe der Erkenntnisse betonen. Die Computerwissenschaft hat einen virtuellen Raum eröffnet, dem die vertraute Realität und Konstanz der früheren Alltagswelt abgeht. Am Bildschirm ist nicht mehr sicher zu entscheiden, was Realität und was Fiktion ist. Auch mittels anderer Medien wird eine Informationswelt erzeugt, die die Grenze zwischen Wirklichkeit und Schein aufhebt.

Ganz generell ist der postmoderne Mensch mit einer zeitlichen Beschleunigung konfrontiert, wie sie frühere Generationen nicht gekannt haben. Wo ehemals die Sonnenstellung und später der Glockenschlag den Arbeits- und Lebensrhythmus bestimmt haben, zählen heute Stunden und Minuten. Im Sport entscheiden gar Sekundenbruchteile über Erfolg oder Misserfolg. Der Reiseverkehr hat eine Beschleunigung erfahren, die eine genaue Zeitabstimmung über die verschiedenen Zeitzonen hinweg nötig macht.

Mit der elektronischen Datenübertragung hat die gegenwärtige Kultur eine Geschwindigkeit erreicht, die Raum und Zeit insofern aufhebt, als sie es erlaubt, Informationen auf der ganzen Welt zeitgleich auszutauschen. Die elektronische Erreichbarkeit der meisten Personen, unabhängig von Aufenthaltsort und Tageszeit, hat dazu geführt, dass es heute eher ein Luxus ist, nicht erreichbar zu sein, als immer auf Draht zu sein.

Diese rasanten Veränderungen lösen sowohl Bewunderung wie Angst aus. So lässt die globale computerisierte Datenerfassung – bei allem Eindruck, den sie macht – auch befürchten, dass der Mensch immer stärker von außen festgelegt wird: medizinisch in seinem genetischen Code und seinen Körperfunktionen, wirtschaftlich in seinem Arbeits-, Kauf- und Freizeitverhalten, politisch in seiner sozialen Position und seiner gesellschaftlichen Stellung.

Die technisch-wissenschaftliche Revolution geht mit einem tiefgehenden sozio-ökonomischen Strukturwandel einher. Dadurch sieht sich das einzelne Individuum vor Herausforderungen gestellt, auf die es nur ungenügend vorbereitet ist. Als Folge ist eine existentielle Verunsicherung zu beobachten, die durch die Event-Kultur nur notdürftig und künstlich überdeckt wird.

Besonders eindrücklich hat der Soziologe Richard Sennett die Folgen beschrieben, die der neoliberale Umbruch in der Wirtschaft auf die Lebensführung und die Lebenseinstellung moderner Bürgerinnen und Bürger hat. In seinem Buch «Der flexible Mensch» (mit dem treffenden englischen Titel: The Corrosion of Character) legt er am Beispiel der USA empirisches Material vor, das belegt, wie grundlegend sich der Lebensentwurf moderner Menschen in den westlichen Industrienationen in den letzten 25 Jahren verändert hat.

Sennett beobachtet, wie sich die klassische Berufslaufbahn – die wie eine geradlinige Wagenspur (franz. carrière) das Arbeitsleben geprägt hat – in kurzfristige berufliche Engagements auflöst und wie die ehemals mehr oder weniger festen familiären und freundschaftlichen Verbindungen immer stärker auseinanderdriften. Gleichzeitig beschreibt er, wie der Arbeits- und Wohnort seine ehemalige Bedeutung als Heimat verliert. Die berufliche Anstellung wird zu einem vorübergehenden und meist kurzfristigen Unternehmen. Begrenzte Arbeitsprojekte werden immer häufiger ohne längerfristige Perspektive eingegangen. Anstelle von Kontinuität und Loyalität gegenüber Beruf und Kollegenschaft sind Flexibilität, Teamfähigkeit und schnelle Auffassungsgabe gefordert. Diese Eigenschaften erlauben es, kurzfristige Ziele effizient zu verfolgen und sich flexibel einer sich schnell verändernden Ökonomie anzupassen.

Sennett illustriert seine Thesen nicht nur mit statistischem Material, sondern auch mit Fallbeispielen, wie demjenigen von Enrico als Vertreter der Nachkriegsgeneration und seinem Sohn Rico, der die jüngere Generation der heute 25- bis 40-Jährigen repräsentiert.

> Enrico war in den 50er Jahren aus Italien in die USA eingewandert. Er hatte sich den amerikanischen Traum erfüllt, mit Putzarbeit das Geld für ein Haus zusammenzusparen, das er sich schließlich in einem Vorort von Boston kaufen konnte. Solange er mit seinen Nachbarn zusammenlebte, war er ein ruhiger, unauffälliger Bürger. Kam er jedoch in seine alte italienische Umgebung zurück, so genoss er als jemand, der es draußen zu etwas gebracht hatte, sehr viel mehr Aufmerksamkeit. Er war ein angesehener, engagierter Familienvater, der jeden Sonntag zur Messe ging. Sein Leben schien berechenbar. Er maß seinen Erfolg an den verschiedenen Verbesserungen und Anschaffungen, die er an seinem Holzhaus anbringen konnte. Mit 40 Jahren wusste er schon genau, wann er in Rente gehen und über wieviel Geld er dann verfügen würde. «Um seine Zeit nutzbringend anzulegen, brauchte Enrico das, was Max Weber ein «Gehäuse» genannt hat, eine Art bürokratische Struktur, welche den Zeitablauf regeln lässt. «In Enricos Fall stellten das ans Dienstalter geknüpfte Lohnsystem seiner Gewerkschaft und die Regelung seiner staatlichen Pension dieses Gerüst dar … Er formte sich eine klare Lebensgeschichte, innerhalb derer sich seine Erfahrung materiell und psychisch ansammelte; so wurde ihm sein Leben als lineare Erzählung verständlich.»[16]
>
> Ganz anders sein Sohn Rico, der den Wunsch seines Vaters nach sozialem Aufstieg erfüllt hat und ein Consulting-Büro führt. Rico verachtet Leute, die wie sein Vater «Dienst nach Vorschrift» machen und den Schutz einer Bürokratie suchen. «Statt dessen ist er der Überzeugung, man müsse offen für Veränderungen sein und Risiken eingehen.»[17] Rico hat die Business-School in New York absolviert und dort eine Kommilitonin geheiratet. Seit dem Abschluss hat er als Berater in verschiedenen Firmen in Los Angeles, Chicago und Missouri gearbeitet, bevor er sich – nach einer schmerzhaften Entlassung – selbständig machte. In vierzehn Arbeitsjahren ist Rico viermal umgezogen. Er versucht über elektronische Kommunikationsmittel jenes Gemeinschaftsgefühl

16 R. Sennett 1998, S. 16 f.
17 ebd S. 19

herzustellen, das er von zu Hause kennt, doch findet er die Online-Kommunikation kurz und gehetzt. «Die Flüchtigkeit von Freundschaft und örtlicher Gemeinschaft ist der Hintergrund für die tiefste von Ricos Sorgen, seine Familie.»[18] Während er sich mit der nötigen Flexibilität beruflich erfolgreich durchschlagen kann, tauchen Fragen für Rico vor allem auf, wenn es um die Erziehung seiner Kinder geht. Wie können seine Kinder zu sich selber finden, wenn sie ständig wechselnde Bezugspersonen haben und alle paar Jahre Wohnort und Schule wechseln? Wie können sie Vertrauen zu sich und andern entwickeln, wenn die Konstanz fehlt? Das Motto «nichts Langfristiges», das sich beruflich für Rico auszahlt, erscheint ihm ein verhängnisvolles Rezept für die Entwicklung von Vertrauen und Selbstsicherheit bei seinen Kindern. Würde seine Arbeitsmoral «Bleibe in Bewegung, geh keine Bindungen ein und bringe keine Opfer» auf die Familie übertragen, so hätte das katastrophale Folgen. «Wie kann ein Mensch in einer Gesellschaft, die aus Episoden und Fragmenten besteht, seine Identität und Lebensgeschichte zu einer Erzählung bündeln? Die Bedingungen der neuen Wirtschaftsordnung befördern vielmehr eine Erfahrung, die in der Zeit von Ort zu Ort und von Tätigkeit zu Tätigkeit driftet.»[19]

Richard Sennett schließt aus Ricos Dilemma, dass der kurzfristig agierende Kapitalismus besonders jene Charaktereigenschaften bedroht, die Menschen aneinanderbinden und dem Einzelnen ein stabiles Selbstgefühl vermitteln. Wichtiger als Technisierung und Globalisierung sei die Auswirkung der durch die neue Wirtschaft geforderten Flexibilität, «die das Gefühlsleben des Menschen außerhalb des Arbeitsplatzes am tiefsten berührt.»[20] Oder in den einfachen Worten Ricos: «Du kannst Dir nicht vorstellen, wie dumm ich mir vorkomme, wenn ich meinen Kindern etwas über Verpflichtungen erzähle. Es ist für sie eine abstrakte Tugend, sie sehen sie nirgendwo.»[21]

Dieser von Sennett analysierte Umbruch in der Arbeits- und Alltagswelt dürfte nicht nur die normalpsychologischen Probleme der Bevölkerung verändert haben. Vieles spricht dafür, dass auch die psychiatrischen Problemstellungen durch die sozioökonomische Deregulierung tiefgehend beeinflusst werden. So macht Enrico in Sennetts Buch eine psychische Krise durch, weil er Angst hat, seine Kinder könnten ethisch und emotional zu «Driftern» oder zu «Mall-Ratten» (Einkaufsverwahrloste) werden. Bisher ist aber noch kein Autor den Veränderungen des psychischen Befindens von psychisch kranken Menschen und ihren Bewältigungsformen – in analoger Weise wie Sennett bei Gesunden – systematisch nachgegangen.

18 ebd S. 23
19 ebd S. 31
20 ebd S. 29
21 ebd S. 29

Was mein Spezialgebiet der Depressionsbehandlung betrifft, so ist eine auffällige Verschiebung der Problematik in den letzten 30 Jahren unübersehbar. Zum einen haben sich die depressiven Behandlungsfälle drastisch vermehrt. So hat sich die Zahl stationär behandelter depressiver Personen im Kanton Zürich allein im letzten Jahrzehnt mehr als verdoppelt.[22] Zum andern drückt sich die depressive Problematik heute anders aus als noch vor einer Generation und hat auch zu anderen Lösungsstrategien geführt.

Zwei Fallbeispiele sollen diesen eindrücklichen Wandel illustrieren:

In den siebziger Jahren habe ich einen damals 45-jährigen, akademisch gebildeten Mann – ich nenne ihn Peter – behandelt, der an einer melancholischen Depressionsform litt. Peter warf sich vor, seine Familie durch eigene Schuld ruiniert zu haben. Er hatte sich als Lehrer einer höheren Schule durch sparsamen Lebenswandel und durch mehrere Nebenverdienste ein größeres Guthaben erspart und damit kurz vor seiner depressiven Erkrankung ein durch Hypotheken belastetes Eigenheim erstanden. Der Entscheid zum Hauskauf hatte ihm manche schlaflose Nacht gebracht, weil er sich einerseits nur schweren Herzens von seinem Herkunftsort lösen konnte und ihm andererseits der Wohnungsmarkt unsicher schien. Obwohl Peter stark blockiert war und in seiner Depression weder traurige noch ärgerliche Gefühle empfinden konnte, stand für ihn weniger der mangelnde Antrieb oder die niedergedrückte Stimmung als die Schuldproblematik im Vordergrund. Er hinterfragte grüblerisch und selbstquälerisch seinen Kaufentscheid und war wahnhaft überzeugt, sich selber und seine Familie mit seinem Entschluss ins Verderben gestürzt zu haben. Er interpretierte seine depressive Not als berechtigte Strafe für sein persönliches Versagen. Auch der Einspruch seiner Angehörigen, die den Hauskauf als vernünftig und richtig einschätzten, brachte ihm keine Entlastung. Entsprechend seinem Eindruck, sein Elend selber verantwortet zu haben, hielt sich Peter im medizinischen Sinne nicht für krank.

Erst nachdem sich Peter während einer stationären psychiatrischen Behandlung zusehends von der Depression erholte, begann er die durchgemachte Veränderung als «Zustand mit Krankheitswert» einzuschätzen. Er hielt aber auch dann an seiner Selbstverantwortlichkeit fest und versuchte auch die Therapie zu seinem eigenen Anliegen zu machen.

Der Zufall wollte es, dass ich 25 Jahre später einen der Söhne von Peter – ich nenne ihn Peterson – als 32-jährigen Mann kennenlernte. Auch er litt an einer schweren Depression mit melancholischen Zügen. Doch stellte er sich selber weniger in Frage, als es sein Vater getan hatte. Vielmehr stand für Peterson das Leiden an der depressiven Blockade im Zentrum. Er empfand sich in seinen Gedanken und in seiner Erinnerungsfähigkeit eingeschränkt, klagte über einen eingreifenden Gefühlsverlust, über Appetit- und Schlafstörungen sowie über sexuellen Libidoverlust. Peterson hielt zwar jede Hoffnung

22 Die international beobachtbare Zunahme der Behandlungsfälle ist auch durch eine andere Einstellung der Bevölkerung zum Leiden und zur psychiatrischen Therapie bedingt.

auf Besserung für eine Illusion, doch machte er bei den Behandlungsversuchen passiv mit und zweifelte auch nicht grundsätzlich an der Diagnose einer Depression.

Als es ihm schließlich nach vielen Wochen wieder besser ging, wollte er das durchgemachte Leiden möglichst unbesehen hinter sich lassen. Er schätzte die durchgemachte Depression als «Betriebsunfall seines Gehirnstoffwechsels» ein und akzeptierte dementsprechend auch eine medikamentöse Vorbeugung, um das Wiederauftreten eines solchen «unpersönlichen Betriebsunfalles» zu verhindern. Nur hintergründig war ein Zweifel spürbar, ob seine Depression nicht doch mit seiner Biographie und seinen Lebensumständen – Peterson hatte unmittelbar vor dem Auftreten der Depression einen größeren beruflichen Rollenwechsel zu bewältigen – in Zusammenhang stand.

Diese knappe Gegenüberstellung einer depressiven Erfahrung von Vater und Sohn soll deutlich machen, was man einen Generationenumbruch im depressiven Leiden nennen könnte. Nach meiner Erfahrung hat die Schuldproblematik zunehmend einem Erschrecken über die Erlebens- und Leistungsunfähigkeit Platz gemacht. Selbstverantwortung und biographisch-familiäre Einbettung des depressiven Leidens sind tendenziell einer Krankheits- und Körperorientierung gewichen. Immer mehr Menschen betrachten ihre seelisch erfahrene Leidensform als medizinisches Problem, das mit einer möglichst effektiven und schnell wirksamen Behandlung zu beseitigen ist. Das Leiden wird vermehrt zum genetischen oder körperlichen Schicksal. Es schränkt weniger die eigene Verantwortlichkeit als die individuelle Wahlmöglichkeit ein.

Selbstverständlich ist die Schuldproblematik nicht verschwunden. Depressiven Leidensformen wie derjenigen von Peter kann man auch heute noch begegnen. Aber statistische Untersuchungen machen deutlich, dass Schuldideen – insbesondere schuldhaft verarbeitete Depressionsformen – abgenommen haben. Statt dessen nimmt eine Haltung zu, die mit reparativen Erwartungen ans medizinische System einhergeht. Dabei wird die eigene Not vermehrt als Sachproblem vorgestellt, das einer technischen Lösung bedarf. Die Hauptsorge depressiver Menschen scheint heute weniger das Scheitern an definierten Rollenerwartungen bzw. an einer selbstgesetzten Lebensaufgabe zu sein, als die Befürchtung, im Jetzt und Hier durch die depressive Blockade benachteiligt zu werden. Gleichzeitig ist ein deutlicher Anstieg von weniger charakteristischen Depressionsfällen zu beobachten. Sie gehen häufig – wie bei Frau S. im Prolog – mit einer Persönlichkeitsproblematik im Sinne einer Borderline-Störung einher oder stellen eine Kombination von Depressions- und Suchtproblematik dar, wobei die Persönlichkeits- oder Abhängigkeitsproblematik das depressive Bild mehr und mehr verwischt.[23]

23 Das Zusammentreffen von Drogen-, Alkohol- oder Medikamentenmissbrauch und Depression erhöht die Therapieresistenz dieser Störungen (H. R. Guscott und P. Grof 1991). Eine knappe Übersicht über kulturelle Einflüsse auf die depressive Erscheinungsform findet sich bei Hell (2002).

Hat also der gesellschaftliche Umbruch bereits deutliche Spuren in der Krankheitsformung hinterlassen? Vieles passt zusammen: zum einen die wirtschaftlich geforderte Flexibilisierung und das vermehrte Auftreten einer Borderline-Problematik (im Sinne eines Lebens «an der Grenze», mit unsicherer Identitätsbildung und häufigen Selbstverletzungen und Essstörungen), zum anderen die vermehrte Technisierung und der Rückgang von Schuldproblemen, ferner die steigende Konsumhaltung und die Zunahme von Suchtkrankheiten sowie die soziale Entwurzelung und die tendenzielle Zunahme von Krankheitsfällen. Doch ist eine solche Parallelisierung von gesellschaftlicher und psychiatrischer Entwicklung zu einseitig. Seelische Leidensformen spiegeln nicht nur eine gesellschaftliche Entwicklung wider. Sie stellen sie auch in Frage. Seelisches Leiden ist nicht bloß eine lineare Folge der sozialen oder körperlichen Umstände. Es ist auch Protest und Aufschrei und damit potentieller Ausgangspunkt einer Gegenbewegung, die sich mit der Anpassung an das äußere Geschehen nicht begnügt. So haben in der Geschichte des Denkens Menschen das leidvolle Erleben immer auch als Kristallisationspunkt für eine individuelle Geschichte, die sich vom bloßen sozialen oder biologischen Geschehen emanzipiert, verstanden. Auch in den modernen Ausgestaltungen psychischer Leidensformen ist ein Widerspruch zum Bestehenden auszumachen. Da der Einspruch aber die aktuellen Verhältnisse aufnimmt und sie zum Teil karikierend betont, kann übersehen werden, dass im Leiden auch potentiell Widerstand aufbricht.

So ist das Aufkommen einer Persönlichkeitsproblematik, die hauptsächlich durch Instabilität und Identitätsmangel charakterisiert ist und wegen eines zeitweisen Verlustes der Ich-Grenzen Borderline-Störung[24] genannt wird, nicht nur als Folge einer Epoche zu sehen, die kaum mehr einheitliche Wertvorstellungen und immer weniger stabile Familienverhältnisse kennt. Sie kann auch als Versuch eines Menschen verstanden werden, durch Intensivierung der momentanen Erlebnisse und Beziehungen sich wenigstens vorübergehend als einheitliche Person zu spüren und dadurch der drohenden Leere bzw. der biographischen Geschichtslosigkeit zu entgehen. Ebenso nimmt die damit zusammenhängende Magersucht zwar das postmoderne Zerbrechen gemeinschaftsbindender Rituale – wie das gemeinsame Brotbrechen im Kreise der traditionellen Familie – karikierend auf, setzt dem globalen Konsumrausch aber ebenso ein asketisches Ringen um ein neues Körperbewusstsein entgegen. Selbst die verbreitete Abhängigkeit

24 Die Weltgesundheitsbehörde bezeichnet seit 1991 als emotionale instabile Persönlichkeit vom Boderline-Typus eine meist anhaltende Problematik mit emotionaler Instabilität und unklarem Selbstbild. «Die Neigung zu intensiven, aber unbeständigen Beziehungen kann zu wiederholten emotionalen Krisen führen mit Suiziddrohungen oder selbstschädigenden Handlungen.» (WHO 1991)

von Alkohol, Medikamenten und Drogen, die eben diese Konsumhaltung in unserer Gesellschaft auf die Spitze treibt, entpuppt sich – da sie zu Leiden führt – als Einspruch gegen das technisch versprochene Schlaraffenland.

Am deutlichsten verweist die Zunahme der Behandlungsfälle von Depressionen, die zu den häufigsten, leidvollsten und kostspieligsten Krankheiten unserer Zeit geworden sind, auf eine widerständische Autonomie des seelischen Erlebens. Während Wirtschaft und Wissenschaft auf einen rationalen Austausch von Informationseinheiten drängen und der globale Handel eine möglichst bindungsarme Abwicklung von Sachgeschäften fördert (weil familiäre oder nationale Gefühlsbindungen dem grenzenlosen Handel nur hinderlich scheinen), drückt das depressive Geschehen zwar Gefühllosigkeit aus, doch setzt das Leiden an dieser Gefühllosigkeit gerade einen Erlebenshunger voraus.

Es scheint das Paradoxon unserer Zeit zu sein, dass nicht etwa intellektuelle oder kognitive Störungen die Aufmerksamkeit der modernen Menschen beherrschen, sondern Gemütsveränderungen wie die Depression zum postmodernen Störungsbild par exellence geworden sind. Im Leiden an der depressiven Leere drückt sich eine Sehnsucht aus, die weder mit Informationen noch mit Fiktionen zu stillen ist. Der technischen und virtuellen Welt, die letztlich empfindungslos ist, wird ein schmerzhaftes Bewusstsein um die eigene Gefühlseinschränkung entgegengesetzt. Der zeitgemäßen Beschleunigung antwortet das depressive Geschehen mit einer Behinderung der Leistungsfähigkeit bzw. mit einer Verlangsamung von mentalen Funktionen, die zur Ausführung von Aufgaben nötig sind. Ist es angesichts dieser Situation überraschend, dass die depressive Not zum Hauptfeind einer auf Flexibilität und Mobilität setzenden Gesellschaft geworden ist? Denn kaum eine andere Störung trifft den Nerv unseres Zeitgeistes so schmerzlich wie die depressive Blockade. Sie behindert die immer rascher geforderte berufliche und private Anpassung und fordert den Einzelnen auf, einen Zwischenhalt einzuschalten.

Die Situation erinnert an eine bekannte afrikanische Fabel. Sie handelt von einem weißen Forscher, der seine afrikanischen Träger von Tag zu Tag mit zusätzlichen Lohnzahlungen antreibt, ihn rascher zu seinem Ziele zu führen. Am fünften Tag lassen sich jedoch die Träger nicht mehr zum Weitergehen bewegen. Nach dem Grund ihrer Verweigerung gefragt, geben sie zur Antwort: «Wir sind so schnell gegangen, dass wir nicht mehr recht wissen, was wir tun. Darum warten wir, bis unsere Seele uns eingeholt hat.»

Der wesentliche Unterschied zwischen der Aussage dieser Fabel und dem Depressionsgeschehen liegt darin, dass den depressiven Menschen nicht Einsicht, sondern eine unerwünschte leibliche Reaktion zum Stillstand zwingt. Wie in der biblischen Geschichte von Bileam, der auf seinen Esel einschlägt, weil er sein Ziel unbedingt erreichen will, während das Lasttier vor einem (für Bileam vorerst unsichtbaren) Hindernis unbeweglich verharrt, scheint der leibliche Organismus mehr wahrzunehmen als der antreibende Menschenverstand.

Renaissance des Gemüts

Das Erkennen mittels des Leibes macht in einer Zeit Sinn, die dank technischer Virtuosität ungeheure Simulationsmöglichkeiten anbietet und selbst den Menschen potentiell zum klonierten Duplikat seiner selbst werden lässt. In einer solchen Zeit der virtuellen Beliebigkeit bekommt die Verankerung in der sinnlichen Wahrnehmung und die Verwurzelung im eigenen Leib eine neue Bedeutung. Es entsteht ein Bedürfnis nach Sinnlichkeit und Sinnerfahrung. Eine solche «sinnliche Sinnhaftigkeit» ist aber sehr eng mit dem verwandt, was früher als Gemüt bezeichnet wurde. Mit Gemüt (mittelhochdeutsch Gemüete, von Muot = leibliche Erregung, Stimmung) wurde ursprünglich die Gesamtheit der seelischen Empfindungen und Gedanken, später auch der Sitz der inneren Empfindungen und Vorstellungen gemeint. Mit Gemüt ist also ein durchgehendes seelisches Erleben angesprochen, das den Wesenskern eines Menschen bildet. In anderen Sprachen wird denn auch das deutsche Wort Gemüt mit Herz (franz. coeur, engl. heart) übersetzt. Wer Herz oder Gemüt hat, vermag nicht nur für sich selber intensiv zu erleben, sondern ist auch der Mitwelt «herzlich» oder «gemütvoll» verbunden. Damit steht das Gemüt für eine innere und äußere Kohärenz, die dem Menschen in seiner Geschichte und Umwelt eine Ausrichtung gibt.

Heute ist der Begriff Gemüt aus der Mode gekommen. Er ist durch Begriffe wie Affektlage, Emotionalität und Stimmung ersetzt worden. Doch keines dieser Ersatzworte vermag das Gemüthafte wiederzugeben, das für viele Menschen das Herzstück ihres Lebens bildet.

Es ist wohl kein Zufall, dass in einer schnelllebigen und leistungsorientierten Zeit zunächst weniger das Gemüt als zweckorientierte Aspekte der Emotionen – gleichsam die instrumentelle Intelligenz der Emotionalität – wieder entdeckt werden.

Viele psychologische Studien haben sich in den letzten Jahren der Frage zugewandt, welche Bedeutung emotionale Prozesse zur Lebensbewältigung haben. Dabei konnten die emotionalen Hintergründe vieler Entscheidungs- und Handlungsprozesse belegt werden.[25] Klinische Studien haben aufgezeigt, dass mit rationalem Intellekt allein das Leben nicht zu meistern ist. So hat sich etwa gezeigt, dass reine Verstandestätigkeit (im Sinne von Informationsverarbeitung) für eine vernünftige Lebensanpassung keineswegs ausreichend ist. Erfolg im Leben hängt nicht so sehr von der Leistung in einer akademischen Abschlussprüfung bzw. von einem hohen Intelligenzquotienten ab, sondern scheint stärker mit reifer Emotionalität zusammenzuhängen.[26]

25 Eine einführende Übersicht findet sich bei L. Ciompi 1997, S. 93 f.

26 Als Beispiel sei auf die Langzeitstudie an 450 Jungen von J. K. Felsman und G. E. Vaillant (1987) verwiesen.

Die meisten Studien, die Hochschulabsolventen über Jahre und Jahrzehnte weiterverfolgt haben, belegen die wenig überraschende Tatsache, dass ein guter Studienabschluss oder ein hoher IQ keine Garantie für Wohlstand, Ansehen oder gar Lebensglück ist. Was die soziale Kompetenz betrifft, so ist die Glanzzeit der IQ-Tests vorüber. Wichtig erscheint vielmehr eine gemütsgetragene personale Intelligenz zu sein: zum einen die interpersonale Fähigkeit, andere Menschen zu verstehen, in dem, was sie motiviert, und zu begreifen, wie man kooperativ mit ihnen zusammenarbeiten kann. Zum anderen eine intrapersonale Fähigkeit, die darin besteht, ein «stimmiges», zutreffendes Modell von sich selbst zu haben. Beides hat mit einem differenzierten Gefühlsleben zu tun.[27]
Auch neuropsychologische Fallstudien von hirnverletzten Patientinnen und Patienten zeigen in eindrücklicher Weise, wie logisch-rationale Fähigkeiten alleine einen Menschen im sozialen Leben nicht vor Hilflosigkeit bewahren können. Der Neurologe Antonio R. Damasio hat zusammen mit seiner Frau und einem weiteren Mitarbeiterstab über Jahrzehnte hinweg die Auswirkungen von präfrontalen (über den Augen gelegenen) und rechtsseitigen Hirnschädigungen untersucht.[28] Menschen, die nur in diesen Hirnregionen verletzt sind, weisen ein völlig normales Sprechverhalten, intaktes Gedächtnis und gute Leistungen in den üblichen Intelligenztests auf, sind aber emotional verarmt. Diese gemütsmäßige Behinderung führt dazu, dass sie sich sehr oft sozial unangemessen verhalten und unfähig werden, lebenspraktische Entscheidungen zu treffen. Besonders eindrucksvoll ist Damasios Schilderung eines Patienten, der trotz hohem IQ soziale Umstände nicht mehr adäquat werten kann und beispielsweise nicht in der Lage ist, getroffene Abmachungen oder ein Rendezvous einzuhalten.

Solche und ähnliche Beobachtungen haben zur Bildung des Begriffs «emotionale Intelligenz» beigetragen. Dass er sich wie ein Buschfeuer verbreitet hat, hat wohl nicht allein mit dem erfolgreichen Buch von Daniel Goleman zu tun. Vielmehr dürfte der Begriff und das gleichnamige Buch den Bedürfnissen einer Zeit entgegenkommen, die auf rationaler Organisation beruht, aber um eine sinnliche und emotionale Verwurzelung ringt. Im Begriff «emotionale Intelligenz» schwingt wie in einem Zauberwort eine magische Verbindung von Emotion und Ratio, von Gefühl und Verstand mit, doch bleibt in dieser Begriffsbildung das Gefühl dem Intellekt untergeordnet. Das Gefühl hat vor allem intelligent zu sein. Seine nichtrationale Seite wird geopfert. Damit verliert die Emotionalität ihren eigentlichen Wert. Sie steht nicht mehr für sich selber, sondern hat einem rationalen Zweck zu dienen.

Um die Voraussetzungen für eine Renaissance des Gemüts zu schaffen, ist ein Verständnis der Emotionen nötig, das ihnen mehr als nur den Charakter von schmerz- oder lustvollen Reaktionen zubilligt, die dem Überleben dienen. Es ist nicht damit getan, dem Verstand oder der Ratio eine emotionale Intelligenz zur Seite zu stellen, die das menschliche Erleben besonders erfolgreich regelt.

---

27 D. Goleman 1996
28 A. R. Damasio 1997

«Fühlen heißt, in etwas involviert sein».[29] Im gemüthaften Erleben findet der Mensch eine Vertrautheit, die ihm keine Vernunft schenken kann. Erst «unsere emotionale Haltung zur Welt, zum Du und zu uns selbst, macht unsere Identität und Einmaligkeit gegenüber andern Personen aus».[30] Diese personale Erfahrung ist rational nicht zu fassen.

Es ist das seelische Erleben, das einen Menschen zum Menschen macht. Es ist das persönliche Erleben, das auch einen Neurowissenschaftler im Alltagsleben umtreibt, obwohl er es in der Theorie zur Nebensache oder zur Täuschung erklären mag. Es ist das innere Erleben, das jeden Menschen ein persönliches Bewusstsein, einen unverwechselbaren Ort seines Selbstseins, erfahren lässt. Nicht Hirnströme und andere objektivierbare neurobiologische Fakten reißen einen Menschen aus dem Strom des bloßen Geschehens. Erst bewusste innere Erfahrungen verwandeln die physikalische Zeit in eine Eigenzeit des Glücks oder des Leidens.

Aber das Seelische von heute ist nicht mehr die Seele von gestern. Ein heutiges Verständnis hat sich mit dem Schatten des Nihilismus auseinanderzusetzen. Es kann weder eine jenseitige noch diesseitige Absolutheit für sich beanspruchen. Es muss sich der neuzeitlichen Skepsis stellen. Naturwissenschaft und postmoderne Gesellschaft treffen sich darin, dass sie keinen festen Standpunkt voraussetzen.

Der moderne Blick der Wissenschaft ist «a view from nowhere» (ein Blick von nirgendwo). Man versucht, die Dinge so zu sehen, wie sie eigentlich, d.h. unabhängig von einer spezifischen Perspektive, sind. Diese Sichtweise bedingt, dass auch relativiert wird, wie die Dinge einem einzelnen Menschen subjektiv erscheinen. «Wir fliehen das Subjektive unter dem Druck der Überzeugung, dass alles, was es gibt, *an sich*, also unabhängig von jeder Perspektive, irgendwie sein muss. Dies zu erfassen, indem wir mehr und mehr von unserer eigenen Perspektive Abstand nehmen, das ist das unerreichbare Ideal, auf das unser Streben nach Objektivität zielt.»[31]

Dieser Blick von nirgendwoher ist eine Abstraktion. Er schließt zwar eine konkrete Perspektive nicht aus, setzt sie aber in Relation zu andern Perspektiven und relativiert sie damit. Genau diese Beziehungssetzung hat ein aktuelles Seelenverständnis zu berücksichtigen. Es darf nicht erwartet werden, dass die Seele wie ein Bild im Spiegel eingefangen werden kann. Die lange Reihe von theologischen, psychologischen, psychoanalytischen und neurobiologischen Versuchen, die Seele positiv ins Bild zu setzen, darf als gescheitert betrachtet werden. Der positivistische Seelenspiegel ist zerbrochen. Nach diesem Zerbrechen jeglichen Seelenabbil-

29 A. Heller 1987, S. 33
30 C. Meier-Seethaler 1997, S. 170
31 T. Nagel 1991, S. 119

des ist die Suche wieder dort aufzunehmen, wo sich das Seelische manifestiert: in der Person des Erlebenden; aber nicht durch Absolutsetzung der nachträglichen Darstellung des Erlebten, sondern in der sensiblen Abkehr von Scheinklarheiten, aufmerksam für die Grenzen, an denen sich Seelisches als Andersartiges manifestiert. Dieses Erleben dessen, was den Menschen persönlich und je andersartig macht, darf in Psychologie und Psychiatrie keine zweitrangige Rolle spielen. Es soll nicht hinter beobachtbares Verhalten und darstellbare organische Veränderungen zurücktreten müssen.

Ich möchte in diesem Buch versuchen, dem Seelischen gerecht zu werden, indem ich es als personales Erleben voraussetze und in seinen individuellen, sozialen und biologischen Auswirkungen studiere.

Hinweise für die Lektüre

Das Buch ist in drei Teile gegliedert:

Der erste Teil gibt einen Überblick über die historische Entwicklung des psychiatrischen Krankheitsverständnisses und zeigt in einer «kurzen Geschichte der Seele» die Entwicklung auf, die das Seelenverständnis im Abendland durchlaufen hat. Die dabei entwickelten unterschiedlichen Seelenkonzeptionen sind nicht einfach Geschichte. Sie wirken bis heute nach. Ihre Kenntnis lässt auch moderne Krankheitsbilder besser verstehen, wie im Anschluss an Kapitel 2 an einzelnen Fallbeispielen gezeigt wird.

Der zweite Teil des Buches stellt grundsätzliche Überlegungen zum Verständnis des Seelischen vor und geht auf die biologischen und sozialen Voraussetzungen seelischen Erlebens ein. Er behandelt den Zusammenhang, der zwischen dem Auftreten psychischen Leidens und der Bewertung des seelischen Erlebens besteht. Darauf basiert eine Krankheitskonzeption, die sich konsequent auf das gefühlshafte Erleben und seine Bewertung abstützt.

Im dritten Teil finden die konzeptuellen Überlegungen ihre praktische Anwendung am Beispiel der Scham- und Depressionsproblematik. Diese Auswahl ist nicht zufällig. Die beschämende Stigmatisierung psychischer Probleme und die Depression als «entmutigtes Gemüt» stellen nicht nur besonders häufige Problemfelder dar, sondern sind auch zeittypischer Ausdruck einer bestimmten Wertung von Gefühlen. Das Buch schließt mit einer zusammenfassenden Streitschrift, welche die grundsätzlichen Postulate an ein spätmodernes Seelenverständnis nochmals aufnimmt.

Die einzelnen Teile sind so verfasst, dass sie auch einzeln gelesen werden können. So ist die «historische Entwicklung» im Teil I nicht Voraussetzung, um die «konzeptuelle Entfaltung» im Teil II zu verstehen. Die praktische Umsetzung im

Teil III illustriert an modernen Störungsbildern die zu Grunde gelegte Konzeption, stellt aber ebenso einen in sich geschlossenen Buchteil dar. Alle Kapitel werden durch Zusammenfassungen abgerundet. Während in den Kapiteln 2 bis 4 grundsätzliche Fragen aus kultur- und naturwissenschaftlicher Sicht behandelt werden, sind Kapitel 5 bis 7 ausschließlich praktischen Herausforderungen des Alltags gewidmet. Der zentrale Teil 2 ist in ein mehr theoretisches Kapitel 4 und ein eher praktisches Kapitel 5 gegliedert. Damit wird Leserinnen und Lesern, die stark praxisorientiert sind, ein anderer Einstieg ermöglicht, als der systematische Aufbau des Buches vorgibt.

Teil I

Historische Entwicklung

Um die Zeit wahrzunehmen und von i... zu sprechen, muss man merken, dass sich etwas verändert hat. Und man muss merken, dass es in oder hinter dieser Veränderung etwas gibt, was auch vorher da war.

Peter Hœg

Kapitel 2
Kurze Geschichte der Seele

Symbole der Seele

Der österreichische Philosoph Ludwig Wittgenstein argumentiert in seinen philosophischen Untersuchungen dafür, dass es keine Privatsprache für innerseelische Erfahrungen gebe. Unser Erleben lasse sich nur in Begriffen der Alltagssprache ausdrücken. Die Umgangssprache beruhe aber auf Beobachtungen von andern Menschen. Sie basiere somit auf einer Perspektive von außen. Nach Wittgenstein ist es deshalb nicht möglich, die eigenen Empfindungen direkt auszudrücken. Es gelte, auf dem «rauhen Boden» der «tatsächlichen Sprache» zu bleiben und die «Verhexung des Verstandes» mit künstlichen Begriffen zu bekämpfen. Man könne «das Unsagbare» nicht in Worte fassen, sondern nur indirekt darauf verweisen, indem man «das Sagbare klar darstellt».[1]

Wittgenstein schließt aus seinen Überlegungen: «Wovon man nicht sprechen kann, darüber muss man schweigen.»[2] Diese vielzitierte Schlussfolgerung tut dem Unsagbaren keinen Abbruch. Sie schließt die persönliche Erfahrung keineswegs aus. Sie geht aber davon aus, dass das unmittelbare Erleben nicht in einer Beschreibung eingefangen werden kann. 1931 formuliert Wittgenstein: «Das Unaussprechbare (das, was mir geheimnisvoll erscheint und ich nicht auszusprechen vermag) gibt vielleicht den Hintergrund, auf dem das, was ich aussprechen konnte, Bedeutung bekommt.»[3]. Dieser Gedanke deckt sich mit dem Sprachspiel vieler Mystiker. Er benutzt einen bildhaften Vergleich, um mit dem Sagbaren paradoxal das Nichtsagbare anzudeuten. Er greift die räumliche Vorstellung von etwas, was vorne liegt, auf, um damit auf das zu verweisen, was verdeckt im Hintergrund liegt, aber vielleicht entscheidend ist, um dem Vordergründigen Bedeutung zu geben. Auf diese Weise gelingt es Wittgenstein, über das Unsagbare zu schweigen und es trotzdem in negativer Form – als Gegensatz des Sagbaren – zum Ausdruck zu bringen.

1 Tractatus logico-philosophicus 4.115
2 ebd Abschn. 7
3 L. Wittgenstein 1977

Diese Beschränkung auf das Sagbare könnte auch die ursprüngliche Ansicht von der Seele bestimmt haben. Unter dem Wort Seele (griechisch pneuma, hebräisch ruah) wurde nämlich zunächst nicht eine immaterielle Substanz verstanden, sondern etwas Sichtbares, das den lebenden Menschen auszeichnet: etwa der Atem oder der Hauch, der beim Sterben aussetzt. So bezeichnet sowohl das hebräische Wort «ruah» wie auch der griechische Ausdruck «psyche» den Atem oder den Hauch. Das deutsche Wort «Atem» ist verwandt mit dem altindischen Ausdruck «atman», der ebenfalls für Seele steht.

Die Geschichte des Seelenbegriffes setzt also nicht mit einer vergeistigten Vorstellung des seelischen Erlebens ein. Der Ursprung des Seelenbegriffes liegt vielmehr in einer genauen Beobachtung des lebenden und sterbenden Menschen. Seele muss also nichts Spirituelles oder gar Jenseitiges beinhalten. Aber das Reden von einer Seele – oder von Psyche, Ruah oder Atman – dürfte wohl von Anbeginn an nicht nur als konkretes Zeichen verstanden worden sein. Es bekam auch einen übertragenen Sinn. In diesem symbolischen Sinne bezeichnet Seele nicht mehr einen beobachtbaren Hauch eines bestimmten Menschen. Vielmehr wird der Seelenbegriff zum Ausdruck für das Lebendige an sich. Er wird zum Symbol für das Leben. Als Symbol gibt aber der Seelenbegriff nicht nur die konkret bezeichnete Wirklichkeit wieder, sondern wird Teil einer Sprachwelt, in der auch imaginative Vorstellungen entfaltet werden können.

Das geschieht aber nicht willkürlich. Die Symbolsprache stützt sich auf Regeln ab, die den Einzelnen nur verständlich sagen lassen, was innerhalb der jeweiligen Spielregeln einer Sprache möglich ist. Was der französische Psychoanalytiker Jacques Lacan als «symbolischen Vertrag» einer Kultur bezeichnet hat, setzt dem Sagbaren genau so Grenzen, wie reale Gegenstände die Anwendung von Zeichen begrenzen. Im Unterschied zum zeichenhaften Hinweis schafft die Symbolsprache aber einen Spielraum, der von Kultur zu Kultur, von Epoche zu Epoche unterschiedliche Aussagen zulässt und sich auch in unterschiedlicher Weise dem Unsagbaren verschließt.

So kann die Geschichte der Seele als eine Reihe von kulturabhängigen Versuchen gelesen werden, erlebtes Leben zur Sprache zu bringen. Was in der einen Kultur möglich ist, scheint einer anderen versagt. Aber nie lässt sich individuelles Erleben sprachlich ganz fassen, und nie ist die persönliche Erfahrung ganz loszulösen vom kulturellen Hintergrund, in dem sie gründet und von dem sie geprägt ist. «Nur im Fluss des Lebens haben die Worte ihre Bedeutung.»[4]

Wittgenstein war unter anderem der Auffassung, dass die philosophische Untersuchung der Sprache eine therapeutische Funktion hat: sich zu reinigen von Missverständnissen und sprachanalytisch unhaltbaren Vorstellungen, um sich

4 L. Wittgenstein, Werkausgabe Band 7, S. 468

dann dem Unsagbaren zu öffnen. Oder in der ebenso schönen wie geheimnisvollen Sprache Wittgensteins: «Meine Sätze erläutern dadurch, dass sie der, welcher mich versteht, am Ende als unsinnig erkennt, wenn er durch sie – auf ihnen – über sie hinaus gestiegen ist. Man muss sozusagen die Leiter wegwerfen, nachdem man auf ihr hinaufgestiegen ist. Man muss diese Sätze überwinden, dann sieht man richtig.»[5]

Gilt ähnliches auch von den Seelenvorstellungen? Sind sie Stufen einer Leiter, die es nach Benützung wegzuwerfen gilt? Stellen die Seelenvorstellungen verschiedener Epochen und Kulturen immer neue Versuche dar, dem Unsagbaren näher zu kommen? Sind sie unentbehrlich, um auf das Ziel und den Weg dahin aufmerksam zu machen, aber hinderlich, das Ziel zu erreichen und den eigenen Weg zu beschreiten?

Wenn ich im Folgenden einen kurzen Überblick über die Entwicklung der Seelenvorstellung bis zur Moderne gebe, geht es mir nicht darum, die einzelnen Ansichten zu werten oder gar gegeneinander auszuspielen. Ich stelle sie vielmehr als je eigene Schöpfungen dar, die in unterschiedlicher Weise versuchen, menschliche Grunderfahrungen in sprachliche Bilder zu bringen. Wie ein Kunstwerk nicht danach beurteilt werden kann, ob es richtig oder falsch ist, sondern daraufhin anzuschauen ist, ob es einen Menschen anspricht oder nicht, kann von den Sprachbildern der Seele m. E. nur erwartet werden, dass sie einen Menschen stärker oder schwächer berühren. In diesem Sinne können die verschiedenen Seelenauffassungen als eher hilfreich und anregend oder als eher fremd und eigentümlich befunden werden.[6]

Seelenfiguren

Die ältesten Seelenvorstellungen, von denen wir wissen, bringen die Vitalität des menschlichen Erlebens in kraftvollen Bildern zum Ausdruck. Neben der Bezeichnung als Hauch hat das «Seelische» in der Menschheitsgeschichte sehr früh auch die Gestalt eines körperlichen Organs oder eines konkreten Lebewesens angenommen. So wird die Seele vielfach in Tiergestalt oder auch in veränderter menschlicher Gestalt (als «lebender Leichnam») vorgestellt.

5 Tractatus logico-philosophicus 6.54

6 Bei der folgenden Übersicht war mir neben der zitierten Primär- und Sekundärliteratur vor allem das religionswissenschaftliche Buch «Die Seele» von Hanspeter Hasenfratz (1986) und das sozialpsychologische Standardwerk von Charles Taylor «Quellen des Selbst» (1996) eine Hilfe. Das wichtige Buch «Die Seele» des österreichischen Universitätspsychiaters Hartmut Hinterhuber, das meinem Anliegen am nächsten kommt, ist unmittelbar vor Drucklegung dieses Buches erschienen und konnte deshalb nicht mehr herangezogen werden.

Unter den frühen schriftlosen Kulturen ist die Völkerschaft der Ugren besonders gründlich erforscht worden, was sie für eine Einführung in die «Sprachwelt der Seele» besonders empfiehlt.[7] Die Völkerschaft der Ugren siedelt östlich des Urals an den Ufern des Ob. Sie kennt verschiedene Seelenvorstellungen, die jedoch alle eine konkrete Gestalt haben, z. B. diejenige eines Vogels, eines Auerhahns oder den Schatten eines lebenden Menschen. Die Vielfalt von möglichen Erlebensweisen hat bei dieser Völkerschaft dazu geführt, dass sich verschiedene miteinander koexistierende Seelenvorstellungen gebildet haben.

Die Erfahrung, dass die Wirkung eines Menschen auf andere Personen nach seinem Tode nicht sofort erlischt, drückt sich im Bild einer «*Schattenseele*» aus. Sie entspricht einem Totengeist, der sich vor allem in der Nähe seines früheren Wirkungsortes – um das Grab herum – als «lebender Leichnam» (oder Grabseele) aufhält.

Die Erfahrung, dass der Mensch trotz völliger Bewegungslosigkeit während des Schlafes im Traum zu Erlebnissen fähig ist, schlägt sich bei den Ugren im Bild der schweifenden «*Exkursionsseele*» nieder. Diese Seelenart wohnt im Wachzustand – in der Gestalt eines Vogels oder einer Mücke – im Kopf des Menschen und verlässt ihn im Schlaf und Traum, um herumzuschweifen.

Eine dritte Art des Erlebens findet bei den Ugren ihren bildlichen Niederschlag in der Vorstellung einer «*Außenseele*», meist in der Gestalt eines Auerhahns. Diese Seele lebt, solange der Mensch wach ist, in der Umgebung des Menschen im Wald. Sobald er schläft, fliegt sie zu ihm. Diese «Außenseele» symbolisiert die erlebte Beziehung des Menschen zu seiner Umwelt. Wird sie getötet, so stirbt auch der betroffene Mensch. Man kann sich mit dem Religionswissenschaftler H.-P. Hasenfratz fragen, ob der moderne Mensch die Natur ebenfalls so bedenkenlos missbrauchen und verschleißen könnte, wenn er noch die Vorstellung einer «Außenseele» (als Umweltkomponente seiner Persönlichkeit) hätte.

Die vierte Seelenform der Ugren ist gleichsam die modernste, nämlich jene, die bis in unsere Zeit und Gesellschaftsform überlebt hat und noch in den Vorstellungen vieler Zeitgenossen präsent ist. Die «*Ich- oder Vitalseele*» – bei den Ugren mit dem Atem verbunden (deshalb auch «Atmungsseele») – spiegelt die Erfahrung eines eigenen «Selbst» wieder, eines Zentrums der Gefühlskraft und des Verstandes. Während wir diese Seelenvorstellung – falls wir noch an eine Seele glauben – am ehesten ins Gehirn projizieren, lokalisieren sie die Ugren ins Kopfhaar. Sie sind deshalb bestrebt, ihre Feinde zu skalpieren, um ihnen die Möglichkeit der Wiedergeburt, die sie an diese Seelenvorstellung binden, zu nehmen. (Während wir uns zumeist darauf beschränken, unseren schlimmsten Feinden den Tod zu wünschen.)

---

7 H.-P. Hasenfratz 1986

Solche leibliche Vorstellungen einer Seele, wie sie auch für andere Naturvölker in ähnlicher Weise nachgewiesen worden sind, finden sich in unserer abendländischen Kultur in Märchen und Fabelgeschichten überliefert. In deutschen Volkssagen, z. B. Grimms Märchen, wimmelt es von Tiergestalten, himmlischen und unterirdischen Wesen sowie Hexen und Trollfrauen, die im Grunde leibliche Seelenvorstellungen versinnbildlichen. Allerdings benötigen wir einige Übersetzungsarbeit, wollen wir die Weisheit, die in solchen Sagen und Märchen steckt, für uns erschließen. Als erwachsene Menschen, die durch die Erziehung eines naturwissenschaftlich-technischen Zeitalters geprägt sind, ist uns der direkte Zugang zu solchen leiblichen Seelenvorstellungen weitgehend verloren gegangen.

Das hat damit zu tun, dass sich in den Hochkulturen des Westens und des Ostens die Seelenvorstellungen in den letzten Jahrtausenden im Wesentlichen entleiblicht haben. Die Seele ist kein Vogel mehr. Auch ein Geist in der Gestalt eines lebenden Leichnams kommt höchstens noch in einem schlechten Horrorfilm vor. Trotzdem hat die Sprachkraft des Leibes für moderne Seelenvorstellungen keineswegs ausgedient.

So versteht die humanistische Psychologie unter einem «Eltern-Ich» oder einem «Kind-Ich» durchaus personifizierte Seelenaspekte, die in mir nachwirken und mein Seelenleben bestimmen. Diese figürlichen Vorstellungen werden zwar als gleichnishafte Bilder bzw. Metaphern und nicht mehr als konkrete Lebewesen verstanden. Sie können aber durchaus noch als internalisierte Personen vorgestellt werden, mit denen ein Dialog möglich ist, auch wenn sie nur gelernte Haltungen und Denkweisen auf einen einfachen Nenner bringen. Ähnliches gilt von der anschaulichen Vorstellung eines «Antreibers in mir», der mich ständig zu Hochleistungen anspornt, vom «Beschützer in mir», der Überforderungen abwehrt und dafür sorgt, dass ich nicht dekompensiere oder vom «verletzlichen Kind in mir», das es zu beschützen gilt. Alle diese Metaphern haben ihre Sprachgewalt erhalten, weil unsere Sprache von leiblichen Erfahrungen zehrt. Selbst die naturwissenschaftlich-technische Sprache kann ihre Herkunft aus der personifizierten Leibsphäre nicht verheimlichen, wenn sie beispielsweise in der Immunologie von «Killerzellen» oder von «Helferzellen» spricht.

Es ist deshalb wohl richtiger zu sagen, dass sich die Leibvorstellungen der Seele symbolisiert haben, statt davon auszugehen, dass sie völlig verschwunden sind. Mit der Symbolisierung vollzieht sich aber ein tiefgreifender Wandel. Die Seele als konkrete Vorstellung eines Lebewesens macht einer abstrakt-symbolischen Vorstellung vom «Seelischen» Platz.

Die Seele als Organ

Eine andere Entwicklungslinie ist diejenige von der Seele als ganzheitlichem Lebewesen zur Vorstellung der Seele als einem bestimmten Organ des Menschen. Schon bei den Ugren sind wir der Seele als leiblichem Organ begegnet, z. B. in der Vorstellung, dass die Kopfhaare die Vitalkraft verkörpern. Bei den alten Germanen hat insbesondere das Blut als Seelenträger und -substanz eine wichtige Rolle gespielt. Wenn beim germanischen Ritus der Blutsbruderschaft zwei Personen ihr Blut miteinander vermischten, gingen sie eine Bindung ein, in die beide ihr ganzes personales Sein einbrachten. Noch bei Goethe ist das Blut «ein ganz besonderer Saft». Wenn Faust dem Teufel seine Seele überschreibt, so unterschreibt er diesen Pakt mit Blut. Der Unterschied zwischen Goethes Faust und der altgermanischen Blutsbindung liegt aber wiederum darin, dass nach der alten Vorstellung die Seele wirklich im Blut war, während die sogenannt aufgeklärten Menschen Blut nur noch als Symbol des Lebens wahrnehmen. Wie fließend allerdings die Übergänge sind, hat sich in unsäglicher Weise im Nationalsozialismus gezeigt, als der germanische Blutmythos sich im Ariertum konkretisiert hat.

Auch nach dem Alten Testament der Bibel ist das Blut der Träger der Lebenskraft.

> «Denn die Seele des Fleisches im Blut ist sie …
> daher spreche ich zu den Söhnen Israels:
> Jede Seele von Euch esse nicht Blut
> denn die Seele alles Fleisches, sein Blut ist mit seiner Seele.»[8]

Darüber hinaus werden in den frühen Schriften der Bibel einer großen Zahl von Körperteilen seelische Funktionen zugeschrieben. Das Herz ist u.a. der Sitz der «geistigen Gestimmtheit» und inneres Zentrum der Person. So spricht etwa Salomo: «Das Herz allein weiß um die Bitternis seiner selbst. Und auch in seine Freude kann sich ein Fremder nicht einmischen» (Sprüche 14.10).

Die Vorstellung des Herzens als Sitz der Seele ist auch im christlichen Abendland geläufig, etwa im weit verbreiteten Segensspruch «Der Friede Gottes … bewahre eure Herzen und Sinne». Jesus von Nazareth hat gelehrt: «Ihr sollt Euch nicht Schätze sammeln auf Erden, da sie die Motten und der Rost fressen … Denn wo Euer Schatz ist, da ist auch Euer Herz» (wobei hier das Herz als seelisches Zentrum des Menschen verstanden ist).[9]

Mit dieser Organsprache der Seele stimmt überein, dass sich die jüdisch-christliche Tradition kaum je ein Weiterleben einer isolierten Seele nach dem Tode vorgestellt hat. Im Gegenteil muss der Mensch im Jüngsten Gericht als ganzer Orga-

8 Lev.17.11 – 17.14 (nach der Übersetzung Buber/Rosenzweig)
9 Matth. 6.19 und 6.21 (nach der Übersetzung von Martin Luther)

nismus wieder auferstehen, um zu leben. Auch deshalb wurden bereits im alten Judentum die Knochen der Verstorbenen in speziellen Behältern gesammelt, um für die Auferstehung bereit zu sein. Warum gerade die Knochen? Ein Grund liegt sicher darin, dass sie überaus beständig sind. Ein tieferer Grund dürfte darin bestehen, dass die Gebeine in der Bedeutung von «Organseelen» seelischen Regungen entsprechen. So können die Gebeine in der Sprache der Psalmen, «verschmachten»[10], «erschrecken»[11], «frohlocken»[12] oder «vom Feuer verbrannt sein»[13].

Das jüdisch-christliche Verständnis der Seele geht nicht in «Organseelen» auf. Bereits in den biblischen Schriften zeigt sich eine weitere Entwicklung der Seelenvorstellung. Die Seele wird früh auch als moralischer Persönlichkeitskern verstanden. So gibt es einen engen Zusammenhang zwischen der leibseelischen Vorstellung, dem ethischen Tun und dem göttlichen Anspruch. Der Mensch ist nicht nur aufgefordert, Moses' Gebote einzuhalten, sondern sich auch für die Mitmenschen, insbesondere für die Schwachen und Waisen, einzusetzen.

> «Wer den Schwachen presst, höhnt Ihn, der ihn gemacht hat.
> Ihn ehrt, wer den Dürftigen begünstigt», sagt ein Spruch Salomos.[14]

Die zwischenmenschliche und moralische Fragestellung der Bibel ist vielleicht am ergreifendsten in der Hiobsgeschichte dargestellt worden. Hiob, dem Gott teuflische Plagen zumutet, kämpft um Gerechtigkeit. Er streitet mit seinen Freunden, inwieweit Rechttun und seelisches Wohlergehen zusammengehen. Hiob wirft Gott vor, dass er den recht Handelnden zum Leidenden macht – «wie ein Sklave lechzt er nach Schatten»[15] –, und dass er nicht mehr auf Seiten der Unglücklichen und Beleidigten stehe. Dabei wird deutlich, dass nach dem Verständnis der Hiobsgeschichte Wohlbefinden und Gerechtigkeit mindestens teilweise unabhängig voneinander sind. Denn dem rechten Tun folgt die Belohnung nicht auf dem Fuße nach. Wer recht tut, erhält keinen Bonus. Gott lässt die Sonne über den Gerechten und Ungerechten aufgehen. Und was schlimmer ist, er lässt auch die Gerechten leiden.

So erweist sich die Außerordentlichkeit Hiobs weniger in seinem korrekten Verhalten, als in seiner Standhaftigkeit gegenüber dem qualvollen Leiden, dem er unterworfen wird. Hiob widersetzt sich der Auffassung seiner Freunde, sein Leiden als Strafe für früheres Versagen zu werten. Er bäumt sich auch dagegen auf, Leiden als Prüfung eines tyrannischen Herrschergottes anzuerkennen.

---

10 Psalm 31.11
11 ebd 6.3
12 ebd 51.10
13 ebd 102.4
14 Sprüche Salomos 14.31 (nach der Übersetzung Buber/Rosenzweig)
15 Hiob 7.2 (ebd)

In der Geschichte Hiobs offenbart sich «das rechte Herz» im Festhalten an ethischen Werten mitten im Leiden und im Pochen auf ein einmal gegebenes Wort. Die Haltung gegenüber Unglücklichen und Beleidigten – die glaubwürdige Beziehung zum Nächsten – wird zur Grundfrage des menschlichen Selbstverständnisses.

Angesichts dieser ethischen Dimension ist die Unterscheidung zwischen körperlichem und seelischem Unglück sekundär. In der Sprache der Bibel ist im körperlichen Schmerz der seelische immer mitenthalten. Zwar können an einzelnen Stellen entweder körperliche oder seelische Aspekte in den Vordergrund treten, doch kennt die Bibel keine scharfe Unterscheidung zwischen Körper und Seele. Vielmehr ist sie einer ganzheitlichen Lebendigkeit im Sinne einer «Leibseele» verpflichtet. Das Zusammengehören von körperlicher Anschauung und seelischem Empfinden drückt sich in Fügungen wie «ein verstocktes, verzagtes oder trotziges Herz» oder «ein fröhliches Gebein» aus.

In diesem wesentlichen Punkt unterscheidet sich das jüdisch-christliche Verständnis von Vorstellungen, die sich in der griechisch-römischen Antike und in den asiatischen Hochkulturen entwickelt haben. Beide haben unser modernes Seelenverständnis beeinflusst. Im Folgenden soll dieser Entwicklung am Beispiel der griechischen Antike nachgegangen werden.

Die rationale ewige Seele

Über den Ausgangspunkt der griechischen Seelenvorstellung in vorklassischer Zeit kann mangels schriftlicher Zeugnisse nur spekuliert werden. Noch in den Dichtungen Homers spiegeln sich jedoch Seelenvorstellungen wider, die animistischen Auffassungen entsprechen. So werden die Psychai (griech. für Seelen) im letzten Gesang der Odyssee schwirrend und flatternd wie Fledermäuse vorgestellt. Sie verlassen den Verstorbenen durch den Mund oder eine offene Wunde und folgen dem Seelenführer Hermes in die Unterwelt als «Schatten», «Hauch» oder «Rauchwesen». Odysseus gibt ihnen bei seinem Abstieg in den Hades Blut zu trinken, um sie mit diesem Lebenssaft zu stärken, damit er sich mit ihnen von Mensch zu Mensch unterhalten kann.

Erst mit den vorsokratischen Philosophen wird im frühklassischen Griechenland eine Bewegung deutlich, die den konkreten Organ- oder Leibvorstellungen der Seele eine einheitliche, mehr abstrakte Vorstellung seelischer Kräfte entgegenstellt.

Dabei ist hervorzuheben, dass im vorklassischen Griechenland Homers ebensowenig wie im Alten Testament zwischen Körper und Seele unterschieden worden ist. Aber wir heutigen Menschen haben Mühe mit diesem Zusammendenken von (stofflichem) Körper und (spiritueller) Seele, weil sich die meisten den Körper entseelt und die Seele entstofflicht vorstellen. Die Voraussetzung zu dieser Entwicklung einer modernen Seelenvorstellung wurde in Griechenland eingeleitet.

Die vorsokratischen Naturphilosophen suchten nach einer einheitlichen Erklärung der Natur und der Seele. Wie im Judentum die ganze Welt von *einem* Gott geschaffen wurde, so suchten die ersten griechischen Philosophen, Thales (ca. 625–547 v. Chr.), Heraklit (ca. 550–480 v.Chr.) und andere vorsokratische Denker, nach *einem* Ursprung der Natur. Sie glaubten dieses vereinheitlichende Erklärungsprinzip der Natur zuerst im Wasser (Thales), dann im Feuer (Heraklit) oder in andern Elementen gefunden zu haben. Wichtig ist aber weniger die Auswahl unterschiedlicher Elemente, als ihre gemeinsame Suche nach einem einheitlichen Erklärungsprinzip. Das Unterscheidende tritt gegenüber dem Gemeinsamen zurück, das konkrete Einzelne gegenüber der abstrakten Gemeinsamkeit.

«Ein und dasselbe ist Lebendiges und Totes und Wachsendes und Schlafendes und Junges und Altes; denn dies schlägt um in Jenes und Jenes wiederum schlägt um in dieses», schreibt Heraklit.[16] Er führt als oberstes Prinzip den Logos ein. Darunter versteht Heraklit eine Art Weltgesetz, das allem Geschehen zu Grunde liegt.

Diese Abstraktions- und Vereinheitlichungstendenz der vorsokratischen Philosophen ergreift auch das Verständnis der seelischen Wahrnehmung. Die Psyche wird zu einem Lebensprinzip. Die Seele lebt nicht mehr als figürlich vorgestelltes Wesen innerhalb und außerhalb vom Körper. Die Seele ist somit kein abgeschiedener Leib, kein bestimmtes Organ, kein Hauch oder kein Schatten mehr. Sie ist Ausdruck des Ganzen und Teil einer allgemeinen Wahrheit. Konsequenterweise vermag die Psyche nach dem Tode auch nicht mehr, aus dem Körper auszufahren oder umgekehrt den Lebenden als Totengeist zu erscheinen (wie etwa noch der verstorbene Patroklos seinem Freund Odysseus nach dem Bericht Homers erschienen ist).

In bestimmten Grenzen wird die Seele bei Heraklit zum Logos: «Der Seele ist der Logos eigen, der sich selbst mehrt»[17]. Das Seelische wird zum gesetzmäßigen, zum gestaltenden Prinzip, das ein Stück weit der Erkenntnis zugänglich wird. «Wenn man mit Verstand reden will, muss man sich stark machen mit dem allen Gemeinsamen.»[18]

Die rationale Wahrheit ist zum großen Thema des klassischen Griechenland geworden. Sokrates und seine Schüler haben diese Thematik zum Höhepunkt geführt. Platon hat das zusammenschauende Denken soweit getrieben, dass seine Seelenvorstellung auch jede zeitliche Begrenzung übersteigt. Er sah in der Seele die Bewegung, die sich selber bewegt. «Wenn das, was sich selber bewegt, nichts anderes als die Seele ist, folgt daraus notwendigerweise, dass die Seele weder etwas Geschaffenes noch etwas Sterbliches sein kann.»[19]

16 Heraklit 1965, S. 29
17 Fragment 29, zit. nach H. Diels 1985
18 ebd Fragment 24
19 Phaidros 246a (zit. nach H.-P Hasenfratz 1986, S. 63)

Indem Platon der Seele aber grundsätzlich die Fähigkeit zuschreibt, die unsterblichen Ideen zu erfassen, misst er der Seele – und besonders ihrem höheren Teil (Nous) – auch die Möglichkeit zu, als Beobachterin hinter das Seiende zu schauen und dessen Gesetze erfassen zu können. Nur darf sie sich vom Körperlichen, sprich Seienden, nicht korrumpieren lassen, um die Ideen möglichst rein schauen zu können. Damit trennt Platon die Grundessenz der Seele vom Körper ab. Er setzt sie gleichsam einem ideellen Außenposten unseres körperlichen Seins gleich. Dieser Außenposten kann seiner Aufgabe nur gerecht werden, wenn er sich von körperlichen Begierden fern hält.

Es ist lange Zeit übersehen worden, dass erst die Seelenlehre Platons es möglich gemacht hat, das Körperliche – und mit ihm alles Seiende – von einer Außenperspektive her zu objektivieren und zu verdinglichen. Solange eine strikte Trennung von Körper und Seele fehlte – und das Körperliche ebenso seelisch wie das Seelische körperlich aufgefasst wurde – war es den Göttern vorbehalten, das menschliche Leben von außen zu betrachten. Es gab jedoch keine menschliche Instanz, die Anteil an den Gesetzmäßigkeiten oder Ideen hatte, die das Leben und die Welt beherrscht. Erst die platonische Auffassung der Seele als eine Art Außenposten himmlischer Herkunft schaffte die Trennung zwischen einem (von Gesetzen beherrschten) körperlich Seienden und der absoluten Ideenwelt. Diese Lehre hat in einer popularisierten Form über das Zwischenglied des Römischen Reichs das Christentum der Römischen Kirche nachhaltig beeinflusst, so dass die abendländische Seelenvorstellung ohne den platonischen Einfluss nicht zu denken ist. Erst dank des Platonismus entstand im Abendland die Vorstellung einer einheitlichen immateriellen Seele, die dem uneinheitlichen materiellen Körper geschlossen gegenübersteht.

Wie kam es zum ersten Umbruch im Seelenverständnis?

Der Schritt von einer ganzheitlichen, leibseelischen Vorstellung zur Auftrennung von Körper und Seele kann als «erste Seelenrevolution» bezeichnet werden. Wie kam es zu dieser revolutionären Aufspaltung, die das Denken des Abendlandes über zwei Jahrtausende geprägt hat und sich auch heute noch schwer überwinden lässt? Es sind verschiedene Erklärungen denkbar. Sicher ist, dass sich die tief verwurzelte Vorstellung einer seelisch-körperlichen Einheit nicht einfach – gleichsam durch eine Mutation – auflöste. Die leibseelische Vorstellung einer Ganzheit bestand im Gegenteil «subkulturell» auch dann weiter, als sich die klassische griechische Lehre durchsetzte. Sie drang im Mittelalter sogar wieder ins kulturelle Bewusstsein ein.

Die Auftrennung der Leibseele in einen Körper und eine Seele erfolgte sozialgeschichtlich im Übergang von matriarchalisch zu patriarchalisch organisierten Kulturen. In diesem Übergang wird die leibseelische, irdische Sichtweise entwertet zugunsten einer rationalen überirdischen Perspektive. Nicht mehr der fruchtbare Boden und die Muttergöttin werden verehrt, sondern die ewigen Gesetze und der allmächtige Vater im Himmel. Damit einher ging eine Tendenz, die in allen Hochkulturen des nahen und mittleren Ostens in den ersten zweitausend Jahren vor Christus zu beobachten war. Sie bestand darin, Naturereignisse nicht mehr als unabsehbare Folge göttlicher Willkür zu betrachten, sondern begrifflich zu definieren und abstrakt zu erklären.

Dieser tief gehende Wandel dürfte durch die Einführung neuer Informations- und Steuerungsmittel um 1000 Jahre v. Chr. stark gefördert worden sein. Damals wurde ein neues Zahlensystems, das sog. «Positionale Zahlensystem» eingeführt. Es löst die Aneinanderreihung gleichwertiger Zahlen ab. Das neue, noch heute geläufige System gibt den einzelnen Zahlen, z. B. 1, 2, 3 eine unterschiedliche Wertigkeit gemäß ihrer Position in der Zahlenreihe (z. B. 123 oder 321). Eine Zahl kann ihre Macht je nach Position um einen Faktor 10n (im ersten babylonischen Zahlensystem sogar um 60n) vergrößern. Dank diesem rechenfreundlichen Zahlensystem wurde es möglich, auf relativ einfache Weise mit großen Datenmengen zu rechnen. Gleichzeitig dürfte das Einzelne und Konkrete gegenüber dem Zählbaren und Abstrakten (bzw. Positionalen) an Bedeutung verloren haben.[20]

Einen noch weit größeren Einfluss könnte die Einführung des Alphabets auf die Ausbreitung des rationalen Denkens ausgeübt haben. Sie ging der griechisch-ionischen Revolution des vorsokratischen Denkens um 800 v. Chr. unmittelbar voraus. Das griechische Alphabet besteht aus Konsonanten und Vokalen (im Gegensatz zu vorausgehenden semitischen Alphabeten, die keine Vokale gekannt haben). Dank des griechischen Alphabets wurde es möglich, die unterschiedlichsten Vorstellungen und Gedanken mittels eines Grundgerüstes weniger Buchstaben in Worte und Sätze zu fassen, ohne mehrdeutig zu sein wie vorausgehende vokallose Alphabete und ohne für jeden Begriff ein eigenes Zeichen verwenden zu müssen wie z. B. die ägyptischen Hieroglyphen. Die griechische Erfindung eines Alphabets mit Vokalen erwies sich als so erfolgreich, dass es im Abendland bis auf den heutigen Tag Bestand hat.

Das Informationsmittel der alphabetischen Schrift erleichterte ein rationales Denken, das die Wirklichkeit auf wenige Grundelemente zurückzuführen sucht.

20 Die Geschichte des Wissens und der Technik wird von Charles van Doren (1992) faszinierend zusammengefasst.

Moderne Sprachkritiker gehen noch einen Schritt weiter. Sie sehen die Herausbildung der abendländischen Logik nicht nur im Zusammenhang mit der Entwicklung eines griechischen Alphabets mit Konsonanten und Vokalen, sondern führen die Entwicklung der abendländischen Logik auf die griechische Sprache selbst zurück. So entspreche das Subjekt-Prädikat-Schema der aristotelischen Logik den grammatischen Strukturen der griechischen Sprache. Das Herausheben *des* Gerechten, *des* Schönen, *des* Guten sei durch den bestimmten Artikel nahegelegt, der in Sprachen anderer Kulturen fehle.

Zahlen und Buchstaben zusammen bilden die Grundlage der Mathematik. Sie ist eine Art Zahlensprache, die erst aus dem Geist der alphabetischen Sprache heraus verständlich wird. Zahlen können wie Buchstaben in ein Verhältnis zueinander gesetzt werden. Diese höhere Mathematik übersteigt das Rechnen mit Zahlenreihen bei weitem. Pythagoras (580–500 v. Chr.) konnte wenige Jahrzehnte vor Platons Geburt zeigen, dass Töne in einem bestimmten Zahlenverhältnis zueinander stehen. Er erkannte die Harmonien der Musik als verborgene Zahlenbeziehungen. Er spekulierte darüber hinaus, dass der ganze Kosmos auf einer solchen «Sphärenharmonie» von Zahlenverhältnissen beruhte. Zwar schwingen Gestirne, wie wir heute wissen, nur begrenzt in Zahlenverhältnissen. Doch wies Pythagoras den Weg zu einem Verständnis der Natur auf der Grundlage mathematischer Gesetze. Wie sehr die Ratio die griechische Hochkultur prägte, lässt sich auch daran illustrieren, dass die sog. irrationalen Zahlen, die sich nicht in ganzen, rationalen Zahlen ausdrücken lassen (wie z. B. die Quadratwurzel aus 2), Pythagoras und seine Schüler stark irritierten. Sie waren für die Pythagoräische Schule Ausdruck des Chaos, das sich der reinen Zahlenharmonie entgegenstellt.

Wir sind davon ausgegangen, dass eine starke rationale Tendenz nahöstlicher Kulturen im ersten Jahrtausend vor Christus dazu beigetragen hat, dass sich die Seelenvorstellung vergeistigt hat und abstrakter geworden ist. Dieser rationale Geist bildete die Basis der platonischen und nachplatonischen Seelenlehre. Die Ausrichtung der Seele nach ewigen Gesetzen erlaubte es Plato auch, das Verhalten der Menschen neu zu werten. Vorbildlich wurde nun eine Haltung, die sich nach der Ratio und ihren Erkenntnissen ausrichtete. Dabei verband Plato seine Ideenlehre – wohl unter dem Einfluss von Pythagoras und iranischen Vorstellungen – mit der Wiedergeburtslehre. Bei dieser Verbindung finden diejenigen Seelen, die weiterhin körperlichen Begierden nachgeben und sich nicht nach der unsterblichen Ideenwelt ausrichten, im Jenseits keine Erlösung, sondern müssen in anderer körperlicher Gestalt erneut ein Leben auf der Erde fristen.

Die Seele als gestaltende Form

Die Entwicklung der Seelenvorstellung von einer ganzheitlichen Auffassung zu einer Seelenvorstellung, die vom Körper abgetrennt ist, hat das weitere Selbstverständnis der Menschen im Abendland maßgeblich beeinflusst. Die Vorstellung, die ein Mensch von sich selbst hat, ist aber nichts Selbstverständliches. Sie ist nicht naturgegeben, sondern kulturell geprägt, wenn auch auf Grund naturgegebener Voraussetzungen.

Es gibt in der abendländischen Kulturgeschichte wohl keine Veränderung des Menschen- und Weltbildes, das sich so einschneidend ausgewirkt hat, wie der Übergang von der holistischen Leib-Seele-Vorstellung zum rationalen Konzept einer vergeistigten Seele in der griechischen Kultur.

Julian Jaynes, Psychologieprofessor an der amerikanischen Princeton-Universität, ist diesem revolutionären Umbruch vor rund 3000 Jahren anhand vieler Quellen nachgegangen.[21] Knapp zusammengefasst vertritt er die Auffassung, dass sich das Wissen des Menschen um sich selbst – in der uns heute geläufigen Form – erst vor ca. 3000 Jahren entwickelt habe. Zuvor hätten die Helden Homers und die Menschen der Frühzeit in Grenzsituationen keine innere Entscheidungsinstanz gekannt und sich von außen gelenkt empfunden. So hätten sie in Belastungssituationen Stimmen, hauptsächlich Götterstimmen, vernommen, die ihnen Aufträge und Befehle gegeben haben. Ein Beispiel ist Achilles, der die Stimme der Göttin Pallas Athena vernahm – ähnlich der biblischen Geschichte von Moses, der die Stimme Gottes aus dem brennenden Dornenbusch hörte.

> Nach Jaynes war dieses Stimmenhören für die Menschen früherer Kulturen so selbstverständlich, dass sie es nie hinterfragten. Konsequenterweise wären diese Menschen auch kaum von Selbstzweifel oder übertriebener Selbstverantwortung geplagt gewesen. Sie verließen sich auf die Stimmen, die sie hörten oder die ihnen später von Priestern vermittelt wurden. Neben vielen anderen Beispielen führt Jaynes den griechischen Anführer Agamemnon an, der sein schädliches Verhalten gegenüber Achilles in der Ilias damit begründet, dass ihn Gott mit Raserei heimgesucht habe.
>
> Diese Fremdbestimmung der Menschen ändert sich nach Jaynes erst im späteren griechischen Epos der Odyssee. Hier würde der Held Odysseus eigene Entscheidungen treffen und sich nicht mehr ausschließlich nach den Stimmen der Götter richten. Es zeigten sich hier erstmals Hinweise auf ein Selbstbewusstsein, das den Helden der Ilias noch fremd gewesen sei.

Die These von Julian Jaynes, wonach sich um die Jahrtausendwende vor Christi Geburt ein tief greifender Wandel des menschlichen Bewusstseins vollzog, ist

21 J. Jaynes 1988

heute wissenschaftlich kaum mehr bestritten. Diskutiert werden kann, inwieweit der Eindruck des Fremdgelenktsein und Stimmenhörens unbedingt mit einem fehlenden Bewusstsein von sich selbst gleichzusetzen ist. Es kann darin auch eine andere Art der Selbsterfahrung gesehen werden. Denn selbst wenn die Helden Homers ihrem Eindruck nach von Göttern geführt wurden, dürften sie doch über eine Art Ich-Gefühl verfügt haben. Dieses Ich-Gefühl entsprach aber wohl noch einer Vorstufe des späteren Selbstbewusstseins.

Wie mächtig sich in den Jahrhunderten nach Homer das Bewusstsein eines eigenen Selbst entfaltet hat, zeigt die griechische Literatur. So nimmt sich Archilochos als erster Dichter im 7. Jh. v. Ch. das Recht heraus, sich selber ganz ins Zentrum zu stellen. Er schreibt ausschließlich von seiner persönlichen Angst, Wut und Liebe und ordnet alles andere den eigenen Gefühlen unter. Aus seinen Werken wird deutlich, dass ihm nichts so wichtig ist, wie sein eigenes Leben. Er bekennt frei, im Kampf seinen Schild weggeworfen zu haben, um sein Leben zu retten. Hier kommt ein modernes Selbstverständnis zum Ausdruck, das den Helden Homers noch fremd war. Archilochos hört nicht mehr auf die Stimme der Götter. Er nimmt für sich das Recht heraus, über Götter und Mythen frei zu urteilen.[22]

> Anders als seine philosophischen Zeitgenossen verankert Archilochos als Dichter sein Selbstgefühl in der bewussten Wahrnehmung seiner Gefühle. Was ihn jedoch mit den Philosophen seiner Zeit verbindet, ist die Selbstreflexion. Sie macht ihn zum Dichter der nachhomerischen Zeit, zum Verkünder eines selbstbewussten seelischen Erlebens.

Dieser Perspektivenwechsel hat in der Folge nicht nur die Vorstellungen der Menschen über sich selber und ihre Mitmenschen – und damit auch über ihr Zusammenleben – gewandelt. Darüber hinaus ist unter dem Einfluss der Platonischen Schule die Vorstellung vom Leben tiefgreifend verändert worden. Über Aristoteles, den wichtigsten Schüler Platons, prägte der Begriff der «Seele» auch die Lehre vom Leben, die Biologie. Im Buche «Über die Seele» schreibt Aristoteles: Die Seele macht uns leben, fühlen und denken. Die Seele ist – modern ausgedrückt – das Organisationsprinzip des Lebendigen. Sie ist das Gestaltende, Formgebende. Alles Lebendige besteht nach Aristoteles für einen Zweck. Dieser Zweck sei durch die formgebende Seele bestimmt. Indem Aristoteles Stoff von Form trennt, führt er die Macht des Seelischen in die Natur ein. Die Seele wird zu einem Teil der Natur, aber nicht im Sinne des animistischen Seelenleibes, sondern als übergeordnete Funktion, die den Stoff formt.

Die Seele ist also das, was dem Organismus sein Eigenes, sein Selbst gibt. Dieses Eigene, was den lebendigen Organismus ausmacht, kann nicht aus dem Materiel-

22 K. Steinmann 1998

len allein hergeleitet werden. Es kann sich nur immer selber erschaffen. Es hat nach Auffassung von Aristoteles die Kraft, sich selber zu bewegen und es hat die Potenz, sich selber zu zeugen. Indem Aristoteles der Seele u. a. die Funktion von Stoffwechsel und Reproduktion zuschreibt, macht er sie zu dem, was das Lebendige im Körperlichen auszeichnet.[23]

Die Seele bleibt im Verständnis von Aristoteles wie bei Platon etwas Primäres, das nicht auf etwas anderes zurückzuführen ist. Das macht die Einzigartigkeit der Lebewesen und insbesondere der Menschen aus. Die Seele wohnt dem Körper ein (Platon) oder formt den Körper (Aristoteles) und hat gleichzeitig am Ewigen teil. Deshalb gibt es nach Aristoteles «kein umfassendes Erkennen ohne Kenntnis der Seele, vor allem in Hinblick auf die Natur, denn sie ist gewissermaßen Prinzip der beseelten Wesen.»[24]

Die Wende nach innen

Die griechische Zentrierung der Seelenvorstellung auf rationale Erkenntnis und Selbstgestaltung führt zum modernen Verständnis eines selbstbewussten Menschen hin, ist damit aber noch nicht identisch. Dazu fehlt die Schau nach innen und die Entwicklung des Personenbegriffs. Diese entstanden im christlichen Abendland.

Die platonische Seele ist nicht introspektiv. Sie erschaut eine äußere, kosmische Ordnung, von der sie nur Teil und Abbild ist. Um diese rationale Ordnung wahrzunehmen, hat der Mensch nach platonischer Auffassung nicht nach innen zu schauen, sondern seinen Blick nach außen hin zum Kosmos zu richten, um dort die Ideen als Urgestalten zu entdecken.

Im Höhlengleichnis hat Plato seine Sicht der Erkenntnis in einem großartigen Bild zusammengefasst. Die Menschen sind in einer Höhle festgebunden und sehen vor sich nur die Schattenbilder, die von der Wirklichkeit außerhalb der Höhle in ihr Inneres geworfen werden. So dunkel die Höhle ist, so dunkel ist auch die Erkenntnisfähigkeit der Menschen, so lange sie sich nicht nach außen wenden. Erst die Umkehr aus der düsteren Höhle ins Licht bringt die wahre Erkenntnis. Im Gleichnis Platons steht die Sonne als Lichtgeberin für die Quelle der Erkenntnis und die Höhle als irdische Lebensform des Menschen und dessen Verdunkelung.

Diese platonische Anschauung wird von christlichen Theologen teilweise aufgenommen, dann aber von Augustinus in einer großartigen «Wende nach innen» gleichsam umgekehrt. Das Körperlich-Sterbliche Platons wird bei ihm zum Äußeren, das Seelisch-Ewige zum Inneren.

23 Dieser Gedanke ist bei A. Gierer 1998 detaillierter ausgeführt.
24 zit. nach A. Gierer 1998, S. 89

Nach Augustinus ist die rationale Erkenntnis des Absoluten nicht im Außen, sondern im Inneren des Menschen zu finden. Außerhalb seiner selbst vermöge der Mensch nur irdische Abbilder des Ewigen auszumachen. «Geh nicht nach außen, kehr in dich selbst zurück; im inneren Menschen wohnt die Wahrheit.»[25]

Die Seele ist keine Realität, die sich von außen her erkennen lässt. Sie vermag sich nur selber zu erkennen.

Diesen Weg nach innen begründet Augustinus damit, dass Gott das grundlegende Prinzip unserer Erkenntnisfähigkeit sei. «Er ist das innere Licht.»[26] Damit richtet Augustinus das Augenmerk ebensosehr auf den Prozess des Erkennens wie auf das, was es zu erkennen gilt. Er wendet sich an das Selbst in radikaler Selbstreflexion.

Die Sicht nach innen kann aber versperrt sein. Ähnlich wie Platon, der die wahre Erkenntnis des Ewigen durch körperliche Begierde beeinträchtigt sieht, glaubt Augustinus, dass der Wille zur Erkenntnis «verstockt» sein kann. Nach seiner Überzeugung sind die Menschen in der Lage, dem Guten den Rücken zuzukehren, selbst wenn sie es vor Augen hätten. Immer wieder stützt sich Augustinus in seinen autobiographischen «Bekenntnissen» auf den Satz von Paulus an die Römer: «Denn das Gute, das ich will, das tue ich nicht; sondern das Böse, das ich nicht will, das tue ich.»[27]

> Augustinus bringt die Verstocktheit des Willens in Zusammenhang mit der Selbstsüchtigkeit der Menschen. Selbstsucht sei es, wenn sich die Menschen zum Nabel der Welt machten und alles an sich rafften. Er legt die Verstocktheit also in der Seele des Menschen selber an. Deshalb könne die Seele nicht allein durch Meditation und Selbstreflexion zur Erkenntnis gelangen. Sie bedürfe der Gnade Gottes. Der Mensch sei nicht fähig, diesen Weg nach innen allein zu gehen. Der inneren Schau der göttlichen Wahrheit sei eine Grenze gesetzt.

Die Seele ist nach Augustinus also doppelgesichtig: einerseits ohne Gnade der Selbstsüchtigkeit verfallen, andererseits mit der Gnade zur höchsten Erkenntnis fähig. Diese polarisierte Sichtweise der Seele hat das christliche Abendland für fast tausend Jahre geprägt. Erst im Spätmittelalter und in der Renaissance setzt sich eine befreitere Sichtweise der verinnerlichten Seele durch.

25 zit. nach C. Taylor 1996, S. 238

26 «Etwas anderes ist das Licht, das man mit den Augen wahrnimmt, etwas anderes jenes, durch das die Augen selbst befähigt werden zu empfinden; und dieses zweite Licht, das im Innern glüht, ist das Licht der Seele.» ebd S. 239 f.

27 Röm. 7.19

Die Seele der Mystiker

Im 13. Jahrhundert greift innerhalb und außerhalb der Kirche eine mystische Bewegung um sich, die die Wendung nach innen mit einer Befreiung von Zwängen gleichsetzt. Nach den christlichen Mystikern ist der Mensch in der Lage, sich im tiefsten Inneren – im nackten Sein, jenseits aller Ratio – mit dem Göttlichen zu vereinigen. Dazu empfiehlt Meister Eckehart, die Seele von allen Wünschen zu befreien und auch nicht mehr mit dem Verstand erfassen zu wollen. Erst dann könne in der tiefsten Seele etwas ganz Geheimes und Verborgenes entdeckt werden, was Wille und Intellekt nicht zu zeigen im Stande wären, etwas ohne Namen und Form, ohne Zeit und Raum.[28]

Theresa von Ávila zeichnet den Weg zu diesem Innersten der Seele als Gang durch viele Zimmer einer Burg, bis die innerste Kammer erreicht sei, die nicht mehr in logischen Begriffen zu fassen sei.[29] Damit wird eine Topologie des Seelenlebens entworfen, die ins Innerste führt, das gleichzeitig das Äußerste ist, ins Einsamste, das gleichzeitig das Gemeinsamste ist oder in mystischer Sprache: die Vereinigung mit Gott.

Die Seele wird «zu dem, was niemand weiß» (Eckehart), weil «in der Seele eine Macht liegt, die weder von der Zeit noch vom Fleisch berührt wird.» Dieses «kosmische Seelenverständnis» hebt sich von vernunftmäßigen Differenzierungen ab und sucht seine Erfahrung gerade in Gegensätzen auszudrücken, die sich logisch ausschließen – nicht um irrational zu sein, sondern um das Unfassbare auszudrücken.

Die Seele als erkennendes Subjekt

Bildet die Mystik den einen Entwicklungspol der von Augustinus eingeleiteten «Wende nach innen», so steht an ihrem anderen Ende eine Entwicklung der Aufklärung, die ganz auf Ratio und Logik setzt. Sie findet in Descartes ihren Hauptvertreter. Bei dieser rationalen Zentrierung steht nicht das Vertrauen, sondern der Zweifel im Zentrum. Sie geht nicht von Gnade, sondern von Erkenntnis aus. Indem sich die Bewegung der Aufklärung von den religiösen Vorstellungen löst, vermag sie sich noch radikaler nach innen zu wenden.

Es ist Descartes (1556–1650), der zu Beginn der Aufklärungszeit die verinnerlichte, selbstreflexive Seelenvorstellung auf die Spitze treibt. Er benützt dazu

28 Meister Eckehart (Hrsg. J. Quint) 1963, Predigt 7
29 Teresa von Ávila (Hrsg. F. Vogelsang) 1979

bekanntlich die Methode des radikalen Zweifels. Er fragt sich, was im Leben nicht bezweifelt werden könne, und findet die Antwort: Cogito ergo sum. Ich denke, also bin ich. Sein eigenes Denken, aber auch seine eigenen Zweifel kann ihm niemand nehmen. Wenn alles andere Erlebte auch Traum, Wahn oder von einem Teufel eingegeben sein kann, hält das «Ich denke, also bin ich» allem Zweifel stand. (An die Möglichkeit, dass er irrtümlich einem Sprachspiel aufgesessen ist, wie ihm später Wittgenstein unterstellt hat, hat Descartes noch nicht gedacht.)

Im Denken Descartes' ist die Seele nicht nur Zentrum des Lebens. Sie wird zur letzten Instanz, der sich alle Dinge unterzuordnen haben. Die Seele findet nicht mehr eine rationale Ordnung vor. Sie stellt sie her. Die Welt wird als reiner Mechanismus verstanden, der von der Seele erfasst wird. Das Körperliche ist kein Medium mehr, in dem das Seelische erscheinen kann (wie bei Aristoteles). Es ist reine Materie.

Die cartesische Seele befreit sich aber nicht vom Körper, indem sie sich von ihm abwendet. Im Gegenteil zentriert sie ihre Aufmerksamkeit auf den Körper, um ihn zu studieren und zu beherrschen.

In einer bestimmten Weise ist die Seele nach Descartes auch nicht mehr belebt. Die Gefühle werden eher als Hilfsmittel verstanden, um das Überleben zu sichern, als dass sie die Seele prägten. So sagt Descartes: «Denn Sinnesempfindungen sind mir von der Natur eigentlich nur gegeben, damit sie dem Geist anzeigen, was für das Ganze, dessen Teil er ist, zuträglich oder unzuträglich ist, und insofern sind sie klar genug.»[30]

Konsequenterweise wäre es richtiger, Descartes' Seele als Geist zu bezeichnen. Damit würde man der «desengagierten Perspektive» (Taylor) näherkommen, die Descartes' Seelengeist prägt. Distanz und Klarheit sind für Descartes Voraussetzungen, damit der Mensch alles Lebendige und Tote zu kontrollieren vermag. Die rationale Beherrschung soll letztlich auch den Umgang mit sich selbst bestimmen. Dieser rationale Selbstbezug ist emotionslos. Der Mensch soll sich als Vernunftmensch achten. Er soll sich mit stoischem Gleichmut schützen, wenn ihn Leidenschaft überkommt. Das mache Menschen mit «großen Seelen» aus, dass sie «mit fester Geduld den Schmerz ertragen».[31]

Charles Taylor sieht wohl richtig, wenn er bei Descartes eine alte kriegerische oder ritterliche Ehrenethik der Würde wieder aufgenommen findet. Diese Ethik der Ehre soll aber nicht mehr – wie früher bei Kriegern und Rittern – dazu dienen, in der Öffentlichkeit Ruhm zu erringen, sondern hat nun die «innenpolitische» Aufgabe, das eigene Selbstwertgefühl hochzuhalten. Die Bühne hat sich von

30 6. Meditation, zit. nach C. Taylor 1996, S. 267
31 Briefe ebd, S. 278

außen nach innen gekehrt. Die Seele Descartes' beobachtet von innen heraus, was um sie vorgeht.

Die Wende nach innen, die mit Augustinus begonnen hat, hat in die Einsamkeit einer rationalen und isolierten Seele geführt. Von der Zeit der Aufklärung an stellt sich immer weniger die traditionelle Frage, wie der Tod ins Leben zu integrieren ist, und immer mehr die moderne Frage, wie angesichts einer mechanisierten und funktionalisierten Welt überhaupt zu leben ist. Nicht mehr das Tote ist das Fremde, sondern das Lebende wird zum Rätsel, weil es angesichts der Vorstellung einer leblosen Welt nicht mehr selbstverständlich ist.[32]

Die Moderne, beginnend mit der Aufklärung, kennt zunächst das Ideal eines menschlichen Akteurs, der sich selbst durch methodisches und diszipliniertes Handeln inmitten einer rational gesehenen Welt zu verwirklichen hat.[33] Beim englischen Philosophen John Locke wird dann die Seele zum «punktförmigen Selbst»[34]. Es gibt nichts mehr außerhalb des rationalen Bewusstseins, das zum Selbst gehört. Das Bewusstsein kann sich aber immer nur auf anderes ausrichten. Damit gewinnt die Empirie, die Wissenschaft von der Erfahrung, die Oberhand. Die punktförmige, ausdehnungslose Seele ist gleichsam nur noch zur Verarbeitung der Sinneseindrücke da. Später wird auch das hinterfragt.

Erneute Wende nach außen? – Der Blick von nirgendwo

Die moderne Neurowissenschaft hat keinen Blick mehr von einem inneren Seelenort her. Das erkennende Subjekt ist einem «Blick von nirgendwo»[35] gewichen. Damit hat sich auch der Seelenbegriff verflüchtigt. Die Entzauberung der Welt hat die Seele selbst ergriffen. Die heutige Neurowissenschaft fragt nicht mehr nach der Seele. Sie sucht das Bewusstsein als eine Art Geistmaschine (mind machine) physikalisch oder funktional zu entschlüsseln.

Dabei lassen sich zwei Hauptströmungen voneinander abgrenzen. Die eine ist *physikalisch* orientiert und versucht, seelisch-geistige Vorgänge im Menschen mit physikalisch-chemischen Prozessen des zentralen Nervensystems gleichzusetzen.

32 H. Jonas 1997

33 Dies hat vor allem Michel Foucault herausgearbeitet und zum Ausgangspunkt seiner grundlegenden Kritik an den Humanwissenschaften (Psychologie und Geisteskrankheiten, 1962), der Medizin (Die Geburt der Klinik, 1973) und insbesondere der Psychiatrie (Wahnsinn und Gesellschaft, 1963) gemacht.

34 C. Taylor 1996, S. 288f.

35 vgl. Th. Nagel (1992) im Buch mit dem gleichnamigen Titel

Das Gehirn wird gleichsam zu einem Seelenorgan. Die andere Strömung ist *funktionell* bzw. informell orientiert. Sie setzt mentale Prozesse in Parallele zu Softwareprogrammen, interpretiert also geistig-seelische Vorgänge als digitale Informationsprozesse. In diesem Verständnis ist das Gehirn nur die Hardware, die einen selbständigen Informationsprozess als Software zum Laufen bringt.

Im ersten Fall – bei Reduktion der seelischen Vorgänge auf physikalische Eigenschaften – wird davon ausgegangen, dass einzig physikalisch-chemische Vorgänge die Erlebensweise bedingen, aber umgekehrt das Erleben keine Einwirkungsmöglichkeit auf die materiellen Vorgänge hat. Konsequenterweise scheint es sich nicht zu lohnen, sich mit dem seelischen Erleben weiter zu beschäftigen. Es wird zu einer bloßen Nebensache, einer Redewendung oder wird sogar von einzelnen Vertretern des eliminativen Materialismus als Täuschung beurteilt.[36]

Im zweiten Fall – bei Auffassung des Seelischen als Informationsfunktion – erschöpft sich der Sinn des Erlebens in einem zweckvollen Organisationsprinzip. So wird z. B. die Schmerzerfahrung als Schutzfunktion im Dienste des Überlebens verstanden, indem sie auf vorhandene Gefahren aufmerksam macht. Da Funktionszustände prinzipiell analysierbar sind und auf ihre Grundelemente zurückgeführt werden können, ist es nach Auffassung von Vertretern des sogenannten Funktionalismus grundsätzlich möglich, eine Maschine mit künstlicher Intelligenz zu bauen, die «seelische» Funktionen erfüllt, auch ohne bewusst erleben zu können.[37]

Neuerdings verbinden sich Physikalismus und Funktionalismus zu einem Gespann von Körper und Geist, das den dritten Aspekt des Seelischen ausschließt. So werden in Bereichen der Neurowissenschaft physikalisch-chemische Beobachtungen am Gehirn mit Funktionsanalysen des Verhaltens verbunden, um den Menschen als zweckvolle Organisationseinheit auf körperlicher Basis zu studieren.

Bei einer solchen Spielart des neurowissenschaftlichen Ansatzes gilt das Interesse nicht mehr einem «Jemand», einem einzelnen Menschen, sondern einem «Etwas», einer Sache Mensch. Der Blick ist nicht mehr auf eine Person mit einer einzigartigen Biographie und einem unverwechselbaren Erleben gerichtet, sondern auf einen funktionierenden Körper mit sichtbaren Verhaltensweisen.

Diese Entpersönlichung des Blickfeldes hat weitreichende Konsequenzen für das Verständnis des Menschen. Da es der Neurowissenschaft gelungen ist, einen engen Zusammenhang zwischen Hirnfunktionen und mentalen Leistungen bzw.

---

36 Frühe Varianten der Idee, dass es geistig-seelische Zustände als solche gar nicht gibt, sind von Feyerabend und Rorty vertreten worden. Ein prominenter heutiger Vertreter des «eliminativen Materialismus» ist z. B. P. M. Churchland.

37 D. Dennett vertritt darüber hinausgehend die grundsätzliche Möglichkeit «bewusster Roboter» (1993, S. 431 f.).

bestimmten Verhaltensweisen zu belegen, wird das innere Universum des Menschen immer häufiger mit neuronalen Vorgängen gleichgesetzt, die mit bildgebenden Verfahren sicht- und messbar gemacht werden können. Dadurch scheint es kein inneres Erleben mehr zu geben, das nicht potentiell äußerlich erfasst werden kann.

Aus der radikalen Wendung der Wahrheitssuche nach innen durch Augustinus und Descartes ist eine seelische Leerstelle geworden. So wird Descartes, meist missverstanden und ungelesen, von modernen Bewusstseinswissenschaftlern und Systemtheoretikern vorgeworfen, er habe die Welt als «kartesianisches Theater» konzipiert.[38] In diesem Theater verfolge die Seele als Zuschauer das Geschehen auf der Weltbühne. Es gebe aber gar keinen Zuschauer. Die Welt spiele sich aus sich selber heraus ab, und der Mensch sei ein Teil dieser Welt. Auch sein Bewusstsein sei Teil dieser Welt, die physikalisch-chemischen Gesetzen gehorche.

So hat sich in der Moderne eine Entzauberung der Welt ereignet, die breite Bevölkerungskreise erfasst. Vielleicht zeigt sich diese Entzauberung am stärksten auf indirekte Weise, wenn heute verbissen um die Aufrechterhaltung eines nicht mehr selbstverständlichen Selbst gekämpft wird. Die Selbstverwirklichungspose vieler moderner Menschen spiegelt wohl weniger ihren Egoismus wider als die tiefe Infragestellung ihrer Selbstverständlichkeit als Individuen. Darauf werde ich im 4. Kapitel zurückkommen.

Wie kam es zum zweiten Umbruch im Seelenverständnis?

Zur Interpretation der ersten «griechischen» Revolution habe ich die Einführung des Alphabets und die Entwicklung mehrstelliger Zahlenreihen angeführt. Schrift und Mathematik haben damals die Welt verändert. Die Entwicklung dieser Informationsmittel haben mitgeholfen, die Revolution des griechischen Denkens vorzubereiten und zu verbreiten.

Die zweite Revolution des Seelenverständnisses fällt in eine Zeit der wissenschaftlichen und geopolitischen Entdeckungen. Descartes selber hat nicht nur das Seelenverständnis revolutioniert; er hat auch mathematische Methoden wie die analytische Geometrie entwickelt, um aus einer ideellen Frage ein Sachproblem zu machen (d. h. das Problem in eine geeignete Form zu bringen, so dass es mit Algebra zu lösen ist). Die von ihm entwickelte mathematische Methode hat nicht so viel Aufsehen und Widerstand erregt wie seine Seelenlehre. Ihr Erfolg war jedoch durchschlagend. Dank seiner Methode setzte sich diese Denkweise auch in Kreisen durch, die sich der

38 ebd S. 99 f.

vollständigen Rationalisierung der Seele widersetzten. Wer immer die wissenschaftliche Methodik von Descartes übernahm, hatte sich auf die Lösung materieller Probleme zu beschränken, weil sie sich nur darauf anwenden ließ.

In geopolitischer Hinsicht fällt das Zusammenschrumpfen der Seelenvorstellung auf einen imaginären Punkt mit der wissenschaftlichen Entthronung der Welt als Zentrum des Kosmos zusammen. Zudem hat sich in der Aufklärungszeit die Erkenntnis durchgesetzt, dass das Universum ein Reich der Materie und der seelenlosen Kräfte sei.

Kopernikus (1473–1543), der nur etwas mehr als hundert Jahre vor Descartes geboren wurde, brach – wenn auch vorsichtig – mit der Vorstellung, die Welt sei das Zentrum des Alls und die Sonne drehe sich um die Erde. Tycho Brahe (1546–1601), ein halbes Jahrhundert vor Descartes geboren, beobachtete neue Sterne, die nicht mehr in das Weltbild einer stabilisierten Ordnung passten, wie sie Aristoteles vertreten hatte. Johannes Keppler (1571–1630), der etwas ältere Zeitgenosse Descartes', fand Abweichungen der Planetenbahnen, die nach einem neuen Verständnis der Kosmologie riefen. Galileo Galilei (1564–1646), ebenfalls ein älterer Zeitgenosse Descartes', vermochte dank einem neu entwickelten Teleskop Bewegungen auf der Oberfläche der Sonne wahrzunehmen. Zudem beobachtete er, dass der Planet Jupiter über einen eigenen Schwerpunkt mit um ihn kreisenden Monden verfügt. Seine Entdeckungen brachten ihn zur Überzeugung, dass die Gesetze der Natur und des Kosmos mathematisch zu berechnen seien.

Die in den folgenden Jahrhunderten gemachten Entdeckungen – von Newtons Sicht des Kosmos als mechanischem Regelwerk, über Lemaîtres expandierendes Universum, bis hin zum Big Bang – haben die Erde als Wohnstätte des Menschen weiter zusammenschrumpfen lassen. Gleichzeitig haben technisch-wissenschaftliche Erfolge die rationale Abstraktionsfähigkeit des Menschen derart belohnt, dass auch die Abstrahierung vom Seelischen immer weiter fortschreiten konnte.

Auch andere Faktoren dürften mitgewirkt haben. So hat wohl ein explodierender Wirtschaftsmarkt dazu beigetragen, dass die Menschen vermehrt als berechenbare Objekte der Ökonomie – für die Produktion und den Konsum von Waren – gesehen wurden. Es ist vielleicht kein Zufall, dass die Geburt Descartes' ins Jahrhundert der ersten Globalisierung des Handels fällt. Die Entstehung des Welthandels wurde durch die Entdeckung Amerikas und die Entdeckung neuer Seewege nach Asien ermöglicht. Die nachfolgende Industrialisierung im 18. und 19. Jahrhundert sowie die Technisierung der Alltagswelt im zwanzigsten Jahrhundert hat weiter dazu beigetragen, die rationale Macht des Menschen ins bisher Unvorstellbare zu steigern. Umgekehrt haben die Menschen in der ersten Hälfte des 20. Jahrhunderts miterlebt, wie menschliches Leben und seelisches Erleben – in zwei Weltkriegen und in extremis im Holocaust – als wertlos behandelt worden sind. Angesichts dieser Übermacht des Faktischen scheint das Seelische zunehmend verdrängt und bis zu einem imaginären Punkt reduziert worden zu sein.

Lässt sich aber das Seelische wirklich zum Verschwinden bringen? Oder nehmen wir es nicht mehr wahr, weil wir es für tot oder imaginär erklären? Übersehen wir das Seelische, weil wir es in einer Gestalt erwarten, die der Vergangenheit angehört?

Könnte sich das Seelische heute in neuer Form zeigen? Etwa in der Kultivierung bestimmter Erlebensformen: im Verlangen nach Action und Thrill, im Abenteuersport (wie Klettern, Fallschirmspringen, Canyoning etc.), in der Verbreitung von Meditationspraktiken und körperorientierten Therapien oder den verschiedensten Künsten, welche die Sinne ansprechen?

Wenn dem so ist, könnten wir am Anfang eines neuen Seelenverständnisses stehen, das sich körpersprachlich ausdrückt, aber letztlich einen Versuch darstellt, sich über den Körper zu definieren, ohne in die Falle des Materialismus oder des Mentalismus zu tappen.

Zusammenfassung

Im Versuch, die Wandlung der Seelenvorstellungen über die letzten hundert Generationen hinweg knapp und übersichtlich darzustellen, wurden in diesem Kapitel einige große Entwicklungslinien herausgearbeitet. Sie sind in **Abbildung 1** tabellarisch aufgelistet.

Entwicklung der Seelenvorstellungen	
Frühkulturen	Seele wird konkret vorgestellt als Lebewesen (z. B. Vogel) oder Organ (z. B. Blut) – animistisch-konkretistisches Modell
Antike Hochkulturen	Seele/Geist wird immateriell gefasst als gestaltendes Prinzip, z. B. als Logos – abstrakt-rationales Modell
Moderne (seit Aufklärung)	Seele/Geist wird zum erkennenden Subjekt und mit Selbstbewusstheit identifiziert (dem erkennenden Subjekt steht das erkannte Objekt gegenüber) – subjektorientiertes Modell
Spätmoderne	Heterogenität der Modelle mit Tendenz zur Rekonkretisierung seelischer Phänomene als materielle Ereignisse im zentralen Nervensystem – Tendenz zu objektorientiertem Modell

Abbildung 1

In der Frühzeit herrschten magisch-holistische Vorstellungen vor. Nicht nur der Mensch, sondern auch seine Umwelt ist beseelt. In konkretistischer Art zeigen sich die Seelen in verschiedener Gestalt (z. B. als Tiere, als Schatten oder als Organe). In den antiken Hochkulturen des griechisch-römischen Zeitalters wurde die Seele platonisch als Logos oder aristotelisch als Form von der körperlichen Materie abgegrenzt. Die erste Revolution im Seelenverständnis bestand in einer rationalen Zentrierung auf eine abstrakte Seelenvorstellung. Sie ging mit der Ablösung von einem leib-seelischen Weltverständnis einher, in dem Innen und Außen, Mensch und Kosmos weitgehend verbunden waren. Gleichzeitig kündigte sich eine Trennung von Körper und Seele/Geist an.

Der zweite Umbruch im Seelenverständnis des Abendlandes geschah 2000 Jahre später in der Zeit der Aufklärung. Auf die rationale Zentrierung erfolgte nun eine radikale Wendung von außen nach innen. Diese Verinnerlichung der Seele wurde durch Augustinus vorbereitet und mit Descartes vollendet. Erst jetzt setzte sich die Vorstellung eines selbstbewussten und selbst entscheidenden Subjektes durch, das über eine eigene Ich-Identität verfügt und aus dem Inneren heraus seine freie Wahl trifft.

Im 20. Jahrhundert bahnte sich eine weitere Revolution des Seelenverständnisses an. Heute sind wir am Punkt angelangt, wo die Vorstellung einer inneren Seele wieder aufgelöst wird und einer neuen Veräußerlichung Platz zu machen scheint.

«Seele» ist somit ein Begriff, der in der Geschichte des Abendlandes sehr Unterschiedliches gemeint hat. Jede Zeit hat um ihr eigenes Verständnis gerungen. Heute tun wir uns besonders schwer mit der Überwindung einer dualistischen Trennung von Körper und Seele.

Der bisherige chronologische Ablauf der Darstellung könnte den Eindruck erwecken, die Seelenvorstellungen seien zu verschiedenen Zeiten sehr einheitlich gewesen und hätten sich linear und kontinuierlich entwickelt. Dies gilt es zu korrigieren. Die unterschiedlichen Seelenvorstellungen haben sich in den verschiedenen Zeitepochen immer wieder gekreuzt, aneinander gestoßen, gegenseitig befruchtet oder bekämpft, ineinander verwoben und schließlich wieder in verschiedenster Legierung und Verästelung voneinander getrennt. Es gehören auch nicht alle dargestellten Seelenvorstellungen der Vergangenheit an. Viele haben in ihren Grundzügen überlebt, angepasst an die heutige Zeit.

Und die Moral der Geschichte? Ich verstehe diese «Kleine Geschichte der Seele» als Kaleidoskop möglicher Seelenvorstellungen, die in unterschiedlicher Weise die meisten Menschen prägen. So ist die leib-seelische Ganzheit für viele Menschen weiter wichtig. Die Organseele hat tiefe Spuren in unserer modernen Sprache hinterlassen. Die platonische Seelenvorstellung lebt neben der jüdisch-christlichen Seelenvorstellung ebenso weiter wie die rational unbeteiligte Geistseele neben der vegetativen und animalischen Seele.

Exkurs: Auswirkungen auf die heutige Behandlungssituation

Die verschiedenen Seelenvorstellungen mögen mit ein Grund sein, dass sich heute viele gesellschaftliche und wissenschaftliche Gruppierungen untereinander nicht verstehen. Christlich-religiöse Kreise, vom «Juden» Paulus und vom «römischen Christen» Augustinus mitgeprägt, haben Sprach- und Verständnisprobleme mit naturwissenschaftlich denkenden Nervenärzten oder humanistisch orientierten Psychotherapeuten. Vertreter der Komplementärmedizin – mehr holistischen oder platonischen Ideen zugetan – finden keine gemeinsame Sprache mit der Schulmedizin, die den Menschen zu objektivieren sucht. Aber auch ästhetisch orientierte Menschen, die mehr an der gestaltenden Form als am bloßen Stoff interessiert sind, fühlen sich fremd in einer funktionell und materiell geprägten Behandlungssituation.

Solche Unterschiede zwischen den seelischen Ausrichtungen finden sich nicht nur zwischen Gruppierungen, sondern auch innerhalb von Paaren und Familien, ja innerhalb derselben Person. So kann eine Person herkunftsmäßig und berufsmäßig zwei verschiedene Seelenvorstellungen in sich tragen. Beispielsweise kann ein Techniker, der sich in seiner Tätigkeit nach einem physikalisch geprägten Weltbild orientiert, im Privatleben als gläubiger Christ an die leibliche Auferstehung glauben.

In Ergänzung des Kapitels zur «Geschichte der Seele» möchte ich auf eine wenig beachtete Möglichkeit hinweisen, dass auch psychiatrische Problemstellungen Ausdruck einer bestimmten Seelenvorstellung sein können, und dass ihr Verständnis durch anders geartete Seelenvorstellungen von Angehörigen oder therapeutischen Bezugspersonen erschwert sein kann. Besonders schwer sind heute Erlebnisweisen nachzuvollziehen, die einen magischen Einfluss der Umwelt beinhalten oder einem Körperorgan (wie der Lunge) eine animistische Bedeutung geben. Menschen mit solchem Erleben bleiben deshalb oft unverstanden. Sie erscheinen dem rationalen Denken als verrückt (psychotisch).

Es kann versucht werden, solchem *psychotischen Erleben* von einem magisch-holistischen oder animistischen Seelenverständnis her näher zu kommen. Allerdings sind diesem Versuch Grenzen gesetzt.

Im psychotischen Zustand geht das rationale Selbsterleben, das die Welt wie von einem Punkt aus perspektivisch wahrnimmt, in ein völlig anderes Erleben über. Dabei löst sich die Welt nicht notwendigerweise auf, wie wir den psychotisch Kranken gerne unterstellen, sondern die Welt wird in einen anderen Zusammenhang zum Menschen gebracht. Es gibt in diesem Erleben keine streng geschiedene Außen- oder Innenwelt mehr, sondern Außen und Innen sind miteinander verknüpft. Äußere Aspekte der Welt bekommen eine innere Bedeutung; das Selbsterleben geht in organbezogene Empfindungen über.

Ein Beispiel für ein solches psychotisches Erleben gibt die folgende rückblickende Schilderung einer akut an Schizophrenie erkrankten Frau: «Im psychotischen Zustand bekam alles eine Bedeutung für mich. Jeder wahrgenommene Gegenstand vermittelte mir eine Botschaft. So setzte ich mich in ein Restaurant, als ein Lastwagen mit der Aufschrift «Setz» vorbeifuhr. Mit ihrem Flug deuteten mir die Vögel die Richtung an, die ich einschlagen sollte, oder ich orientierte mich an der Richtung der Tannenzapfen. Dann wieder waren es die Farben einer Blume, die mir die Richtung wiesen. Zigarettenstummel, Kaugummiflecken und Abfallpapierchen gaben mir die Richtung an».

Viele Psychosekranke hören Stimmen und fühlen sich von fremden Mächten geführt. Dieses Erleben, von außen gelenkt zu sein, erinnert an die Schilderung Homers von den Helden der Ilias. Selbst wenn ein solcher Vergleich nur sehr begrenzt gültig ist, kann die entfernte Verwandtschaft psychotischen Erlebens mit älteren Seelenvorstellungen dazu verhelfen, dem scheinbar Unvorstellbaren etwas näher zu kommen.

Es ist versucht worden, die psychotische Erlebensweise als magisch-konkretistisch zu beschreiben. Dabei kann das *magische* Element mit einer Seelenvorstellung in Zusammenhang gebracht werden, in der die Seele aus dem Menschen herauszutreten und als eine Art Exkursionsseele äußere Ereignisse und andere Menschen zu beeinflussen vermag, wie sie umgekehrt auch von äußeren Mächten beeinflusst werden kann. *Konkretistisch* würde dann meinen, dass die Welt nicht abstrakt und rational aus einer unabhängigen Perspektive betrachtet wird, sondern in unauflösbarer Verflochtenheit an konkrete und lokale Einflüsse gebunden ist.

In einem solchen Erleben scheint die rationale Zentrierung, die sich mit der platonischen Seelenvorstellung durchgesetzt hat, zurückgenommen und einem magisch-holistischen Seelenverständnis Platz zu machen. Die Seele bildet nicht mehr einen einzigen Ort. Sie wird als etwas erlebt, was eine Mehrzahl von Orten einnehmen kann und Sitz in verschiedenen Organen haben kann. Dadurch entsteht für den modernen Beobachter der Eindruck der Zerrissenheit und der Dissoziation.

Selbstverständlich ist es für Psychosekranke ausserordentlich schwierig, sich in einer rational geordneten Umwelt zurecht zu finden. Wenn ein Psychosekranker trotzdem in unserer Gesellschaft überleben und auf seine Art einen Weg durchs Leben findet, kann sich auch einem Psychiater das Bild aufdrängen, dieser Kranke stünde «unter einem guten Stern» oder wäre «von einem Engel beschützt». Hier findet sich dann auch beim rationalen Seelenarzt eine Sprache, die auf magisch-irrationale Wurzeln verweist, auch wenn er sie nur symbolisch verwendet.

Tatsächlich hat unsere Sprache verschiedene Tiefenschichten, die von verschiedenen Welt- und Seelenbildern geprägt sind. Die Sprachwissenschaft lehrt uns, dass auch in den modernen europäischen Sprachen viele Begriffe leibbezogener Art sind und von einer seelenorganischen Herkunft zeugen. Deshalb fällt es Psychosekranken leicht, in ihrem Seelenverständnis die Sprache beim Wort zu nehmen und aus der umgangssprachlichen symbolischen Verfremdung heraus wieder den Ursinn der Worte zu ergreifen.

So beklagt sich eine Kranke über die Herzlosigkeit ihrer Mutter mit folgenden Worten: «Sie hat einen Herzfehler und sollte zum Arzt gehen.» Ein anderer Psychosekranker versteht den Ausdruck «herzergreifend» so, dass ihm tatsächlich von unbekannter Hand «ans Herz gegriffen» werde.

Wer «den Leuten aufs Maul schaut», d. h. die Sprache ernst nimmt, wird ständig auf Ausdrücke stoßen, die seelenorganischer Herkunft sind, wie beispielsweise «mein Herz erwärmt sich», «es läuft mir kalt den Rücken hinunter», «das ist Zwerchfell erschütternd». Aber auch magisch-holistische Vorstellungen prägen die deutsche Sprache: Ist man nicht «außer sich», «ekstatisch» oder «einfach weg», «an einem andern Ort» oder «unter einem andern Stern»? Können sich Personen im Hass nicht in «Furien» verwandeln oder in Verliebtheit «zu Engeln» werden?

Hören jedoch erwachsene Menschen Stimmen, was nach repräsentativen Umfragen bei ca. 10 bis 50 % der Menschen in unterschiedlichem Ausmaß der Fall sein soll, so verschweigen sie dieses Erleben in der Regel aus Angst, für verrückt gehalten zu werden. Nurmehr die «innere Stimme» entspricht einem verinnerlichten Seelenverständnis, während die von außen kommenden Stimmen, als Halluzinationen diagnostiziert, das moderne Seelenverständnis sprengen.

In dieser Differenz zeigt sich ein Wesensmerkmal des modernen Selbstverständnisses. Das Individuum (lat.: das Unteilbare) ist in sich abgeschlossen und autonom. Konsequenterweise können die Gedanken nicht mehr von außen eingegeben oder gar als Stimmen gehört werden, sondern entsprechen einem inneren Sprachprozess. Sprache, ob gedacht, gehört oder gesprochen, ist immer an ein Individuum gebunden, das über diese innere Sprachfähigkeit verfügt. Deshalb entsprechen Worte, die gehört werden, ohne dass sie von anderen Individuen gesprochen werden, nach heutigem Verständnis einer Täuschung. Die Sprache ist kein Meer mehr, in das der Mensch eintaucht, wie Franz von Assisi in eine belebte Welt eingetaucht ist, als er mit den Fischen und Vögeln redete. Sondern Sprache ist zu einer erlernten Fähigkeit von Personen geworden, die zentralnervöse Sprachzentren voraussetzt.

Psychotisches Erleben ist nicht nur magisch-animistischer Art (i. S. eines Angemutetwerdens, so dass alles zur Botschaft wird). Es kann auch der Zusammenhang verlorengehen, so dass mit dem Ich die Welt unterzugehen droht. Schon deshalb gilt es einen Unterschied zu machen zwischen psychotischer Erkrankung und magisch-animistischem Leib-Seele-Verständnis. Der psychotische Zustand kann zwar in magisch-animistischer Art zum Ausdruck gebracht werden, doch sprengt das psychotische Erleben die kulturelle Einbettung dieser Erlebensform. [39]

Fühlt sich ein Mensch in seinem Ich-Erleben bedroht, ohne dass schon eine Psychose ausgebrochen ist, so kann er sich dagegen wehren, indem er ein besonders rigides Leben führt und an bestimmten Praktiken festhält. Daraus kann eine *Zwangsproblematik* entstehen, die mit einer besonders extremen Verteidigungsstrategie der rationalen Ich-Zentrierung verglichen werden kann.

So behandle ich Frau Roberta C., die unter der Angst leidet, sich gegen Außeneinflüsse nicht abgrenzen zu können und demzufolge befürchtet, sich selbst aufzulösen. Die heute 30-jährige Frau hatte früher als Sekretärin gearbeitet, bis sie zunehmend stärker werdende Impulse entwickelte, ihre eigenen Handlungen und ihre unmittelbare Umgebung zu kontrollieren. Sie entwickelte einen Kontrollzwang und später einen Waschzwang. Beides absorbierte sie so sehr, dass sie arbeitsunfähig wurde. Heute muss Frau Roberta C. ihren Tagesablauf minutiös einteilen und sich gleichzeitig von allen als schmutzig eingeschätzten Einflüssen fernhalten, weil sie befürchtet, sonst von diesen äußeren Einwirkungen beherrscht zu werden und ihre Identität zu verlieren. Frau Roberta C. gerät in panische Angst, wenn es ihr nicht gelingt, mit Waschritualen die «unreine» Umwelt fern zu halten. Sie hat ganz genaue Vorstellungen, wie sie ihre Sachen zu ordnen hat und duldet keine Zufälligkeit und schon gar keine Unordnung. Dadurch wird sie in ihrem Leben außerordentlich stark eingeschränkt. Jede Abweichung von ihrem selbst verschriebenen Ritual löst verstärkte Anstrengungen aus, sich rein zu halten. Erschöpft sich aber ihre Abwehr, wird sie von Panik ergriffen, weil sie befürchtet, einer überwältigenden schmutzigen Umwelt ausgeliefert zu sein.

Frau Roberta C. ficht einen fast unerbittlichen Kampf zwischen einer «reinen, inneren Seele» und einer «unreinen, äußeren Welt» aus. Sie sucht sich an Prinzipien festzuhalten, um so der ständig befürchteten Beschmutzung und Auflösung zu entgehen.

Man könnte in dieser Auseinandersetzung eine Parallele zum gnostischen Kampf zwischen dem ideellen Guten und dem weltlichen Bösen sehen. Er steht am Übergang zwischen magisch-animistischer Weltverbundenheit und rationaler Selbstzentrierung, die sich mit Platons Ideenlehre im Abendland durchgesetzt hat. Die gnostische Auffassung einer reinen, immateriellen Seele, die inmitten einer verdorbenen Welt zu bestehen hat und sich in dieser Auseinandersetzung nach ewigen Wahrheiten richtet, erinnert ebenfalls an einen Abwehrkampf gegen eine animistische Leib-Seele-Vorstellung. Auch wenn ein solcher Vergleich zwischen

39 Die Psychose ist privativ (C. Scharfetter 1996), d. h. sie löst einen Menschen aus der Gemeinschaft mit andern Menschen heraus. Das steht im Gegensatz zu animistisch-magischen Seelenvorstellungen früherer Kulturen. Nach H. Tellenbach (1987, S. 268) drückt der Wahn der Psychosekranken «die Zerstörung des gemeinsamen Zwischen» aus, «von dem her der Mitmensch den andern versteht.»

historischer und persönlicher Problematik nur bedingt möglich ist, gibt er der Zwangsproblematik als Ausdruck eines allgemein menschlichen Ringens doch eine mögliche Verständigungsgrundlage, ohne die die Pathologie zum seelenlosen Mechanismus zu werden droht.

Am Beispiel von Frau Roberta C. lässt sich noch eine weitere psychische Störung, die *dissoziative Störung*, als ein Ringen verschiedener Seelenvorstellungen interpretieren. Bei Zusammenbruch ihrer Bewältigungsmechanismen geriet Frau Roberta C. in einen Ausnahmezustand. Sie war nicht mehr in der Lage, ihre Not in Worte zu fassen. Statt dessen brach sie in Weinkrämpfe aus oder äußerte sich nurmehr in stereotypen Abwehrbewegungen. Für Betreuende, die Frau C. wenig kannten, wirkte diese Verhaltensweise unecht und hysterisch. Frau C. war in solchen Momenten unerreichbar (wie Charcot sagte, in einer «belle indifférence»). Selbst ihr krampfartiges Weinen wirkte theatralisch, weil keine entsprechende innere Gestimmtheit zu spüren war. Konsequenterweise bekam ihr Verhalten für Außenstehende etwas Zweckorientiertes. Es schien bloße Form oder reine Funktion.

In Tat und Wahrheit empfand die Patientin aber in solchen Momenten überwältigende Angst, war aber nicht mehr in der Lage, diese mitzuteilen. So verselbständigte sich die Ausdrucksform vom inneren Erleben. Einzig der funktionelle Verhaltensaspekt des Gefühls trat in Erscheinung. Damit verlor aber der Ausdruck von Frau Roberta C. an symbolischem Gehalt. Sie schien eine Not nur «vorzuspielen». Es gab hinter dem Schreikrampf oder den stereotypen Bewegungen von Frau C. kein spürbares «Dahinter». Das ganzheitliche Erleben blieb wie ausgespart, so dass das Verhalten von Frau C. keine intuitive Anteilnahme erlaubte und keinen emotionalen Eindruck hinterließ.

Wäre es denkbar, dass in einem kulturhistorischen Vergleich die Betonung der Form bzw. der Funktion durch Aristoteles einen rationalen Versuch dargestellt hat, die magisch-holistische Leib-Seelen-Vorstellung in rationaler Weise zu überwinden, ohne den platonischen Ideen zu huldigen? Damit ist aber auch auf die Möglichkeit verwiesen, dass die Gestalt oder die Ausdrucksform ein Mittel sein kann, das Seelische darzustellen, ohne es an eine ideelle oder symbolische Vorstellung zu binden. Diese Ausdrucksform erlaubt es, auf eine eigene Not zu verweisen, ohne inneres Erleben preiszugeben. So könnte die dissoziative Störung, früher hysterisch genannt, einem seelischen Erleben entsprechen, das nicht zur Sprache kommen darf, aber angesichts einer Notlage auch nicht unterdrückt werden kann. Indem der Angst durch Schreien, Verstummen oder stereotype Bewegungsmuster eine Ausdrucksform gegeben wird, gleichzeitig das innere Erleben aber nicht preisgegeben wird, liefert sich das Opfer nicht aus, macht aber trotzdem auf sich aufmerksam, indem es die Gefühle funktionalisiert. Ist es ein Zufall, dass gerade gesellschaftlich benachteiligte und unterdrückte Frauen zu dieser körpersprachlichen Ausdrucksform gefunden haben, die weder materiell noch ideell greifbar ist?

Anders stellt sich die Problematik des modernen Menschen in der *Depression* dar. In depressivem Zustand wird eine Bedrohung nicht nur – wie in der Angst – angezeigt, vielmehr erscheint bereits ein Teil des Lebens verloren. Findet die Angst in der Flucht oder dem verzweifelten Angriff zu ihrer Funktion, so verharrt der depressive Mensch im Blick auf das Verlorene. Der depressive Kranke von heute hat weniger Angst vor dem Tode, als dass er daran verzweifelt, nicht leben zu können. Insofern spiegelt die Depression wohl die Problematik unserer Zeit am typischsten wieder. Während der Suchtkranke krampfhaft versucht, die entzauberte Welt wieder zu verzaubern, sehnt sich der Depressive nach einem verlorenen Lebensgefühl, das er zur Zeit nicht mehr findet. Selbst der eigene Körper kann als leblose Materie – wie eine Hülle – empfunden werden. Gleichzeitig erfährt der depressive Mensch sein Bewusstsein oft als leer, ohnmächtig um einen Punkt kreisend, ohne Zugang zu dem, was ihm wichtig war. Selbst die Schuldproblematik, die früher viele depressive Menschen geplagt hat, kommt ihm häufig abhanden. Er empfindet sich nichtig, grundlos und leblos.

Was seine Situation verschlimmert, ist die Beeinträchtigung seines Denkvermögens. Zum zentralen Selbstverständnis des modernen Menschen seit Descartes gehört, dass er über eine eigene, autonome Sicht der Welt verfügt. Deshalb trifft die depressive Blockade der mentalen Fähigkeiten den modernen Menschen an seiner empfindlichsten Stelle. Was den modernen Menschen ausmacht, ist die Vorstellung eines eigenen «Ich», ist seine Selbstrepräsentation. Dieses «Ich» gehört ihm aber nur, solange es Gedächtnis und Denken zulassen. In der Depression ereignet sich gerade das, was der moderne Mensch am wenigsten erträgt. Gedanken und Erinnerungen werden schwer abrufbar. Planen und Entscheiden sind ebenso blockiert wie ausführende Bewegungen oder körpersprachliche Ausdrucksformen. Das «Ich» fühlt sich an seiner verletzlichsten Stelle in Frage gestellt. Dabei bleibt sich aber das «Ich» – anders als in Bewusstlosigkeit – seiner Situation bewusst. Der depressive Mensch erlebt klar und wach mit, wie die persönlichen Entscheidungs- und Einflussmöglichkeiten blockiert sind.

In dieser Situation fühlt sich das moderne «Ich» vor das Nichts gestellt. Es steht ihm nicht mehr die Möglichkeit offen, sich als Teil eines Weltganzen zu verstehen und daraus Sinn zu gewinnen – wozu die Melancholie-Auffassung der Renaissance noch in der Lage war, indem sie sich an vorsokratische und zum Teil pythagoräische Vorbilder anlehnte. Das moderne «Ich» hat auch nicht mehr die Möglichkeit, das Leiden in einem Seelenorgan wie der schwarzen Galle zu lokalisieren und das Geschehen als natürliche Veränderung zu verstehen – wie es die hippokratische Medizin des klassischen Altertums noch vermochte. Das moderne «Ich» ist aus dem Dualismus der Aufklärungszeit hervorgegangen. Es kann die Ursache seines Leidens entweder in den Körper, d. h. ins Gehirn, oder ins Bewusstsein legen. Beiden Möglichkeiten geht aber gerade das ab, was der depressive Mensch sucht. Beide Wege verharren im Leblosen und Rationalen.

Die Medizin sucht die Depression als Wirkung einer physikalisch-chemischen Ursache zu verstehen, die Bewusstseinspsychologie als Folge eines verfehlten Lebensentwurfes oder als Auswirkung falscher Gedanken. Der Weg über das Gehirn wie auch über das Bewusstsein, Brain und Mind, können das Gefühl der

Lebendigkeit nicht ersetzen, um das der Depressive kämpft. Auch wenn der Ausweg aus der Depression auf die eine oder andere Weise gelingt, so bleibt der Schrecken zurück, das Lebendige mitten im Leben verlieren zu können.

Eine Gesundheit an sich giebt es nicht,
und alle Versuche, ein Ding derart zu definiren,
sind kläglich missrathen …
Zuletzt bliebe noch die große Frage offen,
ob wir der Erkrankung entbehren könnten,
selbst zur Entwicklung unserer Tugend
und ob nicht namentlich unser Durst nach Erkenntnis und Selbsterkenntnis
der kranken Seele so gut bedürfe als der gesunden …

Friedrich Nietzsche

Kapitel 3
Kranke Seele? – Zur Geschichte der Psychiatrie

Die minderwertige Krankheit

Wer psychisch leidet, hat nicht nur eine minderwertige Gesundheit, er hat auch eine minderwertige Krankheit. So charakterisiert Robert Musil zu Beginn des letzten Jahrhunderts in seinem monumentalen Werk «Mann ohne Eigenschaften» psychiatrische Störungen. Viele Betroffene werden ihm zustimmen. Auch heutzutage leiden manche Menschen ebenso sehr unter der Stigmatisierung ihrer psychischen Problematik wie unter der Krankheit selber.

Psychiatrische Diagnosen wirken sich oft wie Stigmata aus, d. h. wie Kennzeichen, die einen Menschen ausgrenzen lassen. Psychiatriekritiker haben denn auch die Geschichte der Psychiatrie als eine Geschichte der Stigmatisierung psychisch Leidender dargestellt. Doch wäre es zu kurz gegriffen, die Entwicklung der Psychiatrie nur von dieser Seite her zu sehen. Zu ihrer Geschichte gehört auch der Kampf gegen die Stigmatisierung psychisch Leidender. Schon die psychiatrischen Gründerväter im ausgehenden 18. Jh. haben sich als Vertreter einer «Befreiungsbewegung der Irren» gesehen. Sie wollten die psychisch Kranken aus den Zucht- und Arbeitshäusern befreien, in die sie mit Vagabunden, Dieben und anderen Menschen, welche die absolutistische Gesellschaftsordnung störten, eingeschlossen waren. Zur Tragik dieser Gründergeneration gehört, dass der Befreiung der Kranken aus Verliesen und Gefängnissen die Einschließung in absolut gesetzte Vernunftstrukturen und patriarchalisch geführte Anstalten folgte.

Dennoch haben Befreiungsbewegungen die Psychiatriegeschichte ebenso geprägt wie Denkmuster und Einrichtungen, die vom Ordnungsauftrag der Gesellschaft bestimmt waren. Befreiung und Einschließung haben nicht nur unterschiedliche Epochen geprägt, sondern haben sich auch in komplexer Art miteinander verbunden. In diesem Zusammenhang kann die jeweils vertretene

Krankheitsauffassung – wie ein Schibboleth – dazu dienen, die beiden komplementären Grundhaltungen auseinander zu halten. Im einen Fall wird unter Krankheit eine Problematik verstanden, welche die Entfaltungsmöglichkeiten eines Menschen behindert und zur Einschränkung seiner Lebensführung und seiner Erlebensbreite führt. Diese diagnostische Erfassung der Problematik will zur Stärkung der Individualität beitragen. Im andern Fall wird unter Krankheit eine Störung verstanden, die sich schädigend auf Organismus und Umwelt auswirkt. Die Krankheitsdiagnose dient hier als Mittel, eine Korrektur der mangelhaften funktionellen Anpassung zu erzielen, aber nicht unbedingt dazu, das persönliche Erleben zu erweitern. Sie kann zur gesellschaftlichen Einbindung benutzt werden.

Im Folgenden versuche ich dem Verständnis dessen, was psychisch krank meint, im geschichtlichen Wandel nachzugehen und übersichtsartig aufzuzeigen, welche Einflüsse zum heutigen Verständnis psychischer Störungen beigetragen haben. Die Erarbeitung dieser geschichtlichen Verhältnisse dient als Grundlage, im nachfolgenden zweiten Teil ein personales Krankheitsverständnis zu entwickeln. In einem solchen personalen Konzept werden die körperlichen und sozialen Voraussetzungen des psychischen Leidens möglichst umfassend berücksichtigt. Doch wird das persönliche Erleben nicht nur von biosozialen Bedingungen abhängig gemacht, sondern auch als Ausgangspunkt der weiteren Krankheitsdynamik gesehen.

Ein solches Verständnis psychischen Leidens, wie es später entwickelt wird, lässt auch die Psychiatriegeschichte in einem anderen Licht erscheinen. Statt nur vom gesellschaftlichen Umgang mit psychischen Auffälligkeiten müsste auch vom psychischen Umgang mit gesellschaftlichen Normierungsversuchen gesprochen werden. Menschen können nicht nur real eingeschlossen oder mit stigmatisierenden Begriffen innerlich an die Kette gelegt werden, sie können auch einen inneren Prozess durchmachen, welcher der äußeren Beschämung entgegenwirkt. Daraus ergibt sich eine geschichtliche Dynamik, die nicht nur von außen nach innen zu verfolgen ist, sondern auch in umgekehrter Richtung zu studieren ist.

Seelenheilkunde statt Seelsorge

Wie sich die Vorstellungen über die Seele im Laufe der Zeit stark verändert haben, so hat sich auch die Auffassung, was «krank» oder – im Sprachgebrauch der WHO – «gestört» heißt, stark gewandelt. Die Psychiatrie als Heilkunde der Seele ist zwar erst ca. 200 Jahre alt.[1] Doch bereits in früheren Epochen waren Probleme,

1 Der Begriff Psychiatrie selbst wurde zu Beginn des 19. Jh. von Johann Christian Reil (1759–1813) eingeführt, einem deutschen Mediziner, der als Professor in Berlin lehrte und zum Teil Furcht erregende Behandlungsmethoden zur «moralischen Korrektur» psychisch Kranker empfahl. (E. H. Ackerknecht 1985, S. 39)

die heute ins Gebiet der Psychiatrie fallen, wohlbekannt. Bis ins 19. Jh. hinein wurden sie aber weniger als medizinische, denn als magische, moralische oder religiöse Problemstellungen gesehen. Demzufolge wurden diese Probleme hauptsächlich seelsorgerisch und nicht als medizinische Krankheiten behandelt.

Eine Ausnahme machte die antike Schule des Hippokrates. Diese Bewegung, die bereits in der griechischen und römischen Antike eine körperlich orientierte Krankheitsauffassung vertrat, schloss auch Menschen zur Behandlung ein, die im heutigen Sinne an psychischen Störungen litten. In dieser Schule wurden Begriffe wie *Melancholie* (für eine bestimmte Depressionsform und andere Störungen), *Manie* (für ein erregtes oder psychotisches Zustandsbild) und *Phrenitis* (für ein fiebrig verwirrtes, delirantes Zustandsbild) gebildet. Die Krankheiten wurden auf ein Ungleichgewicht der vier Körpersäfte (Blut, Schleim, gelbe und schwarze Galle) zurückgeführt und mit diätetischen Maßnahmen sowie Naturheilmitteln behandelt.

Es wäre allerdings vermessen, die hippokratische Lehre der Antike mit unserem heutigen naturwissenschaftlichen Verständnis psychiatrischer Erkrankungen gleichzusetzen. Auch wenn die hippokratische Ärzteschule im Gegensatz zu früheren Priesterärzten religiöse Heilpraktiken ablehnte und naturärztliche Maßnahmen favorisierte, huldigte sie dennoch dem Heilgott Asklepios und blieb stark von seelenorganischen Vorstellungen beeinflusst. So wurde z. B. die Hysterie vom römischen Arzt Aretäus, einem Vertreter dieser Ärzteschule, auf ein Wandern der Gebärmutter zurückgeführt. Die Melancholie wurde – in Anspielung auf das Dunkle und Schwere melancholischer Zustände – auf die erfundene «schwarze Galle» zurückgeführt (Melancholie = Schwarzgalligkeit).[2]

Reste dieser hippokratischen Krankheitsauffassung haben sich auch im frühen Mittelalter erhalten und haben nach dem Hochmittelalter eine Renaissance erfahren. Insgesamt konnte sich aber in Mitteleuropa eine körperlich orientierte Medizin zur Behandlung «psychisch Kranker» bis in die Zeit der Aufklärung nie richtig durchsetzen. Der Grund dürfte in der kulturhistorischen Ausgangssituation liegen. Bei den germanischen Stämmen, die das ehemalige Römische Reich eroberten, war die Krankheitsauffassung von einer sippenbezogenen Mythologie beeinflusst. Sie verband sich später mit Elementen des jüdisch-christlichen Glaubens.

Die Krankheitsvorstellung der vorchristlichen Germanen entsprach einer animistischen Weltdeutung. Krankheit und Tod wurden einerseits als Verlust der Lebenskraft, andererseits als Schickung der Götter verstanden. Im christlichen

---

2 Die hippokratische Vorstellung, dass das Eindicken, Erhitzen oder Erkalten der Körpersäfte zu Erkrankungen führe, entspricht einem bildhaften, seelenorganisch beeinflussten Krankheitsverständnis. Es dürfte zur verbreiteten Anwendung von Aderlass und Abführmitteln beigetragen haben. (vgl. R. Klibansky et al., 1992; J. Starobinski, 1960)

Mittelalter war die «Krankheitslehre» unentwirrbar mit der Theologie verbunden. Nach der kirchlichen Lehre war Christus der Seelenarzt, der die Seele heilt, indem er dem Besessenen die bösen Geister austreibt.[3] Es erstaunt deshalb nicht, wenn nach dem Volksglauben «psychischkranke» Menschen von Geistern oder Dämonen beherrscht waren. Als Opfer übernatürlicher Mächte angesehen, riefen sie zugleich Erbarmen, Staunen oder Schrecken hervor. Heilung wurde häufig bei Reliquien gesucht. Davon zeugen noch heute Tausende von Votivbildern in Kirchen und Klöstern.

Für die sog. «Geisteskranken» spielten die Gebeine der Heiligen Dymphna von Gheel (Belgien) eine besondere Rolle. Nach der Legende soll Dymphna die Tochter eines irischen Königs gewesen sein und sich geweigert haben, nach dem Tod ihrer Mutter den Vater zu heiraten. Nach jahrelanger Verfolgung verstarb sie in geistiger Umnachtung in Gheel. Seit ihrem Tod zogen ihre Gebeine vor allem psychisch Kranke und ihre Angehörigen an. Es waren so viele, dass sich Gheel im 13. Jh. zu einer Art «Irrenzentrum» entwickelte. Viele psychisch Kranke, die keine Heilung erfuhren, wurden von ihren Angehörigen in Gheel bei einheimischen Bauernfamilien gegen ein Entgelt zurückgelassen.

Die religiös geprägte Krankheitsauffassung des Mittelalters trug auch zur besonderen Förderung der Krankenpflege in Klöstern bei. So forderte schon Benedikt im 36. Kapitel seiner Ordensregeln: «Die Sorge für die Kranken steht vor und über allen anderen Pflichten … Für die kranken Brüder werde ein eigener Raum bestimmt und ein gottesfürchtiger, gewissenhafter und besorgter Pfleger soll ihnen dienen.» Ausgelöst durch die frühmittelalterliche Klostermedizin folgten erste Spitalgründungen. Dort wurde auch der Bevölkerung priesterärztliche Betreuung angeboten.

Der Medizinhistoriker Neumann charakterisiert das mittelalterliche Konzept treffend: «Das im Mittelalter allgemein verbreitete Krankheitsverständnis ist … zwiespältig: Einerseits offenbart Kranksein persönliche Schuld …, andererseits wird im Kranken der leidende Christus erkannt.»[4] Kranksein, auch seelisches Leiden, bedeutet im negativen Fall Sündhaftigkeit und Ausgestoßensein, im positiven Fall Prüfung und Auserwähltsein.

Psychiatrie als Kind der Aufklärung

Die Entwicklung einer besonderen medizinischen Heilkunde (griech.: iatreia) der Seele (griech.: psyche), also Psychiatrie, ist an das Gedankengut der Aufklärung

3 Besonders eindrücklich ist die Heilung von Kranken durch «Christus Medicus» in der romanischen Kirche St. Georg auf der Insel Reichenau dargestellt.

4 J. M. Neumann 1996 S. 139

gebunden. Gerhard Rudolph als Spezialist der Medizingeschichte ist der Auffassung, dass die moderne Medizin im Jahre 1637 einsetzt, also im Erscheinungsjahr der «Abhandlung über die Methode, die Vernunft richtig zu gebrauchen und die Wahrheit in den Wissenschaften zu suchen» (Discours de la méthode) von René Descartes. Damals sei es zu einer radikalen Trennung von Glauben und Wissen gekommen. «Nach Descartes' Überzeugung ist für die Erkenntnis der Natur und des Menschen die Vernunft von Gott so ausgerüstet worden, dass sie das Wahre vom Falschen unterscheiden kann.»[5] Bis zur Zeit Descartes' herrschte auch unter den Ärzten die Ansicht vor, dass der Körper nur im Dienste der Seele funktioniere. «Die Lebensvorgänge werden von der Seele hervorgebracht, keinesfalls aber vom Körper selbst, noch entstehen sie sozusagen aus sich.»[6] Descartes kehrt diese Einschätzung um. Die Menschen (und die Tiere) sind ein vollkommenes, den mechanischen Gesetzen unterworfenes System, das als Maschine oder Automat zu verstehen ist.

> Daraus leitet Descartes ab, dass alle Vorgänge im Körper des Menschen auf Lage, Anordnung und Bewegung kleinster Teile zurückzuführen sind. Die Lage wird später von der Anatomie, die Anordnung der Teilchen von der Biochemie und die Bewegung von der Physiologie studiert werden. Statt Zwecke, wie in der Zeit vor der Aufklärung, sollen Ursachen erforscht werden. Die Heilkunde wird zu einer rationalen Lehre von Ursache-Wirkungs-Gesetzen bzw. ihrer Anwendung auf den Menschen.

Die Gesetze der Körperwelt haben auch für den lebenden Organismus zu gelten. Wie eine Maschine kein Ziel in sich selbst haben kann, so ist nach Descartes auch der menschliche Körper von Gesetzen bestimmt, die unabhängig von ihm sind. Dieses naturwissenschaftliche Weltbild hat in der Folge die Medizin revolutioniert. Wenn heute herzkranke Menschen synthetische Herzklappen oder Herzschrittmacher implantiert erhalten, basiert diese moderne Technik auf einem mechanistischen Verständnis des Körpers, das erst in der Aufklärungszeit entwickelt worden ist.

Der neue Zeitgeist der Aufklärung erfüllte die damaligen Ärzte mit wachsendem Optimismus. Das Vertrauen in die mechanistisch geprägte Medizin wuchs mit zunehmenden Erfolgen ständig an. Die Ärzte wagten nun Terrain zu betreten, das vorher gemieden wurde. Dazu gehörten in erster Linie geistig-seelische Problemstellungen, die bis zu diesem Zeitpunkt den Seelsorgern und Priestern überlassen worden waren.

Dennoch wurde die Entwicklung eines psychiatrischen Krankheitsverständnisses nicht nur durch die Medizin in Bewegung gesetzt. Der soziale Umbruch, den

5 G. Rudolf 1996, S. 204
6 G. Rudolf 1996, S. 208

die bürgerliche Revolution auslöste, und das Gedankengut der Aufklärung führten zur Kritik am bisherigen Umgang mit «Irren». Die Überzeugung setzte sich durch, dass geistig veränderte Menschen nicht mit Vagabunden und Rechtsbrechern zusammen eingesperrt werden dürfen, sondern einer besonderen Behandlung in medizinisch geführten Institutionen bedürfen. Diese medizinischen Bestrebungen wurden von der frühkapitalistischen Wirtschaft insofern gefördert, als sie sich von ihnen versprach, die «Irren» disziplinieren zu können, um sie wenigstens teilweise als nützliche Produktionskräfte einzusetzen.

So führt Michel Foucault, der am Collège de France in Paris Geschichte der Denksysteme gelehrt hat, die «Medizinalisierung des Wahnsinns» auf ein Zusammenwirken von Aufklärung (Vernunft gegen Unvernunft) und bürgerlichen Wirtschaftsinteressen (Ordnung gegen Unordnung) zurück. In seinem Buch «Wahnsinn und Gesellschaft», in dem er die Psychiatrie kritisch und radikal in Frage stellt, geht er davon aus, dass erst die Internierungspraxis absolutistischer Regierungen das Entstehen von Irrenanstalten und Psychiatrie möglich gemacht habe. Im 17. und 18. Jh. wurden in absolutistisch regierten Ländern ganz unterschiedliche Menschen wie Bettler, Vagabundierende, Greise, Waisen, Prostituierte, Homosexuelle, Verbrecher und eben sog. «Irre» zusammen in Gefängnisse gesperrt, weil sie die Ordnung störten. Im Deutschen Reich wurden diese Anstalten korrekterweise «Zuchthäuser», in England «Workhouses» genannt. In Frankreich erhielten sie den beschönigenden Namen «Hôpitaux généraux» also Allgemeinspitäler. Diese «Internierungshäuser» dienten nicht zuletzt der Bewältigung sozialer Krisen im 17. Jh.

Foucault ist der Ansicht, dass die «Geschichte des Wahnsinns» nur zu verstehen ist, wenn gleichzeitig die «Geschichte der Vernunft» betrachtet wird. Denn er sieht Vernunft und Wahnsinn als Paar, das sich nicht trennen lässt. Die höhere Bewertung der Vernunft hat seiner Ansicht nach zu einem lebensverachtenden Ordnungssystem geführt und die Stimme der «Gegenvernunft», des Wahn-Sinns, zum Schweigen verurteilt.

Zweifellos haben psychiatrische Institutionen immer wieder Zwang ausgeübt, um im Namen der Vernunft eine Ordnung aufrecht zu erhalten. Psychiatrisches Gedankengut hat sich auch außerhalb solcher Anstalten entwickelt.

Psychiatriegeschichtlich ist die Epoche um die Französische Revolution von besonderer Bedeutung. 1793 und 1795 übernahm der Arzt Philippe Pinel in Paris die Leitung der gefängnisartig geführten Internierungshäuser Bicêtre (für Männer) und Salpêtrière (für Frauen). Nach kurzer Zeit gelang es Pinel, viele Zwangsmittel, wie Ketten, Hals- und Fußringe, abzuschaffen und neue Behandlungsweisen einzuführen.

Wenn Philippe Pinel als «Befreier der Irren» gefeiert wird, gilt es zu berücksichtigen, dass ihm sein Oberpfleger Poussin viele Anstöße dazu gab. Es ist auch darauf hinzuweisen, dass lange vor Pinel und vor der Französischen Revolution gute Versorgungsorte für psychisch Kranke existierten, so z. B. an einzelnen Ordensniederlassungen oder in Florenz an dem von Chiarugi geführten Spital. Auch der Quäker William Tuke hatte in England als Kaufmann und medizinischer Laie in seinem privaten Irrenhaus «Retreat» nahe Yorks schon 1796 die mechanischen Zwangsmittel abgeschafft und auf ein «moral management» gesetzt. Schließlich muss auch gesagt werden, dass Pinel und seine Schüler zwar die Ketten abgeschafft haben, später aber neue und technisch fortgeschrittene Zwangsmittel wie Zwangsstühle und Zwangsjacken eingeführt haben.

Trotzdem bleibt Pinel für die Entwicklung der Psychiatrie wichtig. Er verkörpert den geschichtlichen Wendepunkt, an dem der psychisch Auffällige und Leidende vom Störenden, Besessenen oder Unvernünftigen zum Kranken wurde. Pinel machte ihn zum medizinischen Fall – und zwar in großer Zahl. Er entwickelte früh einen Typus der Anstaltspsychiatrie, welcher die systematische Beobachtung und Untersuchung der Patientinnen und Patienten in den Vordergrund stellte. Durch seine exakten Beschreibungen der Manie, Melancholie, Demenz und des Schwachsinns etablierte sich das klinische Fach der Psychiatrie als Spezialgebiet der Medizin. Als Basis dienten ihm die Krankengeschichten. Das von ihm und seinen Schülern geförderte Anstaltswesen verbreitete sich – auch dank gesetzlicher Unterstützung – mit immer neuen Institutionsgründungen bald über ganz Frankreich, so dass um 1850 fast jedes französische Departement eine eigene Irrenanstalt hatte.

Eine ähnliche Verbreitung von Irrenhäusern fand mit einer gewissen zeitlichen Verzögerung auch in andern europäischen Ländern und Nordamerika statt. Hier wie dort ließ die Anerkennung der Psychiatrie als medizinische Wissenschaft nicht lange auf sich warten. Überall wurden an den Universitäten Lehrstühle für Psychiatrie geschaffen, um die medizinische Krankheitslehre von psychischen Störungen fördern zu können.[7]

Die Entstehungsgeschichte der Psychiatrie und ihre Verbindung mit ordnungspolitischen Verpflichtungen macht diesem Spezialgebiet der Medizin bis heute zu schaffen. Historisch ist die Psychiatrie mitsamt ihrem Verständnis psychischen Krankseins in einer gesellschaftlichen Situation entstanden, die zwar den Absolutismus (und seine Einschließungspraxis) zu überwinden suchte, aber auf eine entschlossene Einbindung der Menschen mit rationalen Mitteln nicht verzichten wollte. Die Gründergeneration der Psychiater vertrat denn auch eine «moralische Behandlung». Psychiatrische Problemstellungen wurden als Ausdruck eines geistigen Durcheinanders interpretiert. Demgegenüber zeichnete sich psychische Gesundheit durch «sittliche Einsicht und sittliches Handeln» aus. Das aufklä-

7 Eine Zusammenfassung der Entwicklung der institutionellen Psychiatrie findet sich in meiner Antrittsvorlesung (D. Hell 1993).

rerische Verständnis psychischer Krankheit bestand nicht mehr in einer «Sünde gegen den heiligen Geist», sondern in einer «Sünde gegen die Ratio».

Die «psychische Kurmethode» (in Frankreich «traitement moral», in England «moral treatment» genannt), welche die frühe Psychiatrie auszeichnete, bestand im wesentlichen darin, im Kopf der Kranken wieder eine geistige Ordnung zu schaffen. Dazu dienten die streng hierarchische Organisation der neu geschaffenen Heil- und Pflegeanstalten sowie ein durchdachtes Betreuungs- und Überwachungssystem, aber auch – falls nötig – gezielt eingesetzte Strafen, samt Überraschungsmomenten wie kalte Dusche, Überraschungsbad und Rutenstreiche. Besonders beliebt war längere Zeit eine Drehmaschine, eine Art Karussell oder sich drehender Stuhl. Dieser Drehstuhl, vom Großvater von Charles Darwin entwickelt, entsprach insofern dem Zeitgeist, als seine Wirkung wissenschaftlich dosiert werden konnte und der Arzt die Beruhigung hatte, genau mathematisch und unter Kontrolle vorzugehen.[8]

Das Behandlungsprinzip der «psychischen Kurmethode» wird von Jean Starobinski treffend so zusammengefasst: «Bald hätschelt man den Kranken wie ein Kind, sucht ihn mit Annehmlichkeiten zahm zu machen, bald schüchtert man ihn ein, erschüttert ihn mit Schreckmitteln, brutalisiert ihn.»[9] Alles erfolgt, um den Geist von seinen Verirrungen abzulenken. Auch Musik, Theater und Reisen sollten vermögenderen Kranken dazu verhelfen, sich «mit Maß zu zerstreuen» und eine Art Lebenskunst zu entwickeln. Im Rahmen dieser «psychischen Kurmethode» wurden auch die seit dem Altertum eingesetzten Brech- und Abführmittel weiter angewandt. Diese pflanzlichen Reinigungsmittel wurden aber nicht mehr eingesetzt, um ein neues Gleichgewicht der Säfte im hippokratischen Sinne zu erreichen, sondern um den Kranken für verwirrtes Denken moralisch zu bestrafen und der rationalen Selbsterkenntnis der Seele zum Durchbruch zu verhelfen.

Nach dem Krankheitsverständnis der Aufklärung wird die Seele als erkennendes Subjekt gesehen, dessen Rationalität von Leidenschaften und Emotionen verwirrt ist. Psychisches Kranksein meint demzufolge einen Zustand der Zügellosigkeit, des verirrten Denkens und der inneren Widersprüchlichkeit. Auch «eine bis aufs Äußerste gesteigerte Individualität» wurde von K. Ideler (1795–1860), einem damals angesehenen Psychiater, als krankhaft angesehen.

Entsprechend dem Geist der Aufklärung gilt es, der Vernunft als höchstem Gut des Menschen wieder zum Durchbruch zu verhelfen. Manche psychologische und soziologische Ansätze, die in dieser Zeit entwickelt wurden, bekommen dadurch

8 Ausführlichere Darstellungen finden sich bei K. Dörner 1984, F.G. Alexander/S.T. Selesnick 1968, M. Foucault 1973 und in den Skizzen zur Psychiatriegeschichte von C. Müller 1998.

9 J. Starobinski 1960, S. 67

einen moralisierenden Beigeschmack. So brachte J. Heinroth (1773–1843), als prominentester Vertreter der romantischen Psychiatrie, seelische Erkrankungen nicht nur in Zusammenhang mit unvernünftigem, sondern auch mit sündigem Handeln.

Um einen erkrankten Menschen «wieder zur Vernunft zu bringen», waren fast alle Mittel erlaubt. Höchstes Ziel war ein vernunftgemäßes Leben. Die Medizin des 19. Jhs. schätzte die Vernunft als so hohes Gut ein, dass sie auch bereit war, die Unvernunft mit frommem Betrug und falschen Vorspiegelungen oder die Leidenschaften mit Schreckmethoden (wie kalter Dusche, Aalen im Wasserbad und anderen Ekelreizen) zu bekämpfen. Was im Namen der Vernunft begann, steigerte sich durch Anmaßung ins Unvernünftige.

Psychiker gegen Somatiker

Zwar waren die Mittel, die im Rahmen der «psychischen Kurmethode» eingesetzt wurden, nicht alle neu. Schon die Antike hatte zum Teil Ähnliches erprobt. Doch wurde die theoretische Begründung ihrer Anwendung der neuen Zeit angepasst. Dabei konkurrenzierten sich zwei unterschiedliche Auffassungen oder Psychiatrie-Schulen. Die eine Schule der «Psychiker» ging davon aus, dass jede geistige Tätigkeit sich auf seelische, also nicht körperliche Faktoren zurückführen lasse. Die «Psychiker» sahen im psychisch Kranken konsequenterweise Menschen, die an der Seele oder am Geist – am Organ der menschlichen Erkenntnisfähigkeit (res cogitans nach Descartes) – erkrankt waren.

Ihnen gegenüber standen die «Somatiker» (Soma = griech. Körper). Sie vertraten die These: keine psychische Störung ohne Störung der Nerventätigkeit. Sie sahen im psychisch Kranken konsequenterweise Menschen, die an einer nervenbedingten Störung litten.[10]

«Psychiker» und «Somatiker» debattierten lange Zeit miteinander, ob psychiatrische Erkrankungen mehr geistiger (d. h. psychischer bzw. moralischer) oder mehr körperlicher Natur seien. Diese Diskussionen schienen auf unüberwindbaren Gegensätzen zu beruhen. Die Bitterkeit des Streites zwischen Psychikern und Somatikern lässt aber leicht übersehen, dass die beiden feindlichen Brüder im Grunde Kinder derselben Grundauffassung waren. Beide vertraten nämlich resolut die Descartes'sche Auffassung, dass der Mensch aus einem erkennenden, immateriellen Subjekt und einem erkennbaren, materiellen Objekt zusammen-

10 Dabei ist anzumerken, dass das Konzept einer nervenbedingten Störung im 17./18. Jh. insofern neu war, als bis ins 17./18. Jh. die hippokratische Säftelehre die Medizin beherrscht hatte.

gesetzt ist. Nur sahen die «Psychiker» die Ursache des psychischen Leidens im Subjekt, die «Somatiker» im Objekt. Dabei konnten die «Somatiker» für sich in Anspruch nehmen, in einem gewissen Sinn die Lehre Descartes' reiner zu vertreten als die «Psychiker», da sie nämlich der Überzeugung waren, dass die unsterbliche Seele nicht erkranken könne und man deshalb den Körper als krankheitsanfälligen Teil des Menschen zu studieren habe.

Beide, «Psychiker» und «Somatiker», waren Kinder der Aufklärung. Sie teilten die rationale Auffassung ihrer Zeit, dass psychischen Problemstellungen eine Störung der Ordnung zugrunde liege. Umstritten war bloß, ob diese Störung eher psychischer oder organischer Art sei.

Im weiteren Verlauf haben die verschiedensten Kombinationen von psychischen und somatischen Faktoren die psychiatrische Krankheitsauffassung bestimmt. Herausragende Vertreter einer integrierten Sichtweise waren Wilhelm Griesinger in der Mitte des 19. Jahrhunderts und Karl Jaspers in der ersten Hälfte des 20. Jahrhunderts. Karl Jaspers vertrat als Arzt und Philosoph eine erkenntnistheoretisch fundierte Psychiatrie. Auf ihn wird immer wieder zurückzukommen sein. Wilhelm Griesinger wurde durch seine ärztliche Praxis zu einem Ernstnehmen von subjektivem Erleben und objektiven Gegebenheiten geführt.

Wilhelm Griesinger (1817–1869) prägte den vielzitierten Satz: «Psychische Krankheiten sind Krankheiten des Gehirns.» Trotz dieses Paradigmas war aber Griesinger kein Somatiker, sondern er suchte eine Synthese zwischen physiologischen, psychologischen und sozialen Gesichtspunkten. Er betrachtete psychiatrische Störungen wie z. B. Psychosen nicht als Zusammenstellung einzelner Symptome, sondern als ganzheitlichen Prozess, wobei Erbfaktoren, charakterliche Entwicklungen, starke Affekte und Veränderungen des Nervensystems zusammenspielten. Er lehrte, dass die psychischen Belastungen die häufigsten Ursachen von psychischen Störungen seien. Sie führten zu einem Zwiespalt im Bewusstsein und damit zu einer Störung des «Ichs» (!).

Allzu starre Krankheitsdiagnosen waren ihm fremd. So vertrat Griesinger (als Anhänger einer Einheitspsychose) die Auffassung, dass einzelne psychische Erkrankungen nicht nur ineinander übergehen können, sondern sich auch Gesundheit und Krankheit nicht scharf voneinander abgrenzen lassen. Er zog dazu den Vergleich von Traum und Psychose heran. Auch im Traum von Gesunden werde wie im psychotischen Zustand unwissentlich auf körperliche Empfindungen reagiert. Bereits 50 Jahre vor Sigmund Freud betonte Griesinger die Rolle des Unbewussten in Gesundheit und Krankheit, vertrat aber auch die Auffassung, bei Geisteskrankheiten immer darnach zu suchen «welcher Teil des Gehirns betroffen sei».[11]

11 E. H. Ackerknecht 1985, S. 67 f.

Was ist normal?

Nicht nur die Berücksichtigung verschiedener biologischer und psychosozialer Einflussfaktoren hat die psychiatrische Krankheitsauffassung bestimmt. In noch grundsätzlicherer Weise ist die Entwicklung des Krankheitsverständnisses vom sog. Normenproblem geprägt worden, d. h. von der Frage, was als normal und was als abweichend zu bestimmen ist. Diese Frage ist später durch die andere, noch weit wichtigere Frage ergänzt worden, ob normal auch gleich gesund und abweichend gleich krank sei.

Von völkerkundlicher Seite wird darauf hingewiesen, dass bestimmte Verhaltensformen, die in Industrienationen als krankhaft gelten, in fremden Kulturen unter Umständen als normal eingeschätzt werden. Das trifft teilweise für Verfolgungs- und Größenideen, aber auch für Halluzinationen und Verzückungszustände zu. So werden z. B. Halluzinationen bei den Naturvölkern der Mohave oder Takala als nichts Außergewöhnliches eingeschätzt.[12]

Der sonst naturwissenschaftlich orientierte Medizinhistoriker Erwin Ackerknecht kommt deshalb zum Schluss: «Es ergibt sich darum, dass, was psychisch normal ist, zu einem hohen Grade von den Anschauungen der jeweiligen Gesellschaft abhängt ... und dass das Urteil der jeweiligen Gesellschaft darüber, ob jemand geisteskrank ist, im Grunde genommen nicht von irgendwelchen überall vorkommenden und sich gleichenden Symptomen abhängt, sondern davon, ob der Betreffende über ein Minimum von Einordnung (Integration) und Funktionstüchtigkeit in seiner Gesellschaft verfügt, oder, ob die psychischen Veränderungen soweit fortgeschritten sind, dass er einen Fremdkörper in seiner Gesellschaft bildet.
Die Relativität der Symptome kann übrigens nicht nur an völkerkundlichem, sondern ebensogut an historischem Material beobachtet werden. Henry E. Sigerist hat schon vor vielen Jahren darauf hingewiesen, dass derselbe Minnesänger, der seinen Zeitgenossen als normal erschien, bei uns für verrückt angesehen würde. Dasselbe gilt für viele andere Typen des Mittelalters und der frühen Neuzeit, z. B. für den ekstatischen Religiösen, den Hexenverfolger und den asketischen Puritaner. Es besteht wohl auch wenig Zweifel, dass der Normale des 20. Jhs. in vielen früheren Jahrhunderten als abnormal erschienen wäre ...».[13]

Einer solchen Relativierung von Verhaltensmustern steht die gesellschaftliche Indienstnahme fixierter Diagnoseschemata gegenüber. Als in der Mitte des 20. Jh. bekannt wurde, dass in Russland Regimegegnern psychiatrische Diagnosen gestellt wurden, um sie zu internieren und mundtot zu machen, und etwa zur gleichen Zeit in den USA in einer Studie von Rosenham gezeigt wurde, dass in ameri-

12 nach E. H. Ackerknecht 1985
13 E. H. Ackerknecht 1985, S. 3

kanischen Großkliniken auch freiwillige Versuchspersonen, die bestimmte Symptome vorgaben, als schizophren erklärt wurden, begannen Antipsychiater die Abschaffung jeglicher «psychiatrischer Etikettierung» zu fordern. Der amerikanische Psychoanalytiker Thomas Szazs sah z. B. im «Mythos Geisteskrankheit» ein Wiederaufleben der «Besessenheit im modernen Gewand» und verglich die psychiatrische Diagnosefindung mit dem inquisitorischen Vorgehen im 16. Jh., als Hexen aufgrund ihres abweichenden Verhaltens der Prozess gemacht wurde.

Dieser historische Vergleich ist problematisch. Er weist aber m. E. auf ein Grundproblem der Beurteilung abweichenden Verhaltens hin, nämlich, dass die Diagnostik auch zur Ausgrenzung der Beurteilten und zum Schutz der Urteilenden dienen kann – und manchmal nicht ausschließlich Grundlage einer hilfreichen Therapie ist. Die Geschichte der Psychiatrie ist nicht nur eine Geschichte diagnostischer und therapeutischer Fortschritte, sondern auch eine Geschichte des psychiatrischen Missbrauchs für gesellschaftliche Zwecke. Historisch hat sich insbesondere die unkritische Verquickung von gesellschaftlichen Normen und psychiatrisch-biologischen Normvorstellungen katastrophal ausgewirkt.

Die unsägliche Vermischung sozialer und biologischer Normen

Wie erwähnt, hat sich die Psychiatrie v. a. in früheren Internierungsanstalten des Absolutismus entwickelt. Sie war als Kind der Aufklärung einer inneren und äußeren, rationalen Ordnung verpflichtet. Der historische Ursprung brachte es mit sich, dass die Entwicklung von psychiatrischen Krankheitskonzepten hauptsächlich an Menschen erfolgte, die zuerst gesellschaftlich als abnorm ausgegrenzt und zwangsweise in geschlossenen Anstalten interniert worden waren. Diese Patienten bildeten auch den Erfahrungshintergrund von Emil Kraepelin (1856–1926), der mit seinem Lehrbuch der Psychiatrie die bis heute geltende Krankheitseinteilung psychischer Störungen maßgeblich beeinflusst hat.

Die Verbindung von Ausgrenzungsprozessen und diagnostischen Beurteilungen wurde durch ein medizinisches Krankheitsverständnis erleichtert, das sich an sozialen und biologischen Normbegriffen orientierte.

Nach den Geschichtsforschern Sarasin und Tanner[14] entwickelte sich im 19. Jh. in der Medizin ein neues Krankheitsverständnis, das den Körper als physiologischen Apparat – nicht unähnlich den damals aufkommenden thermodynamischen Maschinen – einschätzte und über eine rein anatomische Beschreibung des

14 Ph. Sarasin/J. Tanner 1998

Körpers hinausging. Mit diesem physiologischen Verständnis wurde es üblich, zweckvolle mit normalen Vorgängen gleichzusetzen und von abnormen, d.h. schädlichen Vorgängen abzugrenzen. Dies formulierte der bahnbrechende Physiologe des letzten Jahrhunderts, Claude Bernhard, so: «Die Kenntnis pathologischer oder abnormaler Zustände kann nur über die Einsicht in den Normalzustand gewonnen werden.» (zit. nach 14)

Nach einem solchen Verständnis des Körpers wird das Lebendige zu einem «milieu intérieur», zu einer inneren Dynamik, die äußeren Zwecken dient. Die innere Dynamik des Stoffwechsels läuft nach mathematisch rekonstruierbaren Mustern ab, wobei funktionelle Gleichgewichtszustände als normal gelten, ihre Störung als abnorm.

Das beschriebene «innere Regelsystem» der Physiologie wird um die Jahrhundertwende noch um eine überindividuelle Gesetzmässigkeit erweitert. Nach Wiederentdeckung der Mendelschen Gesetze betrachtet man zunehmend auch die Fortpflanzung als formalisierbaren und beherrschbaren Vorgang.

Dieses naturwissenschaftliche Modell einer inneren organischen Ordnung wurde in der Psychiatrie der Jahrhundertwende (19./20. Jh.) mit einem ganz anders gelagerten äußeren Ordnungssystem in Verbindung gebracht. Dieses äusßere Ordnungssystem ist gesellschaftlicher Art. Es beruht auf der sozialen Bewertung menschlicher Verhaltensweisen. Dadurch war es möglich, dass sich zwei verschiedene Normsysteme – das gesellschaftliche und das biologisch-physiologische – in unsäglicher Weise miteinander verbinden konnten. Die biologisch-physiologische Ordnung des «milieu intérieur» und der Fortpflanzung wurde auf den ganzen Menschen und schließlich auch auf die soziale Ordnung extrapoliert. Die naturwissenschaftlichen Gesetze wurden zur Begründung bestimmter gesellschaftlicher Wertvorstellungen eingesetzt. Umgekehrt wurden soziale Normen herangezogen, um das physiologische Geschehen zu illustrieren.

So findet sich beim späteren Eugeniker Karl Schneider, Direktor der Psychiatrischen Universitätsklinik Heidelberg, die Vorstellung, dass der Organismus aus einem System ineinandergreifender Funktionen bestehe. Diese Funktionen umfassten nicht nur das Körperliche und Seelische, sondern bestimmten auch die Interaktionen des Organismus mit seiner Umwelt. Karl Schneider schließt daraus, dass «die Frage der Leib-Seele und der Ganzheitsstruktur des menschlichen Individuums und seines Lebensganzen zum methodisch lösbaren Problem» werde.[15]

Von anderen physiologisch orientierten Psychiatern wird der Organismus als hierarchisch geordnetes System mit einem arbeitsteiligen Unternehmen verglichen, das dem einen Ziel diene, das Unternehmen erfolgreich zu machen.

15 G. Hohendorf et al. 1996, S. 939

Die Biologisierung der sozialen Dimension erhielt zusätzlich durch den Sozialdarwinismus mächtig Auftrieb. 1859 hatte Charles Darwin in seinem epochemachenden Werk «Die Entstehung der Arten durch Zuchtwahl» vom «survival of the fittest» gesprochen[16]. Bald nach dieser Publikation wurde die Evolutionstheorie von der biologischen auf die gesellschaftliche Ebene übertragen. So wies der deutsche Zoologe Ernst Haeckel (1868) in einem sehr verbreiteten Werk auf die kulturelle Selektion hin und machte darauf aufmerksam, dass es an den Staatsbürgern sei, Kranke und Unerwünschte auszumerzen, um ihr Erbgut und damit ihre Überlebensaussichten zu verbessern.

Diese Mischung aus physiologischem Funktionalismus, Genetik und Sozialdarwinismus entzündete sich vor und nach dem ersten Weltkrieg zum Flächenbrand, als soziales Elend um sich griff. Je größer die soziale Not wurde, um so mehr wurde auch nach einer einfachen, technischen Lösung gesucht, die in vermeintlich voraussagbarer und kontrollierter Weise das Elend beseitigen könnte. Genau eine solche rationale und effiziente Lösung versprach die Eugenik, die sich unter dem Einfluss von Sozialdarwinismus und psychiatrischer Degenerationslehre[17] gebildet hatte.

Der Begriff Eugenik wurde 1883 vom Psychologen Francis Galton geschaffen, als «Wissenschaft von der Erhaltung und der Verbesserung des Erbgutes des Menschen durch verbesserte Fortpflanzungsweisen». Unter positiver Eugenik verstand Galton die Förderung der Fortpflanzung von Erbgesunden und unter negativer Eugenik die Verhinderung der Fortpflanzung Erbkranker.

Mit Hilfe eugenischer Maßnahmen erhofften sich nicht nur konservative, sondern vor allem auch fortschrittliche Kreise schnelle soziale Erfolge bei der Bekämpfung von Armut und Krankheiten. Besonders erwünscht und – horribile dictu – von psychiatrischer Seite besonders gefördert war die eugenische Bekämpfung von Alkoholkranken, Geisteskranken, Schwachsinnigen und Epilepsiekranken.

Der politische Erfolg dieser unheiligen Allianz von vermeintlicher Wissenschaftlichkeit und gesellschaftlichem Notprogramm war trotz Warnungen enorm. 1931 verfügten in den USA bereits 31 Gliedstaaten über Gesetze zur Sterilisation von Erbkranken oder «hereditary defectives». In den folgenden Jahren

16 Darwin war aber selber kein Eugeniker. Der engl. Originaltitel seines Hauptwerkes lautet: «On the Origin of Species of Natural Selection …». Der ungenau ins Deutsche übersetzte Begriff «natural selection» schließt eine «Zuchtwahl» durch Menschen gerade aus.

17 Nach der Degenerationslehre des Psychiaters B. A. Morel (1809–1873) entstehen Geisteskrankheiten aufgrund erblicher Dispositionen, und diese werden von Generation zu Generation immer schwerer.

wurde auch in den meisten europäischen Ländern die Sterilisation von Geisteskranken und Geistesschwachen legalisiert. In der Schweiz nahm der Kanton Waadt bereits 1928 ein entsprechendes Gesetz an. In Deutschland wurden zur Zeit des Nationalsozialismus allein 400 000 hospitalisierte psychisch Kranke zwangssterilisiert.

Die Eugenik machte aber nicht bei der Beschränkung der Fortpflanzungsfähigkeit Halt. Zwei deutsche Universitätsprofessoren, der Jurist Binding und der Psychiater Hoche, forderten bereits 1920 die Freigabe der Tötung unheilbar Kranker auf deren Verlangen, aber auch das Recht, unheilbar Geisteskranke und Schwachsinnige ohne deren Zustimmung zu töten. Sie sprachen von «Ballastexistenzen», und «leeren Menschenhülsen». 1939 erließ Hitler einen Erlass zur Tötung von Geisteskranken und Geistesschwachen, nachdem zuvor ein Gremium von ordentlichen Professoren der Neurologie und Psychiatrie und von psychiatrischen Anstaltsdirektoren genaue Vorschläge über die Art der Tötung gemacht hatten. «Im Herbst 1941 verlegte man die Gaskammern, in denen vorher psychiatrische Patienten ermordet worden waren, in die Konzentrationslager. Zwangssterilisation, Euthanasie und Endlösung waren ideologisch direkt oder indirekt durch rassehygienische Motive begründet.» (C. Ernst) [18]

Was hat diese geschichtliche Entwicklung mit dem psychiatrischen Krankheitsverständnis zu tun? Leider nicht wenig! Zwar kann ich mir nicht vorstellen, dass die Euthanasie von schwer psychisch Kranken ohne sozialen Notstand und totalitäres Regime möglich gewesen wäre. Aber an der Basis dieser Entwicklung steht die Gleichsetzung von sozial minderwertig und psychisch krank. Durch die Gleichsetzung von gesellschaftlicher Anormalität und biologischer Abnormität waren die psychisch Kranken im doppelten Sinne gezeichnet. Die gesellschaftliche Entwertung wurde durch die Biologie gerechtfertigt und die biologische Abnormität ließ die gesellschaftlichen Konsequenzen nötig erscheinen. Dieser Zirkelschluss führte zu einem Teufelskreis, der zuerst dazu beitrug, dass psychisch Kranken die Fortpflanzungsfähigkeit abgesprochen wurde und dass sie schließlich unter faschistischen Bedingungen als «unwerte Esser» getötet wurden.

Heute, ein halbes Jahrhundert nach dem Holocaust (der auch die psychisch Kranken betraf), scheint ein erneutes Zusammenspiel von sozialen Notstandsprogrammen und eugenischer Praxis nur ein böser Traum zu sein. Einzelne Sozialwissenschaftler und Historiker wie G. A. Allen sind da aber anderer Meinung. Allen macht 1997 in der inter-

---

18 C. Ernst 1990, S. 110. Die umfassendste und gründlichste Studie zur sog. Euthanasie wurde vom Theologen und Sozialpädagogen Ernst Klee (E. Klee, 1983) verfasst. Die Zürcher Psychiaterin Cécile Ernst hat die Zusammenhänge von Nationalsozialismus und Eugenik sowie Nationalsozialismus und Euthanasie in zwei prägnanten Artikeln (C. Ernst, 1985; C. Ernst, 1990) zusammengefasst.

nationalen Zeitschrift «Genetica» darauf aufmerksam, dass sich auch heute in Kosten-Nutzen-Analysen medizinische und sozioökonomische Interessen miteinander verbinden und dass die Diskussionen um die Frage, wer welche Art der Hilfe für wie lange Zeit erhalten soll, nicht grundsätzlich neu sind. Sie sind ohne eine Wertung verschiedener Lebensformen nicht zu führen. Auf die Frage, ob es möglich sei, dass die USA eines Tages wieder soziale Probleme mit naturwissenschaftlichen Mitteln zu lösen versuchen, antwortet Allen: «Es tut mir Leid, sagen zu müssen, dass ich denke, meine Antwort sei ja. Eine neue eugenische Bewegung würde natürlich anders genannt, aber eine Zeit mit ähnlichen ökonomischen und sozialen Bedingungen und mit einer ähnlichen politischen Antwort – z. B. eingebettet in unsere aktuelle Philosophie der Kosteneffektivität und der «bottomline» – steht schon vor der Tür.»

Dieser Einschätzung kann entgegengehalten werden, dass nicht naturwissenschaftliche Erkenntnisse, sondern ungenügendes biologisches Wissen zur Eugenik geführt hat und dass gerade wissenschaftliche Fortschritte die Erfolglosigkeit eugenischer Maßnahmen deutlich gemacht haben. Auch hat die moderne molekularbiologische Forschung aufgezeigt, dass Gene keine rigiden Informationsträger sind, die ohne andere innere oder äußere Einflüsse ihre Wirkung entfalten. So scheinen gerade die Gene, die am menschlichen Verhalten beteiligt sind, von der Umwelt am meisten beeinflusst zu werden. Dennoch gilt es zu beachten, dass in sozialen Notzeiten skeptische Einwände gegen einfache technische Lösungsansätze sozialer Problemstellungen nur wenig Gehör finden. Auch ist nicht zu vergessen, dass gerade eine einseitig auf Effizienz und Konkurrenz setzende Gesellschaft Gefahr läuft, die nicht erfolgreichen Menschen zu benachteiligen und ihnen auch mögliche Hilfestellungen zu versagen.

Soweit das dunkelste Kapitel der Psychiatriegeschichte, in dem der Mensch im täuschenden Licht falscher Gewissheit zur Sache gemacht wurde, über die verfügt werden kann. Die Vermischung der Ebenen – die Gleichsetzung der Individual- und der Gesellschaftsebene mit der biologisch-physiologischen Ebene – hat mit der Suggestivkraft des Wortes zu tun. Wenn das gleiche Wort «Rasse» für biologische und gesellschaftliche Verhältnisse benutzt wird, vermischt sich der Unterschied zwischen dem, was biologisch mit Rasse gemeint ist, und dem, was gesellschaftlich mit Rasse gemacht wird. Es ist dann möglich, die gesellschaftliche Rassendiskriminierung mit biologischen Argumenten zu begründen.

Diese geschichtliche Erfahrung sollte uns in der Wortwahl vorsichtig machen. Wenn ein moderner Begriff wie Kognition schlecht definiert wird, kann aus einer psychologischen Beschreibung geistiger Vorgänge unvermittelt ein neurobiologisches Geschehen werden, weil zwischen dem bewussten geistigen Vorgang des Denkens und Erinnerns und dessen biologischem Korrelat nicht unterschieden wird. Eine solche Gleichsetzung ist aber unkorrekt und könnte es in Zukunft auch erleichtern, dass Menschen vermehrt als «Etwas» statt als «Jemand» behandelt werden.

Kranker Mensch oder krankes Organ?

Diese warnende Schlussfolgerung mag auf den ersten Blick übertrieben und nur theoretisch begründet erscheinen. Es dürfte sich aber im Zeitalter der Eugenik gerade gerächt haben, dass die Psychiatrie ihre Begriffe nicht einer systematischen Kritik unterzogen hat. Das trifft auch auf den Krankheitsbegriff zu. Die eugenisch orientierten Psychiater (wie z. B. Karl Schneider) vermischten die verschiedenen Ebenen und unterschieden nicht zwischen einem «kranken Gehirn» und einer «kranken Person». Es wurde selbst vom «kranken Volkskörper» im Sinne einer kranken Gesellschaft gesprochen.

Ein Organ oder ein Organismus ist aber nicht in gleicher Weise krank wie ein Mensch. Der Krankheitsbegriff, der auf Menschen angewandt wird, kann im Grunde genommen nicht auf ein Organ oder auf die Physiologie eines Organismus (oder gar auf eine Gesellschaft) bezogen werden. Das Kranksein von Personen hat zwar mit Veränderungen des Organismus bzw. von Organen zu tun. Aber erst die Beurteilung eines Menschen als krank macht es möglich, spezifische organische Veränderungen als krankhaft einzuschätzen.

Das soll an einem Beispiel illustriert werden: Wenn in der Psychiatrie bis weit in die Neuzeit hinein Homosexualität als behandlungsbedürftige Krankheit angesehen wurde, so folgte erst aus dieser Einschätzung, dass auch die bei homosexuellen Personen vereinzelt beobachteten hormonellen oder genetischen Abweichungen als abnorm oder krank beurteilt wurden. Durch den Wegfall der Homosexualität als Krankheitskategorie haben sich natürlich die genetischen Konstellationen bei homosexuellen Menschen nicht verändert, doch werden sie nun nicht mehr als abnorm angesehen.

Wenn ein Organ oder eine Stoffwechselfunktion als krank bzw. gestört eingeschätzt wird, ist immer zu bedenken, dass die Natur sich nicht selber bewerten kann. Nur der Mensch als kulturelles Wesen vermag sich selber zu beurteilen. Deshalb ist ein Organ oder ein Organismus nicht aus sich selber heraus, gleichsam «natürlich krank». Erst wenn das Leben von Menschen durch eine Organ- oder Stoffwechselveränderung in Mitleidenschaft gezogen wird, können auch organische Veränderungen von den betroffenen Menschen als krank eingeschätzt werden.

Es stellt einen naturalistischen Fehlschluss dar, wenn davon ausgegangen wird, dass organische Veränderungen direkt – aus ihrer Natur heraus – das psychische Kranksein eines Menschen bestimmen. Dies hat in der ersten Hälfte des 20. Jh. viele Psychiater dazu verführt, die Eugenik als naturgewollt darzustellen. Eugen Bleuler, mein großer Vorgänger am Burghölzli, hat sogar versucht, «Ethik und Moral aus der Natur herauszulesen». Er hat sich gegen «die überchristliche Fürsorge» gestellt, die dazu führe, dass die Menschheit erblich geschwächt werde.[19]

Gerade das Studium der bisherigen Krankheitsvorstellungen zeigt in aller Deutlichkeit auf, wie die Definition psychischen Krankseins durch soziale Konventionen mitbestimmt wird. So haben sich die Kriterien für psychische Krankheit oder Gesundheit im Laufe des letzten Jahrhunderts mehrfach grundlegend geändert. Wie schon dargestellt, wurde krank zunächst als das definiert, was die äußere Ordnung stört oder das innere Gleichgewicht durcheinander bringt. Die Krankheitsbilder der Hysterie und Psychopathie, die im Übergang vom 19. zum 20. Jh. im Gegensatz zu heute besonders oft diagnostiziert wurden, hatten mit einer Störung der familiären oder öffentlichen Ordnung zu tun. Das Krankheitsbild der schizophrenen Psychose wurde anfangs des 20. Jahrhunderts zum Prototyp einer Erkrankung, die durch eine innere Zerrissenheit (Schizophrenie = gespaltener Geist) charakterisiert ist.

Im Verlauf der ersten Hälfte des 20. Jahrhunderts veränderte sich die Situation. Das starre Ordnungsdenken wurde durch eingreifende Kriegserfahrungen und soziale Umwälzungen erschüttert. Gleichzeitig rückte die Fähigkeit, schwierige Lebenssituationen durch ein entsprechendes Anpassungsvermögen zu meistern, in den Vordergrund. Was die Definition der Gesundheit betrifft, wurde nun das Kriterium einer stabilen Ordnung zunehmend durch das Kriterium einer flexiblen Anpassung ersetzt. Dieser Tendenz kam die aufkommende psychoanalytische Lehre insofern entgegen, als sie psychische Störungen hauptsächlich als Ausdruck innerer Konflikte betrachtet, welche die Anpassungsfähigkeit eines Menschen beeinträchtigen. So definierte Sigmund Freud psychische Krankheit als Störung der Arbeits- und Liebesfähigkeit. Der neu geschaffene Krankheitsbegriff der Neurose, der in der Mitte des 20. Jahrhunderts vorherrschte, brachte nicht nur eine verminderte Anpassungsfähigkeit an das äußere Geschehen zum Ausdruck. Er beinhaltete auch den allerdings gescheiterten Versuch, sich an innere widersprüchliche Anforderungen anzupassen. Mit dem Aufkommen der klassischen Verhaltenslehre, welche psychische Störungen auf Verhaltensveränderungen zurückführt, wurde die «Anpassungsstörung» auch zu einem eigentlichen Krankheitsbegriff in der internationalen Klassifikation psychischer Störungen durch die WHO.

Gegen Ende des 20. Jh. rückte ein drittes Unterscheidungsmerkmal in den Vordergrund. Anstelle von Ordnung oder Anpassung entscheidet nun vermehrt das

19 Diese Zusammenhänge habe ich im Artikel «Eugen Bleulers Seelenverständnis und die Moderne» 2000 ausgeführt. Eine Übersicht über «Eugen Bleuler, Leben und Werk» findet sich bei D. Hell/Ch. Scharfetter/A. Möller 2001.

Befinden der Menschen über Krankheit oder Gesundheit. Nach der aktuellen Definition der Weltgesundheitsbehörde ist ein Mensch krank, wenn sein Wohlbefinden gestört ist. Damit bekommt das individuelle Erleben Vorrang vor jedem andern Kriterium. Konsequenterweise wird ein Unwohlsein – wie Verstimmungszustände vor der Menstruation oder Schüchternheit, die früher als normal angesehen wurden – zur behandlungsbedürftigen Störung. Auch bereits leichtere depressive Verstimmungen erhalten Krankheitswert.

Diese Entwicklung wird durch marktwirtschaftliche Einflüsse verstärkt. Unter Mitwirkung der an Bedeutung gewinnenden Pharmaindustrie wurden in den letzten Jahrzehnten unterschiedliche Befindlichkeitsstörungen zu einheitlichen Krankheitsbildern zusammengefasst, weil sie mit dem gleichen Medikament behandelt werden können. So entstand Ende der sechziger Jahre die Diagnose «Panikstörung», die unterschiedlich in Erscheinung tretende Krankheitsbilder wie die Herzneurose und Hyperventilationstetanie als einheitlich zu behandelnde Störung begreift.[20]

Von der Konvention zur Dekonstruktion

Wie alle medizinischen Fächer ist die Psychiatrie eine praktische Disziplin. Sie will Leidenszustände oder Störungen behandeln. Dazu entwickelt sie diagnostische Kategorien und klinische Leitlinien, um verschiedene Krankheitszustände voneinander abzugrenzen, ihre Entstehung zu studieren und ihre Behandlung zu überprüfen. Diese Kategorien sind aber nicht sakrosankt.

Jedes Klassifikationssystem von Krankheiten oder Störungen ist ein Versuch, den praktischen Bedürfnissen bestmöglich zu entsprechen. «Alle Klassifikationen sind Ausdruck einer Sichtweise, verfolgen ein heuristisches Prinzip (suchen z. B. nützlich zu sein für Forschung, Therapie, Kommunikation oder sogar für Administration und Finanzierung) und vermögen weder die Natur als Ganzes zu erfassen noch sie genau an ihren Nahtstellen auseinanderzuschneiden» (to cut nature at its joints).[21]

20 David Healy hat unter dem Titel «The Antidepressant Era» den Einfluss von Wissenschaft, Gesundheitspolitik und Industrie auf die Entwicklung des Krankheitsverständnisses am Beispiel der Depression eindrücklich dargelegt (D. Healy 1998). Edward Shorter sieht z. B. psychosomatische Krankheiten als Ausdruck des Zusammenspiels von Natur und Kultur, von genetischer Disposition und dem jeweils herrschenden Zeitgeist (E. Shorter 1999).

21 E. Wallace et al. (1997), S. 71. W. Wieland hat in seinem Buch «Diagnose» (1975) herausgearbeitet, dass Krankheitsbegriffe allgemeiner Natur sind und es ungenau ist, sie mit individuellen Diagnosen zu identifizieren.

Pointiert ausgedrückt handelt es sich bei der Krankheitsdefinition um eine vorübergehende Einigung von Fachleuten auf den kleinsten gemeinsamen Nenner. Damit entsprechen Krankheitsbegriffe «dem aktuellen Stand des Irrtums».

Diese Einsicht geht aber leicht verloren, wenn eine praktische Wissenschaft wie die Psychiatrie sich weniger um ihre Grundlagen als um ihre Erfolge kümmert. Dann kann sich eine Hybris breitmachen, die etwa folgender Haltung entspricht: «Was kümmern uns erkenntnistheoretische und philosophische Grundfragen! Wir richten uns nach unseren Erfahrungen und überlassen die Einbettung unserer Lehre in ein größeres Ganzes den Erkenntnistheoretikern und Philosophen.» Eine solche Haltung und die Überzeugung, die eigene Vorstellung entspreche einer natürlichen Wahrheit, hat den Missbrauch der Psychiatrie zu gesellschaftspolitischen Zwecken in der ersten Hälfte des 20. Jahrhunderts mindestens erleichtert.

Karl Jaspers hat einmal festgestellt, dass jeder Arzt auch Philosoph sei. Er meinte damit, jeder Arzt verhalte sich nach einer bestimmten Weltsicht und Werthaltung, ob er darum wisse oder nicht. Er könne sich der Wertung seiner Patienten gar nicht entziehen. Deshalb bestehe die Wahl nicht darin, eine Vorstellung – eine Philosophie – über den Menschen zu haben oder auf eine solche zu verzichten. Der Arzt habe nur die Wahl, sich dieser Konzeption bewusst zu sein oder nicht. Karl Jaspers hat denn auch einen der best durchdachten Versuche unternommen, das Leib-Seele-Problem methodisch zu fassen.[22] Er hat scharf zwischen innerpsychisch Erlebtem auf der einen Seite und äußerlich Beobachtbarem auf der anderen Seite unterschieden. Nach Jaspers Auffassung ist das äußerlich Beobachtbare einer biologischen Erklärung, das Innerpsychische einem deutenden (hermeneutischen) Verständnis zugänglich. Da Innerpsychisches und äußerlich Beobachtbares aber zusammen auftreten, und da das Äußere durch das Innere formbar ist, sei es in Diagnostik und Therapie entscheidend, biologisch erklärbare und deutend verstehbare Aspekte miteinander zu kombinieren, aber nicht miteinander zu vermischen.

Ein anderer herausragender Philosoph, Karl Popper, hat das auf folgenden Nenner gebracht: «Klinische Beobachtungen, wie alle anderen Beobachtungen, sind Interpretationen im Licht von Theorien.»[23] Mittlerweile hat sich eine ganze Reihe von Wissenschaftsdisziplinen (in Philosophie, Soziologie und Geschichte) entwickelt, die dem Zusammenhang zwischen Sozialgeschichte einerseits und wissenschaftlichen Vorstellungen anderseits nachgehen. Sie haben deutlich gemacht, dass die Suche nach Naturgesetzen in der Medizin keineswegs von sozialen Wertvorstellungen unabhängig ist. Das Experiment holt nicht einfach «Wissen»

22 im Buch «Allgemeine Psychopathologie» 9. Auflage, 1973 und in den «Gesammelten Schriften zur Psychopathologie» 1963

23 K. Popper 1963

aus dem Körper heraus, sondern verwandelt im Grunde den Körper in einen Text, in ein «lebendes Dossier», das nach einer bestimmten, kulturell vermittelten Weise gelesen wird.[24] Beim Lesen dieses «lebenden Dossiers» kann die Interpretation derart kompliziert werden, dass der Körper sich in immer abstrakter werdende Vorstellungen verflüchtigt.

So hat die Physiologie im letzten Jahrhundert den Körper «verflüssigt» und «elektrisiert,» indem sie die Regelsysteme der Hormone und der Nerven herausgearbeitet hat. Heute wird der Körper durch die Molekularbiologie zum Ort der Informationsvermittlung. Der Text, nach dem im Körper gesucht wird, ist derart abstrakt geworden, dass der wirkliche Körper, der betastet und gespürt werden kann, in der Wissenschaft verloren zu gehen droht.[25]

Der verrechnete Mensch

Damit stellt sich der modernen Medizin eine besondere Herausforderung. Es gilt dem Leib eines Menschen – seinem Empfinden und Fühlen – gerecht zu werden, auch wenn der medizinalisierte Mensch (im Zeitalter der Evidence Based Medicine) immer mehr einer «Datenbank» oder einer «Informationshülle» zu ähneln beginnt. Die Digitalisierung von Daten, die an Menschen gesammelt werden, erlaubt die Synthese eines virtuellen Menschen im Cyberspace. Damit stellt sich die Frage, wie sich die Medizin zum konkreten Erlebensraum der Menschen, der sich in der Geschichte des Abendlandes symbolhaft als Seelenvorstellung ausdifferenziert hat, in Zukunft stellen wird.

Die Möglichkeit, mit immer mehr Informationen die strukturellen Zusammenhänge eines Menschen zu charakterisieren – Stichwort: der gläserne Mensch – geht mit dem psychiatrischen Versuch einher, auch die Persönlichkeitseigenschaften und die psychischen Problemstellungen eines Menschen in einzelne Informationseinheiten aufzulösen. Eine solche Tendenz führt leicht dazu, dass die akademische Psychiatrie das Interesse an der Geschichte eines Menschen verliert, also an dem, was ein Mensch über sich selber zu erzählen weiß und wie er seine Erfahrungen zu einer zusammenhängenden, sinnmachenden Geschichte verknüpft. Die akademische Psychiatrie konzentriert sich verstärkt auf abfragbare Eigenschaften, die als Informationen digital verrechnet werden können.

Solche abfragbaren Eigenschaften betreffen z. B. die Bewusstseinslage (ob ein Mensch hellwach oder schläfrig ist), das Gedächtnis (ob er über eine gute oder schlechte Merkfähigkeit bzw. über ein erhaltenes oder beeinträchtigtes Altgedächtnis verfügt), das

24 Ph. Sarasin/J. Tanner 1998, S. 19
25 B. Müller-Hill 1981, S. 143

formale Denken (ob ein ungestörter Gedankenfluss vorliegt oder eine Denkhemmung besteht) oder die Stimmung (ob sie gehoben, ausgeglichen oder niedergeschlagen ist). Durch ein Zusammenstellen solcher Symptome zu einem Symptommuster entsteht ein neues «Bild» vom Menschen.

Dieses aus Informationseinheiten zusammengesetzte und mit Computerhilfe errechnete «Bild» eines Menschen ist ein «Roboterbild». Es unterscheidet sich vom Gesamteindruck eines Menschen, den ich aufgrund einer Begegnung (seiner Erscheinung, seinen geäußerten Vorstellungen und seiner Kommunikationsweise) gewinne. Das digitalisierte Bild hat keine wirkliche Gestalt, enthält keine persönliche Botschaft und keinen Sinn. Es ist reines Faktum, digitale Verrechnung unzähliger Daten. Es erhält erst Gestalt, Botschaft und Sinn, wenn ein Beobachter dieses «Roboterbild» betrachtet und sich darunter aufgrund seiner eigenen Erfahrungen ein «analoges Bild» macht. Allerdings kann diese sinnstiftende Fähigkeit eines Beobachters darüber hinweg täuschen, dass der digitale Abdruck künstlich ist und nicht auf selber gemachten Erfahrungen basiert. Um solche Erfahrungen zu gewinnen, wäre ein Dialog mit dem zu beurteilenden Menschen nötig, der über die digitale Erfassung einzelner Eigenschaften hinausgreift.

Natürlich liegt die Problematik der aktuellen Diagnostik nicht in der computergestützten Vermessung von menschlichen Eigenschaften, sondern in der unkritischen Annahme, eine solche Methode könne den Dialog mit einer Hilfe suchenden Person bzw. das Verständnis für ihre aktuelle Lage und ihre Geschichte ersetzen. Werden intuitiv erfasste Eindrücke, die in persönlichen Auseinandersetzungen zustande kommen, mit einer solchen Methode punktuell überprüft, ist dagegen nichts einzuwenden. Ein solches Vorgehen verbessert vielmehr die individuelle Beurteilung.

Unter amerikanischer Federführung setzt sich jedoch in der modernen Psychiatrie seit 1980 – mit Einführung des diagnostischen und statistischen Manuals Mentaler Störung (DSM III) – eine Entwicklung durch, welche die psychiatrische Diagnostik auf abfragbare Merkmale oder Symptome abstützt, ohne zu fordern, dass die Angaben der Patientinnen und Patienten in einen Zusammenhang mit ihrer persönlichen Geschichte und den aktuellen Lebensumständen gebracht werden müssen. Dieses symptomorientierte Vorgehen lässt die Diagnostik leichter handhaben. Zudem erfüllt sie Forschungsbedürfnisse, da auf diese Weise eine gute diagnostische Übereinstimmung zwischen verschiedenen Untersuchern erreicht werden kann. Sie verleitet aber auch zum Trugschluss, mit objektiven Beobachtungen das subjektive Erleben einfangen zu können.

So wird in der Psychiatrie häufiger davon ausgegangen, dass bestimmte mit Fragebogen erfasste Eigenschaften eines Menschen einer spezifischen Veränderung des Gehirns entsprechen würden. Bei einem solchen Vorgehen wird aus der grundsätzlich unbestrittenen Annahme, dass alles Erleben und Verhalten eine körperliche Grundlage hat, die unerlaubte Schlussfolgerung gezogen, eine psychologisch definierte Problematik, z. B. ein depressives Symptommuster, müsse notwendigerweise auch eine gleichartige Veränderung des Stoffwechsels oder der neuronalen Aktivität ausdrücken.

Oder bildlich formuliert: Es wird angenommen, die psychosoziale Definition der Störung erfasse die Trennung von körperlichen Funktionseinheiten an ihren «Nahtstellen». In Tat und Wahrheit kann aber eine bestimmte Symptomkonstellation (wie Niedergeschlagenheit, Ermüdbarkeit, Unschlüssigkeit, Appetit- und Einschlafstörung als depressives Symptommuster) durch verschiedenartige körperliche Zustände abgebildet werden und muss kein einheitliches neuronales Aktivitätsmuster widerspiegeln.

Die Annahme einer Identität von psychosozialem Symptommuster und körperlicher Funktionsstörung beruht eher auf der Suggestivkraft der Sprache als auf rational begründeten Zusammenhängen.

Logisch sind durchaus Symptomkonstellationen denkbar, die sehr verschiedene körperliche Zustände widerspiegeln. Man denke nur an ein Hitzegefühl, begleitet von Appetitmangel und Unbehaglichkeit. Dieses Symptommuster kann ebenso auf erhöhter Körpertemperatur unterschiedlichster Ursache wie auf einer Störung der Temperaturempfindung im zentralen Nervensystem oder auf einer überforderten Adaptation der Wärmeregulation in sehr warmer Umgebung beruhen. Deshalb hat es sich in der Neurowissenschaft auch bewährt, vom Studium bestimmter Gehirnveränderungen auszugehen und ihre Folgen auf der bewussten Erlebensebene zu beachten und nicht umgekehrt von Erlebensveränderungen auf hypothetische Körperdefizite zu schließen, ohne genauere Kenntnisse der zugrundeliegenden neuronalen Funktionsstörung zu haben.

Der Begründer der Neuropsychologie, Paul Broca, hat einen Patienten, Monsieur Leborgne, der an einer Läsion des linken hinteren Stirnlappens litt, in psychologischer Hinsicht genau studiert und den Zusammenhang von Hirnläsion und Sprachstörung herausgearbeitet. Broca hat seine Beobachtung auch an anderen Patienten mit linksseitigen Stirnhirnläsionen überprüft und aus seinen Einzelfallbeobachtungen auf das sog. motorische Sprachzentrum im linken hinteren Stirnlappen geschlossen. Mit diesem Vorgehen ist er der Problematik entgangen, die ein rein statistischer Vergleich von persönlichen Eigenschaften und Hirnveränderungen mit sich bringt. Hätte Broca sich darauf beschränkt, sprachlichen Ausdruck und Hirnstruktur nur statistisch zu korrelieren, hätte er wohl keine klärenden Befunde erheben können.

Beispiel Schizophrenie

Die bisher theoretisch dargestellte Problematik des modernen Krankheitsbegriffes möchte ich am Beispiel der Schizophrenie konkretisieren. Das Krankheitskonzept der Schizophrenie wurde von Emil Kraepelin vor 100 Jahren unter einem anderen Namen in der Psychiatrie eingeführt. Kraepelin war der Meinung, aufgrund des Krankheitsverlaufs eine Gruppe von Kranken von den übrigen Anstaltsinsassen abgrenzen zu können. Dabei spielte es nach seiner Auffassung keine Rolle, dass diese Kranken unterschiedliche Zustandsbilder zeigten, z. B. entweder ganz in sich gekehrt oder erregt oder wahnhaft-halluzinierend waren oder durch ihr «läppisches» Verhalten auffielen. Wichtig war für Kraepelin einzig der frühe Beginn ihrer Störung in der Pubertät und der ungünstige Krankheitsverlauf. Aufgrund dieser prognostischen Kriterien und einer «eigenartigen Zerstörung des inneren Zusammenhangs der psychischen Persönlichkeit» sprach Kraepelin von Dementia praecox (vorzeitige Verblödung). 1905 schrieb er: «Die Bezeichnung Dementia praecox wählte ich deswegen, weil sie nichts weiter enthielt als die üble Prognose und die Entwicklung des Leidens in jugendlichem Alter, zwei Kennzeichen, die mir damals für die neu umschriebene Krankheitsgruppe zuzutreffen schienen.»[26] Kraepelins Symptomaufzählung der Dementia praecox, die von Ausgabe zu Ausgabe seines Lehrbuchs immer mehr Auffälligkeiten einschloss, machte in der Folge Schule. Seine Konzeption der Dementia praecox war untrennbar verbunden mit dem Glauben, dass sich wie bei der zuvor entdeckten progressiven Paralyse (einer Infektionskrankheit des Gehirns, die durch Syphilisbakterien bedingt ist) eine anatomisch greifbare Basis für diese Krankengruppe finden ließe. Konsequenterweise konzentrierte sich Kraepelin bei der Beschreibung seiner Dementia praecox-Patienten ausschließlich auf äußerliche Symptome und Verlaufsbeobachtungen und sah vom inneren Ringen der Betroffenen bewusst ab.

Dieses innere Ringen wurde erst vom Zürcher Psychiater Eugen Bleuler betont. Er gab der Krankheit auch den heutigen Namen Schizophrenie (griech. schizein = spalten, phren = Zwerchfell, Geist). Für Bleuler stand nicht mehr der Krankheitsverlauf als diagnostisches Kriterium im Vordergrund, sondern die «psychische Spaltung», die innere Zerrissenheit, das auffällig Zwiespältige in den Äußerungen und im Verhalten dieser Kranken.

Er erfasste die innere Ambivalenz und die Selbstbezogenheit bzw. den Autismus der Kranken als wesentliche Kennzeichen der Störung. Diese Wendung nach innen dürfte nicht nur mit dem Interesse Bleulers an der Psychoanalyse Freuds in Zusammenhang gestanden haben, sondern ebenso mit einer größeren Nähe zu den von ihm behandelten Kranken. Dabei ist auch der Umstand wichtig, dass Eugen Bleulers Schwester im jugendlichen Alter an einer Psychose erkrankte und diese Erkrankung die Berufswahl und den weiteren Lebensweg von Eugen Bleuler mitbestimmte.[27]

26 zitiert nach meiner Übersichtsarbeit: 100 Jahre Ringen um die Schizophrenien (D. Hell 1995)

27 Herkunft und Jugend von Eugen Bleuler sind beschrieben in: D. Hell et al. 2001

Der österreichische Psychiater Leo Navratil hat neuerlich auf die Eigentümlichkeit hingewiesen, «dass in jener Zeit, als das Wort Schizophrenie aufkam, auch in Kunst und Literatur die Persönlichkeitsspaltung und die Auflösung des Ichs bevorzugte Themen waren. Eine zufällige Parallele oder doch kulturelle Zusammenhänge!?» Und Navratil fährt fort: «Man könnte auf den Gedanken kommen, dass Eugen Bleuler nicht nur von den Mitteilungen seiner Patienten zur Erfindung des Schizophreniebegriffs angeregt worden sei, sondern dass die Vorstellung einer gespaltenen Seele auch von der Literatur in die Psychiatrie gelangt sei und bei der Entstehung des Krankheitsbegriffs mitgewirkt habe».[28] Wer diesen Gedanken weiterverfolgt, findet im bemerkenswerten Buch «Madness and Modernism» von Louis Sass faszinierende Parallelen herausgearbeitet zwischen schizophrener Ausdrucksweise einerseits und bestimmten Stilmitteln der modernen Kunst andererseits. Noch nie waren Ambivalenz und Gespaltenheit, Depersonalisation und Identitätsverlust so beherrschende Themen wie in der Literatur und Kunst des 20. Jahrhunderts.

Indem der Schizophreniebegriff Bleulers früher getrennte Krankheiten – unter dem vereinenden Merkmal der Dissoziation – in eine einheitliche Sichtweise brachte, vermochte er scheinbar (oder wirklich?) Unterschiedliches auf einen gemeinsamen Nenner zu bringen. Fortan standen nun nicht mehr einzelne Ausprägungsweisen – etwa läppischer, erregter oder wahnhafter Art – im Vordergrund, sondern das dissoziative Element, das wie eine Klammer diese verschiedenen Erscheinungsformen vereint.

Die Bleulersche Konzeption der «Gruppe der Schizophrenien» hatte den Vorteil, dem inneren Erleben der Schizophreniekranken Raum zu geben und zu psychodynamischen Deutungsversuchen anzustoßen. Sie hatte den Nachteil, den Krankheitsbegriff stark auszudehnen und keine klare Abgrenzung zu anderen Störungen zu ziehen. Das hatte zur Folge, dass in der Mitte des 20. Jahrhunderts amerikanische Psychiater doppelt so viele Menschen als schizophren einschätzten wie ihre britischen Kollegen.

Diesem Missstand sollte abgeholfen werden. Deshalb wurde vor zwei Jahrzehnten ein dritter Versuch unternommen, die Erkrankung mit neuen Kriterien zu definieren. Das neue Modell basiert weder auf einer ominösen Prognose, wie das ursprüngliche Krankheitskonzept von Kraepelin, noch auf einer dissoziativen Störung der Ich-Struktur, wie im Modell von Bleuler. Es geht einzig von einer Reihe von Symptomen aus, die allerdings über eine bestimmte Zeit vorhanden sein müssen.

28 L. Navratil 1992, S. 16

Die Einführung dieser symptomorientierten Diagnostik ging mit der früher beschriebenen Verschiebung des psychiatrischen Schwerpunktes einher. Im Übergang von einer subjektorientierten psychodynamischen Psychiatrie zu einer objektorientierten biologischen Sichtweise wurde nach einem System gesucht, das die einzelnen Symptome möglichst objektivierbar und formalisierbar macht. Dabei waren Symptome von Vorteil, die besonders auffällig und besonders diskriminativ sind. Solche Symptome wurden schon früher von Kurt Schneider beschrieben, konnten sich aber nicht so recht durchsetzen, solange das Bleulersche Schizophreniekonzept vorherrschte.

Kurt Schneider identifizierte zur Zeit des Nationalsozialismus eine Gruppe von besonders bizarren bzw. schwer nachvollziehbaren Symptomen, die bei Schizophreniekranken besonders häufig auftreten würden und die er als Symptome ersten Ranges bezeichnete. Es handelt sich um Phänomene wie Gedankenlautwerden (z. B. «Ich höre meine Gedanken laut im Kopf»), Gedankenentzug (z. B. «Die Gedanken werden mir von außen entzogen»), das Hören von befehlenden und kommentierenden Stimmen oder leibliche Beeinflussungserlebnisse (z. B. «Meine Bewegungen werden von einer fremden Macht gesteuert»). Neuere Studien deuten allerdings darauf hin, dass diese Symptome nicht besonders spezifisch für Schizophrenien sind.

Dennoch prägen die aufgeführten außergewöhnlichen Symptome die moderne Diagnostik der Weltgesundheitsbehörde (ICD-10) und der amerikanischen Gesellschaft für Psychiatrie (DSM IV). Sie haben zu einer guten Übereinstimmung der beurteilenden Psychiater beigetragen, aber das Erleben der betroffenen Patienten sowie ihre Geschichte und ihre aktuelle Lebenssituation praktisch ausgeschlossen. Doch für die betroffenen Patientinnen und Patienten ist das, was sie im psychotischen Zustand erleben, nicht einfach fremd und irreal. Viele haben Mühe mit einer Diagnose, die ihre subjektive Erfahrung zu einer Sache macht und die tiefgreifende Betroffenheit ihrer ganzen Person nicht berücksichtigt. Nur ein geringer Teil der Schizophreniekranken interpretieren ihren psychotischen Zustand rückblickend als bloßen Ausdruck einer körperlichen oder zentral-nervösen Störung. Sie unterscheiden sich darin von Personen, die alkohol- oder drogenbedingt einen psychotischen Zustand durchgemacht haben. Die psychotische Erfahrung hat für die meisten Schizophreniekranken eher den Charakter eines Traums oder eines hypnotischen Zustandes als eines von ihrer Person völlig unabhängigen Erlebens. Das mag mit ein Grund sein, warum nur wenige Schizophreniekranke mit dem psychiatrischen Erkrankungsmodell ganz zufrieden sind. Nach meiner Erfahrung gehen viele Patientinnen und Patienten davon aus, dass das psychiatrische Krankheitsmodell wichtige und wesentliche Elemente ihrer Erfahrung ausspart und gerade das Persönliche ihres Erlebens zu wenig ernst nimmt.

Encephaliatrie (Hirnheilkunde) statt Psychiatrie (Seelenheilkunde)?

Den Abschluss dieses Kapitels sollen einige provokative Gedanken zur Frage bilden, inwieweit die Psychiatrie ihrem Namen als Heilkunde der Seele noch gerecht wird oder inwiefern sie sich bereits als angewandte Neurowissenschaft versteht.

In der Einführung zum Diagnosemanual DSM IV der amerikanischen Gesellschaft für Psychiatrie wird bedauert, dass die psychiatrischen Störungen immer noch «mental disorders» genannt werden müssen. Man hätte leider keinen besseren Begriff gefunden, obwohl der Begriff «mental» (geistig) einen «reduktionistischen Anachronismus des Körper-Geist-Dualismus» widerspiegle. (Nur in Klammern sei darauf verwiesen, dass «mental disorders» (geistige Störungen) in der deutschen Psychiatrie «psychische Störungen» genannt werden, was bereits auf die kulturelle Einbettung von Krankheitsbegriffen verweist.)

In der Tat muss der Begriff «mentale» oder «psychische» Störung Fachleuten ein Dorn im Auge sein, wenn sie nicht mehr an die Existenz eines Geistes oder einer Seele glauben. Ob allerdings die Auflösung des Begriffs «Seele» oder «Geist» ohne Konsequenzen für den Gebrauch des Begriffs «Körper» ist, ist höchst fraglich. (Dies wird in diesem Buch an anderer Stelle diskutiert.)

Die neue diagnostische Sachlichkeit geht mit einer Haltung einher, die dem subjektiven Erleben des erkrankten Menschen keine große Bedeutung mehr zumisst. Damit droht sich aber die frühere Trennung von Körper und Seele in ein rein materialistisches Verständnis des Menschen aufzulösen. Bisher hat jedenfalls der Verzicht auf einen dualen Zugang in der modernen psychiatrischen Diagnostik noch zu keiner stärkeren Synthese von subjektiven und objektiven Ansätzen geführt. Vielmehr können sich führende Vertreter der amerikanischen Psychiatrie durchaus eine Psychiatrie vorstellen, die sich vornehmlich auf die Neuronen ausrichtet.

Unter dem Titel «Neue Definition der Rolle der Psychiatrie in der Medizin» verlangen z. B. die prominenten amerikanischen Psychiater Jeffrey Lieberman und John Rush die konzeptuelle Basis der modernen Psychiatrie in die Neurowissenschaften zu verlegen. Wörtlich schreiben sie: «Das konzeptuelle Modell der Geist-Gehirn-Dichotomie ist nicht mehr länger gültig. Psychiatrie fokussiert auf das Organ (z. B. das Gehirn) und auf die Gehirnteile, die für die mentalen Funktionen am wichtigsten sind (z. B. diejenigen, die die Wahrnehmung, die Kognition, den Affekt und das Verhalten möglich machen).»[29] Nach der Auffassung von Lieberman und Rush spielt das Gehirn in der Psychiatrie eine derart zentrale

29 J. Liebermann und J. Rush 1996, S. 1391

Rolle, dass der Patient als Person nur insofern Bedeutung hat, als dadurch eine humane Haltung in der Medizin gefördert werden kann.

Diese Konzeption erinnert an Lösungsansätze im 19. Jh., als die aufkommende Naturwissenschaft geistige und ethische Fragen an die Sozial- und Humanwissenschaften sowie an die Theologie delegiert hat, um für ihre Anliegen die Hände frei zu halten. Bei einem solchen Verständnis wird die Psychiatrie von allen Sinnfragen befreit und ausschließlich als Naturwissenschaft des Gehirns verstanden. Gleichzeitig wird aber vom einzelnen Psychiater erwartet, dass er über einen inneren ethischen Kern verfügt, der ihn human handeln lässt.

Nancy Andreasen, die Herausgeberin des American Journal of Psychiatry, definiert Psychiatrie als wissenschaftliche Disziplin, die jene biologischen Faktoren, die eine psychiatrische Erkrankung bedingen, zu identifizieren sucht. Diese Suche habe alle Aspekte der Neurowissenschaften einzubeziehen. Bezüglich der Behandlung von Krankheiten schreibt sie: «Bei der Behandlung dieser Krankheiten steht die Verwendung von somatischen Therapien im Vordergrund. Die Bezeichnung «somatische Therapien» bezieht sich auf eine Reihe von unterschiedlichen Behandlungen, deren gemeinsames Merkmal darin besteht, dass sie physikalischer Natur sind. Die somatischen Therapien, die am häufigsten verwendet werden, sind die Medikation und die Elektrokrampftherapie. Da solchen Krankheiten ein biologischer Ursprung zugrunde gelegt wird, betrachtet man die Therapie als etwas, das ein zugrundeliegendes biologisches Ungleichgewicht wieder ins Lot bringt. Dennoch registriert ein biologisch orientierter Psychiater auch – ebenso wie jeder gute Hausarzt –, dass psychische Erkrankungen sich auf soziale und ökonomische Abläufe auswirken können, und richtet seine Aufmerksamkeit auf solche Probleme. Beispielsweise könnten sich beim depressiven Patienten, der keine sexuelle Lust verspürt, eheliche Probleme entwickeln.»[30]

> Nancy Andreasen vertritt die Auffassung, dass die biologische Psychiatrie in der Zukunft die Konsultations- und Behandlungspraxis drastisch verändern werde. Statt 45-Minuten-Gespräche, die den Erfahrungen des Patienten in seinem Leben nachzuspüren suchen, «könnte es sein, dass der Arzt, nachdem er ein oder zwei Stunden lang eine sorgfältige Anamnese (Erfassung) der Symptome des Patienten aufgenommen hat, einen Rezeptblock zückt, kurz seine Diagnose und den Grund für die Verschreibung erklärt, die Nebenwirkungen und die Dosierungsvorschriften für das Medikament erläutert und den Patienten bittet, in ein oder zwei Wochen wieder zu kommen. Wenn der Patient wieder erscheint, könnte es sein, dass der Arzt nur fünfzehn oder dreißig Minuten damit verbringt, festzustellen, ob sich der Patient auf dem Weg der Besserung befindet oder nicht und wie sich die Symptome auf seine Arbeit, seine Familie und sein Sozialleben ausgewirkt haben.»[31]

30 N. Andreasen 1990, S. 54
31 ebd, S. 55. Später hat N. Andreasen diese Position relativiert.

Die Bücher von Nancy Andreasen tragen Titel wie: «Das funktionsgestörte Gehirn» oder «Vom Geist zum Molekül». Diese Titel sind Programm. Trotzdem stellt sich auch Nancy Andreasen nicht der Herausforderung, das Element des Subjektiven – des innerseelisch Erlebbaren – in ihr materialistisches Konzept einzubringen. Sie weicht auf psychosoziale Disziplinen aus, wenn es um interpersonelle Auswirkungen biologischer Erkrankungen geht.

Kompromissloser äußert sich der Direktor des Max-Planck-Institutes für Psychiatrie in München, Florian Holsboer, wenn er die Psychiatrie als angewandte Neurowissenschaft (im engen Sinne einer objektorientierten Naturwissenschaft des Gehirns) definiert und auf jede Berücksichtigung anderer Aspekte in der Arzt-Patienten-Beziehung verzichtet.[32] Eine solche Konzeption redet Klartext. Sie kann auch auf ihre Konsequenzen im Alltag hin untersucht werden. Es stellt sich zum Beispiel die Frage, wie ein solches Psychiatrieverständnis mit Menschen umgeht, die sich nur gegen ihren Willen behandeln lassen. Entscheidung und Willen sind subjektbezogene Begriffe. Sie setzen ein Subjekt voraus. Sie sind einer Ich-bezogenen Sprache entlehnt, die nicht unbesehen in eine objektbezogene Sprache übertragen werden kann. Braucht dann der Psychiater, der nur angewandte Neurowissenschaft betreibt, doch den Rekurs auf die Sozial- und Geisteswissenschaften? Oder maßt sich der Psychiater, der ausschließlich eine materialistische Variante der Neurowissenschaft vertritt, an, die Menschen als willenlose Objekte zu behandeln? Behandelt und denkt er sein Erleben und Entscheiden auch als Objekt? Ereignet sich für ihn psychiatrische Diagnostik und Behandlung von Objekt zu Objekt unter physiko-chemischen Gesetzlichkeiten? Falls ja, unter welchen?

Viele weitere Fragen ließen sich stellen. Sie harren auch deshalb noch einer Antwort, weil sich viele Fragen derzeit gar nicht beantworten lassen. Es bleibt vorderhand offen, wie Bewusstsein und Subjektivität zustande kommen. Damit ist naturwissenschaftlich vieles nicht zu entscheiden. Deshalb sind auch Psychiater, die einen engen (sog. eliminativen) Materialismus vertreten, gezwungen, in der Praxis die geläufigen subjektorientierten Konzepte der Ethik und Rechtspraxis zu übernehmen und die subjektbezogene Alltagssprache weiter zu verwenden.

Überdies wird ihrem Denken seit längerem entgegengehalten, dass «in einer strikt und ausschließlich naturwissenschaftlich begründeten und aufgebauten Disziplin der Begriff des Krankhaften keinen legitimen Platz mehr hat ... Denn der Begriff der Krankheit ist selbst kein eindeutig wissenschaftlicher Begriff...»[33] Er ist von der Einschätzung abhängig, was erwünscht und was unerwünscht ist.

32 F. Holsboer 1996

33 W. Wieland 1975, S. 112. Auch C. Scharfetter (1996) hält fest, dass das Begriffspaar «gesund» und «krank» einen «pragmatischen Bezugspunkt für ein bestimmtes Handeln» voraussetzt.

Diese Einschätzung differiert aber sehr stark von Kultur zu Kultur und von Mensch zu Mensch. Sie ist nicht allein von naturwissenschaftlichen Erkenntnissen abhängig.

Methodische Grenzen des menschlichen Selbstverständnisses

Darüber hinaus sprechen viele methodische Überlegungen dagegen, dass sich das subjektive Erleben und das personale Bewusstsein vollständig in ein chemisch-physikalisches Abbild auflösen lassen. So setzt eine physikalische Analyse voraus, ein Problem adäquat formalisieren zu können. Bereits bei der Formalisierung von Bewusstsein ergeben sich aber größte Schwierigkeiten. Bewusstsein bedeutet nicht einfach Selbstbezogenheit. In seiner weitesten Wortbedeutung entspricht Bewusstsein dem gesamten, potentiell möglichen Erleben. Nun basiert unsere Sprache derart stark auf erlebnisgeprägten Ausdrücken, dass eine Formalisierung aller möglichen Erlebensweisen ausgeschlossen erscheint.

Auch wenn das Bewusstsein enger definiert wird und auf die Wahrnehmung von sich selbst und der Umwelt eingegrenzt wird, bleibt die Schwierigkeit bestehen, Bewusstsein zu formalisieren. Wie ist etwa Erlebnisfähigkeit oder Intentionalität in Formeln aufzulösen? Wenn es darum geht, Bewusstsein oder gar Person und Selbst als Systemeigenschaft des menschlichen Gehirns zu charakterisieren, läuft jede Formalisierung Gefahr, die Widerspruchsfreiheit des eigenen Systems beweisen zu wollen und damit in eine selbstgestellte Falle zu treten.

> Dazu schreibt Alfred Gierer, Molekularbiologe und Direktor des Max-Planck-Institutes für Entwicklungsbiologie in Tübingen: «In unseren Erinnerungen, Ängsten und Hoffnungen, Wünschen und Plänen kommen wir selbst vor, wie wir sind oder zu sein glauben oder von andern gesehen werden möchten, wie wir werden oder nicht werden möchten, wie wir unsere Vergangenheit und unsere Möglichkeit in der Zukunft sehen. Verhaltensdispositionen werden von solchen «Selbstbildern» mitbestimmt, womit natürlich nicht konkrete räumliche Vorstellungen, sondern abstrakte Repräsentationen der Person in ihrem eigenen Gehirn gemeint sind. «Selbstbilder» sind oft widersprüchlich und können nie vollständig sein, denn kein physikalisch reales Gebilde kann ein vollständiges Abbild seiner selbst enthalten. Sie ändern sich mit der Zeit und wechseln einander im Bewusstsein ab. Sie beeinflussen sich gegenseitig und wirken dabei auch reflektiv auf sich selbst zurück. Vielleicht gehören solche «multiplen Selbstbilder» zu den Aspekten von Bewusstsein, die aus dem physikalischen Gehirnzustand nicht vollständig zu erschließen sind.»[34]

34 A. Gierer 1998, S. 44

Ein weiteres Argument gegen die vollständige Auflösung der Körper-Seele-Problematik stellt aus rein physikalischer Sicht der Umstand dar, dass es eine Grenze von physikalisch durchführbaren Operationen gibt, die eine Analyse auch nur einfacher menschlicher Entscheidungsprozesse unmöglich macht. Nach Alfred Gierer erweist sich selbst eine einfache Verhaltensentscheidung wie, «wenn der Winter sehr kalt wird, reise ich in den Süden» aus grundsätzlichen physikalischen Überlegungen heraus als rechnerisch unauflösbar.

> Gierer verweist in seinem Buch «Die gedachte Natur» auf die sog. finitistische Erkenntnistheorie, die die Entscheidbarkeit von Problemen einschränke. Er geht davon aus, dass «wesentliche Aspekte der Leib-Seele-Beziehung in einer endlichen, erkenntnistheoretisch eingegrenzten Zahl von Schritten nicht «decodierbar» sind, wie ja z. B. auch ein Geheimcode so raffiniert verschlüsselt sein kann, dass er mit begrenzten Mitteln nicht zu entziffern ist.»[35]

Manches spricht m. E. dafür, dass eher die organischen Voraussetzungen für Bewusstsein, Fühlen und Denken entschlüsselt werden können als die Inhalte unseres Ich-Erlebens.

> Polemisch scharf geht der Molekularbiologe Müller-Hill mit Naturforschern ins Gericht, welche die biologischen Erkenntnisse kurzschlüssig auf psychische und soziale Prozesse ausdehnen: «Der Mensch ist nun nicht nur ein biologisches Objekt außerordentlicher Kompliziertheit, das sich solcher Berechnung entzieht. Begabt mit Gedächtnis und Lernfähigkeit hat er sich ja seine eigene Geschichte mit Sprache, Symbolen etc. geschaffen. Es ist wohl selbstevident, dass die Kenntnis der DNA (d. h. des genetischen Codes) aller New Yorker nicht Manhattan in seinen Details oder ein kleineres Objekt wie die Chase Manhattan Bank auch nur grob voraussagen ließe. Ebensowenig könnte die Kenntnis von Mozarts DNA zur Rekonstruktion eines verlorenen Streichquartetts benutzt werden. Die durch den Menschen geschaffene materielle und geistige Wirklichkeit lässt sich nicht aus der menschlichen DNA herauslesen. Nach der physikalischen Geschichte des allerersten Moments des Kosmos und nach der biologischen hat eine dritte, die menschliche Geschichte begonnen ...[36] Wenn man die ungeheure Entwicklung des europäischen Denkens in den letzten tausend Jahren bedenkt, dann wird klar, dass diese Entwicklung (der Mathematik, der Naturwissenschaften, der Künste) nichts mit biologischer Evolution zu tun haben kann. So schnell funktioniert die biologische Evolution nicht.»[37]

In der Tat erfordert die evolutionsbiologische Sicht ein Ineinandergehen von Gehirn und Umwelt. Das Gehirn als isolierter Apparat wäre sinnlos ohne seine

35 ebd, S. 43
36 B. Müller-Hill 1981, S.166
37 ebd, S. 208

Einbettung in eine Umwelt und Geschichte. Das Gehirn allein als entscheidenden Ort des Geschehens auszumachen, würde eine Art Innerlichkeit wiederholen, die die Konzeptualisierung des Subjektes im Dualismus von Descartes geprägt hat. Es macht keinen Sinn, Weltbilder im Kopf zu generieren, wenn keine Außenwelt vorhanden ist, für die diese Informationen wichtig sind.

Naturwissenschaft kann nicht ohne Sprache auskommen. Jede Sprache beruht aber auf einer interpersonellen Dynamik, auf einem Sprachspiel. Naturwissenschaft ist deshalb eine bestimmte kulturelle Weise, die Naturforschende miteinander teilen. Oder wie Carl Friedrich von Weizsäcker sinngemäß gesagt hat: Die Naturwissenschaft ist eigentlich eine Kulturwissenschaft.

Gewiss, Naturforschung bedingt den Kontakt mit der Natur. Sie baut auf dem Experiment auf und nimmt den Körper ernst. Sie verlässt sich nicht allein auf Sprache. Aber ohne Sprache und ohne interpersonelle Kommunikation wäre keine Wissenschaft der Natur möglich. Wissen setzt gemeinsame, geteilte Information voraus. Zudem ist zu bedenken, was C. F. von Weizsäcker prägnant formuliert hat: «Übereinstimmen kann nur Gleichartiges, also nicht ein Gedanke oder ein Satz mit einem Sachverhalt, sondern nur Eidos mit Eidos.» (Eidos bei Plato: Idee).[38]

Zusammenfassung

Was als krank bezeichnet wird, ist von kulturellen Bedingungen abhängig. Die Kriterien für Gesundheit und Krankheit haben sich nicht nur über große Zeitepochen hinweg, sondern auch im Verlaufe des letzten Jahrhunderts grundlegend verändert. Wie in **Abbildung 2** dargestellt, lassen sich mindestens drei unterschiedliche Konzeptionen voneinander abgrenzen, welche die Psychiatrie im 20. Jh. nacheinander geprägt haben.

Als Erbe des 19. Jahrhunderts herrschte zunächst das Kriterium der Ordnung vor. Krank war, was einer geistigen oder physiologischen Ordnung widersprach. Psychisch Kranke hatten deshalb zur Vernunft gebracht zu werden oder man hatte das Gleichgewicht ihres inneren Stoffwechsels wieder in Ordnung zu bringen.

Nach und nach wurde, unter dem Einfluss des Darwinismus und der davon beeinflussten Psychoanalyse, Ordnung mehr und mehr funktional verstanden. Gesund wurde mit anpassungsfähig, krank wurde mit funktionsgestört gleichgesetzt. Damit rückten neurotische Anpassungsstörungen in den Vordergrund. Die klassische Verhaltenslehre ging noch einen Schritt weiter und setzte psychische Störungen mit inadäquatem Verhalten gegenüber der Umwelt gleich.

---

38 C. F. von Weizsäcker 1984, S. 98

Wandel des Gesundheits- und Krankheitsverständnisses in der Psychiatrie

19. Jh. Anfang 20. Jh.	Gesundheit entspricht innerer (physiologischer oder vernünftiger) Ordnung Psychische Krankheit ist inneres Durcheinander (infolge Hirnstörung oder gestörter Vernunft)
Mitte 20. Jh.	Gesundheit entspricht Anpassungsfähigkeit (an Umwelt) Psychische Krankheit ist gestörte Anpassungsfähigkeit (z. B. gestörte Liebes- und Arbeitsfähigkeit)
Ende 20. Jh.	Gesundheit entspricht Wohlbefinden Psychische Krankheit ist (oder macht) Leiden

Abbildung 2

Gegen Ende des 20. Jahrhunderts wurde ein weiteres Unterscheidungsmerkmal wichtig. Gemäß der aktuellen Definition der Weltgesundheitsbehörde ist ein Mensch krank, wenn sein Wohlbefinden gestört ist. Damit bekommt die Befindlichkeit eines Menschen Vorrang vor den Kriterien der Ordnung und Anpassung. So ist es auch zu verstehen, dass etwa Homosexualität als potentiell lustvolles Verhalten das Stigma einer psychischen Störung verloren hat, während sie früher als ordnungswidriges und (bezüglich Fortpflanzung) dysfunktionelles Verhalten – und damit als krank – eingeschätzt wurde. Demgegenüber erhalten Befindlichkeitsstörungen, die früher zum normalen Leben einer Frau gezählt wurden, wie etwa depressive Verstimmtheit vor der Menstruation, Krankheitswert.

Eine solche Veränderung des Krankheitsverständnisses ist nur auf dem Hintergrund eines tiefgehenden Wandels von Gesellschaft und Kultur zu verstehen. Je mehr der spätmoderne Mensch von Technik und Naturwissenschaft bestimmt wird, desto mehr wächst offenbar auch sein Bedürfnis, den unpersönlichen Werten von Ordnung und Funktionalität die Hochschätzung des eigenen Selbsterlebens entgegen zu setzen.

Die Individualisierung des modernen Lebens schließt aber nicht aus, dass psychiatrische Krankheitsbegriffe durch soziale Konventionen geprägt werden und dass sie auch eine Funktion in der Wirtschafts- und Gesellschaftspolitik haben.

Die modernen psychiatrischen Diagnosen sind Kurzbeschreibungen. Sie fassen einzelne Symptome in ihrem zeitlichen Auftreten zusammen. Sie sind nützlich für die Kommunikation zwischen Spezialistinnen und Spezialisten. Sie können statistische Hinweise geben, welche Behandlungsweise einer anderen Behandlungsform im Gruppenvergleich kurz- bis mittelfristig überlegen ist. Ein weiterer Vorteil der modernen Diagnostik liegt darin, dass sie anders als ältere Einteilungsversuche keine ungesicherten Hypothesen über Krankheitsursachen und Prognosen enthalten.

Der Vorteil ihrer expliziten Bescheidenheit und Einfachheit wird jedoch zum gravierenden Nachteil, wenn den modernen Krankheitsbegriffen eine Aussagekraft zugemutet wird, die sie nicht erfüllen können. So sind auch die modernen Krankheitsbegriffe nicht geeignet, die individuelle Problematik eines Menschen zu erfassen. Ihre Objektivität geht auf Kosten all dessen, was ein Individuum ausmacht: wie eine Person mit Belastungen umgeht, was diese Person als negativ oder positiv bewertet, inwieweit sie Leiden zu ertragen bereit ist, wie sie zum Krankheitsverständnis der angewandten Diagnostik steht und welche Behandlungsform ihr entgegenkommt.

Aufgrund der in diesem Kapitel dargestellten Beobachtungen aus der Psychiatriegeschichte lassen sich bestimmte Risiken für die Zukunft ableiten. Eine unkritische Anwendung des modernen Krankheitskonzepts birgt die Gefahr in sich, Patientinnen und Patienten einem neuen und wenig durchdachten gesellschaftlichen Normsystem zu unterwerfen. Denn auch Krankheitskriterien, die primär auf einer Störung des Wohlbefindens beruhen, können den Einzelnen einer gesundheitspolitischen Einordnung unterwerfen, die weitreichende Folgen hat. Zwar dient die statistische Normierung psychischer Auffälligkeiten im neuen System nicht mehr ordnungspolitischen Zwecken wie zur Gründungszeit der Psychiatrie, doch hat sie eine finanzpolitische Funktion. Die neuen (sog. atheoretischen) Diagnosekriterien können unter dem Vorwand, auf repräsentative Weise psychisch kranke Menschen in der Bevölkerung zu charakterisieren, dazu verwendet werden, eine Selektion des Leidens durchzuführen. Daraus dürfte nicht wie früher ein Ausgrenzungs- und Internierungsdruck entstehen, sondern ein Anpassungs- und Behandlungsdruck, bestimmte Schwierigkeiten mit gesellschaftlich sanktionierten Methoden zu therapieren oder sonst auf finanzielle Unterstützung verzichten zu müssen.

Schon deshalb ist es so wichtig, sich bewusst zu sein, dass Krankheitsbeschreibungen immer Konventionen darstellen und dass die Zuordnung eines Krankheitsbegriffes zu einer bestimmten Person nicht das betroffene Individuum als Ganzes charakterisieren kann.

Teil II
Konzeptionelle Entfaltung

Ich bin. Aber ich habe mich nicht.
Darum werden wir erst.

Ernst Bloch

Kapitel 4
Der Körper der Seele ist emotional – Ein personales Seelenkonzept

Ein schwieriges Erbe

Die abendländische Geschichte des Denkens hat die Vorstellung geprägt, dass der Mensch sowohl einen Körper wie eine Seele hat. Dieser Dualismus wird heute zu überwinden versucht. Auch die in der Geschichte des Denkens neuere Aufspaltung der Welt in ein Subjekt, das wahrnimmt, und in ein Objekt, das wahrgenommen wird, ist umstritten.

Die Überwindung einer dualistischen Auffassung setzt aber voraus, dass beide Gegensatzpaare neu verstanden und in einer übergreifenden Theorie zusammengeführt werden. Dabei hat sich das Verständnis von Körper und Seele, von Objekt und Subjekt zu verändern. Es genügt nicht, das eine Standbein des alten Dualismus – etwa den Körper oder das Objekt – zum alleinigen Träger des Menschenbildes zu machen.

In der Medizin hat die moderne Infragestellung des Seelischen und die damit verbundene Abwertung des Subjektiven wohl keine andere Disziplin vor so große Probleme gestellt wie die Psychiatrie. Wenn die Subjektseite gestrichen wird und nur die Objektseite übrigbleibt, wird der Mensch vergegenständlicht. Zudem widerspricht die Auflösung des Subjektiven und des Seelischen dem Alltagserleben, das von Erfahrungen wie Leiden, Angst, Traurigkeit, Ekel und Freude geprägt ist. Denn es sind gerade diese subjektiven und seelischen Erlebensweisen, welche die Psychiatrie bestimmen. Sie können nicht von außen – durch Drittpersonen – betrachtet und objektiviert werden, sondern nur «aus erster Hand» – in der ersten Person – erlebt werden. Wie im Eingangskapitel erwähnt, kann zwar mit klugen Theorien versucht werden, diese subjektiven und seelischen Erfahrungen zu eliminieren. So ist der bekannte Bewusstseinsforscher Daniel Dennett der Auffassung, dass Klagen über Furcht und Traurigkeit nicht wörtlich zu nehmen seien.[1] Sie würden nichts über ein inneres Empfinden aussagen, sondern wären nur Ausdruck dafür, dass ein Mensch anderen Menschen etwas mitteilen will – im Sinne einer intentionalen Haltung. Damit schließt Dennett entgegen aller Erfahrung aus, dass Gefühle auf einen inneren Bereich des Erlebens verweisen.

Es gibt eine Reihe weiterer Versuche, das subjektive Erleben in ein objektives Geschehen umzuwandeln oder den Wahrheitsgehalt des Erlebten überhaupt in Zweifel zu ziehen. John R. Searle hat diese Versuche in seinem Buch «Die Wiederentdeckung des Geistes» kritisch zusammengefasst.[2] Spöttisch meint Searle, dass es überhaupt keinen Grund gebe, nur ein Grundelement des Lebens (wie im Monismus) oder zwei (wie im Dualismus) anzuerkennen. Das Leben habe sehr verschiedene Seiten, die sich nicht ineinander überführen lassen.

> «Erzielte Fußballtore, Zinsen, Regierungen und Schmerzen, all dies hat eine eigene Existenzweise – sportlich, wirtschaftlich, politisch, geistig usw. ... Dualisten haben gefragt: Wieviele Arten von Dingen und Eigenschaften gibt es? Und sie haben bis zwei gezählt. Monisten sind, angesichts derselben Frage nur bis eins gekommen. Der wirkliche Fehler war jedoch, überhaupt das Zählen anzufangen.»[3]

Trotzdem ist Searle der Überzeugung, dass psychische oder geistige Phänomene «höherstufige» biologische Eigenschaften von neurophysiologischen Systemen sind, wie z. B. menschliche Hirne. Aber er bekämpft in seinem anregenden Buch vehement und mit vielen guten Argumenten die Meinung, dass die subjektive Erfahrung für die Kenntnis der menschlichen Wirklichkeit nebensächlich sei und dass die menschliche Realität nur durch Verhaltensbeobachtung zu studieren sei.

Die Hilfe der Sprache

Ich möchte im Folgenden auf das Zählen nicht verzichten, aber mich dabei an die Alltagssprache halten, in der es eine erste, zweite und dritte Person gibt. Ich gehe davon aus, dass wir nicht in der Lage sind, unsere Alltagssprache zu überwinden, sondern dass wir gezwungen sind, vom alltagsprachlichen Ausdruck und dem Gemeinsinn der Worte auszugehen, um unser Erleben, Fühlen und Handeln auszudrücken.

Nun ist es aber auffällig, dass wir in der Umgangssprache die Ich-Form verwenden, um eine Absicht (ich will weggehen), ein Empfinden (ich empfinde Schmerz), ein Fühlen (ich fühle mich traurig) oder ein Handeln (ich schlage um mich) auszudrücken. Wir reden umgangssprachlich aber nicht von einem Ich als

1 D. Dennett 1993

2 J. R. Searle 1996. Searle zählt dazu u. a. den eliminativen Materialismus, den Funktionalismus und eine extreme Variante der künstlichen Intelligenz.

3 ebd, S. 40

Gegenstand oder als Substantiv, sondern überlassen solche Ausdrücke wie «Ichheit» oder das «Wesen des Ichs» dem geisteswissenschaftlichen Gebrauch. Vielleicht sollten wir auf den Vorschlag der Sprachphilosophen eingehen und auch in der Wissenschaft nicht eine Privatsprache des «Ichs» entwerfen wollen, sondern «Ich» als Ausgangspunkt eines Empfindens oder Handelns sehen und es dabei bewenden lassen.

Für die folgenden Überlegungen möchte ich v. a. die Position des Ich – die Perspektive der ersten Person – und den Standpunkt von Er/Sie – die Perspektive der dritten Person – herausgreifen. Der Standpunkt der dritten Person ist die Position, welche die «Erfahrungswissenschaft», der sog. Empirismus, einnimmt. Wenn der Empirismus in Psychologie und Psychiatrie zur Anwendung kommt, so handelt es sich um die Sichtweise einer dritten Person, auch wenn es sich um die Beschreibung einer ersten Person handelt, also z. B.: «Er hört, was ich sage» oder «sie sieht, was ich tue». Alles, was in dieser Form beschreibbar ist, kann auch empirisch erfasst werden. Was jedoch nicht von außen zu beobachten ist, entzieht sich diesem Ansatz.

Als erste Person kann ich mir aber Gedanken über mein Fühlen und Tun (wie ich mich fühle, oder wann ich am Morgen aufstehen will) machen. Meine Erfahrungen drücke ich nicht in einer selbst erfundenen Privatsprache aus, sondern ich bin auf die kulturell vermittelte Umgangssprache angewiesen. Dieser Umstand führt dazu, dass ich in der Sprache der Mitmenschen «über mich» denke und rede. Ich vermag aber nur in der Umgangssprache «über mich» zu reden, wenn ich den Standort der andern übernehme und mich gleichsam von außen – wie die andern mich sehen – beurteile. Nur merke ich als herangewachsener Mensch nicht mehr, dass ich, wenn ich über mich selbst nachdenke, eigentlich eine Perspektive von Dritten einnehme. Ich glaube, mit mir eins zu sein und aus mir heraus zu denken. Das tue ich auch, aber in einer Sprache und von einer Position her, die ich von andern Menschen in meiner frühen Sozialisation gelernt habe. Mein Denken benutzt deshalb eine Art «allgemeinen Dritten» (G. H. Mead)[4], also eine generalisierte Vorstellung, die sich in der mich prägenden Kultur gebildet hat.

---

4 G. H. Mead 1962. Denken ist nach G. H. Mead eine Art innere Konversation, in der der «allgemeine Dritte» (welcher das Vokabular unserer Kultur für Motive und Emotionen enthält) das Werkzeug darstellt, mit dem wir artikulieren können, was wir fühlen. Das Erleben der «ersten Person» findet erst zur Sprache, wenn das kulturell vermittelte Erbe eines «allgemeinen Dritten» auf es angewendet wird.
In dieser Schrift nenne ich die Perspektive der ersten Person verkürzt «Erstperson-Perspektive». Sie entspricht dem, was ich aus «erster Hand» an mir empfinden und fühlen kann. Die Sichtweise von außen, also die Perspektive von Drittpersonen, nenne ich «Drittperson-Perspektive». Die verinnerlichte Perspektive eines allgemeinen Dritten, die zur Reflexion des eigenen Erlebens nötig ist, bezeichne ich als «generalisierte Drittperson-Perspektive».

Das ist nun nicht einfach im Sinne einer Identifikation gemeint, z.B. dass ich die Überzeugung meiner Mutter, meines Vaters oder einer Lehrperson auf mich übertrage. Vielmehr bin ich mit meinem Denken in sprachliche Vorstellungen eingebunden, die es überhaupt ermöglichen, dass ich von einem allgemeinen Standpunkt aus meine Situation beurteile. Diesen «allgemeinen Standpunkt» trage ich mit mir im Sinne einer generalisierten Vorstellung anderer Gesichtspunkte, um zu überprüfen, ob mein Denken logisch oder unlogisch, richtig oder falsch ist. So verstanden stellt die Selbstreflexion die Übernahme einer Sichtweise dar, wie man mich von außen sehen könnte.

Für diese Anschauung sprechen sowohl geschichtliche wie neurophysiologische Daten. Wie ich im Kapitel «Kurze Geschichte der Seele» aufgezeigt habe, ist der selbstreflexiven, subjekthaften Denkweise wohl ein Stadium des Stimmenhörens – also ein bewusstes Wahrnehmen der generalisierten Drittperson-Perspektive, des «allgemeinen Dritten» – vorausgegangen.

Ich vermag aber nicht nur über mich nachzudenken. Ich empfinde auch körperlichen Schmerz und fühle Angst, Wut oder Freude. Genauer gesagt, fühle ich wohl nicht solche objektivierte Begriffe wie Angst und Freude, sondern ich ängstige mich, freue mich, ärgere mich etc. Die Umgangssprache ist aber so stark von der Drittperson-Perspektive, wie Menschen einander gegenseitig wahrnehmen, geprägt, dass sich auch für die persönliche Empfindensweise objektivierte Begriffe wie Angst, Wut und Freude eingeschlichen haben. Anstatt dass wir unser persönliches Fühlen und Empfinden nur mit Verben ausdrücken (ich ärgere oder freue mich) und dabei richtigerweise Fühlen und Empfinden als Akte kennzeichnen, verwenden wir auch Substantive, um unser Fühlen mitzuteilen, z. B. ich fühle Ärger oder Freude.

Annäherung an die erste Person

Beim Versuch, menschliches Empfinden, Fühlen und Handeln körperlich zu verankern, gehe ich davon aus, dass diese Akte nicht bloß Vorstellungen des Subjekts sind (wie der Subjektivismus[5] annimmt) und dass diese nicht bloß im Körper repräsentiert sind (wie der reduktionistische Objektivismus[6] vorgibt). Ich stelle mir vor, dass diese Akte leiblicher Natur sind. (Wobei mit Leib immer die Ganzheit eines beseelten Körpers gemeint ist.) Auf diese Weise kann aber der Leib nicht

5 Der Subjektivismus ist die Auffassung, nach der die Gegenstände des Erkennens und Wollens durch das Subjekt erzeugt bzw. konstruiert werden.

6 Der Objektivismus geht davon aus, dass die Erkenntnis nicht vom Subjekt, sondern nur vom Gegenstand (Objekt) abhängt. Eine ausgezeichnete Einführung in die «Grundprobleme der Philosophie des Geistes» hat M. Pauen (2001) verfasst. Ein philosophisches Handbuch zum «Bewusstsein» hat Th. Metzinger (1996) herausgegeben.

nur als Objekt verstanden werden, sondern muss als handelnder, empfindender und fühlender Organismus angesehen werden.

Die Erstperson-Perspektive geht in unmittelbarer Weise vom leiblichen Empfinden, Fühlen und Handeln aus. Wie ist es aber möglich, dass der Leib sich selber erfahren kann und eine eigene Perspektive entwickelt? Auf diese Frage werde ich im zweiten Teil dieses Kapitels ausführlicher eingehen. Hier begnüge ich mich mit dem Hinweis, dass Empfinden und Fühlen als vorsprachlicher Selbstausdruck der leiblichen Aktivität verstanden werden können. Ein solcher Selbstausdruck setzt ein komplexes Nervensystem voraus. Weiterhin ist ein Symbolisierungssystem nötig, das wie die Sprache etwas abbilden kann und mit der Abbildung zugleich etwas neues schafft.

Wie sich ein solches nichtsprachliches Symbolisierungssystem und wie sich insbesondere die menschliche Sprache entwickelt hat, ist eine ungelöste Frage. Eines scheint jedoch sicher zu sein: Symbolisierung setzt Austausch und Vergleich voraus. Symbolbildungen verweisen auf anderes, ohne im Bezeichneten aufzugehen. Für den Sonderfall der Sprache heißt das: Sprache nimmt Signifikanten (Silben, Wörter, Sätze) zu Hilfe, um ein Signifikat (Gegenstände, Beobachtetes) zu bezeichnen, ohne es einfach nur abzubilden.

Das heißt aber auch: Etwas kann selber nur dann zum Bezeichneten, zum Begriff werden, wenn es ein anderes gibt, das es bezeichnet. Deshalb kann das Empfinden sich selber nicht bezeichnen. Es braucht einen Beobachter, der das Empfundene beachtet – oder genauer: einen Rahmen, auf den das Erlebte bezogen wird. Dieser Schluss ist zwingend, aber es ist nicht zwingend, dass Beobachter und Beobachtetes im kartesianischen Sinne Subjekt und Objekt sind.

Auf eine andere Lösung des Problems habe ich bereits oben aufmerksam gemacht. Es spricht vieles dafür, dass eine empfindende Person die Perspektive eines «allgemeinen Dritten» (oder einen gegebenen Sprachrahmen) übernimmt und diesen sozial vermittelten Außengesichtspunkt auf sich selber anwendet. Dieser Außenstandpunkt wird dem Kleinkind in der Sozialisation vor allem von seinen Bezugspersonen vermittelt.

Die eigene Vorstellung vom Ich benötigt den Andern

Mit andern Worten: Das eigene Empfinden und Fühlen (aus der Erstperson-Perspektive) findet erst zur Sprache, wenn es aus einer generalisierten Drittperson-Perspektive – also von einem äußeren Standpunkt aus, der übernommen wird – betrachtet wird. Aus dem Existieren eines körperlichen Empfindens, aus dem bloßen «Es gibt», das sich nicht beschreiben lässt, entsteht dann ein von außen

Festgemachtes, ein Existierendes. Die Perspektive schlägt dann gleichsam vom Leiblichen ins Sprachliche um. Es entsteht ein symbolischer Raum, in dem das eigene Erleben im Vergleich zu andern positioniert werden kann. Im Grunde ermöglicht erst dieser Symbolisierungsprozess die Zuschreibung eines leiblichen Empfindens oder Fühlens an ein «Ich» als symbolisierte «erste Person».

Ich glaube nicht, dass das Rätsel des Ich-Erlebens durch eine solche bildhafte Erklärung vollständig zu lösen ist. Die von mir gewählte Erklärung bleibt aber sehr nahe am Alltagserleben. Jeder Mensch sieht im anderen Menschen eine Person, die sich selber leiblich empfinden kann. Erst diese Verankerung im Leib, die vorausgesetzte Erstperson-Perspektive, macht ihn zum mitmenschlichen Gegenüber.

Wäre es denkbar, dass diese Vorstellung einer Ich-Perspektive im anderen Menschen überhaupt erst das Humane ausmacht? Dass wir im anderen Menschen ein Antlitz sehen, dessen Blick uns sagt: «Ich bin wie du und Teil des allgemeinen Dritten.»? Was spricht gegen die Annahme, der andere Mensch verfüge ebenfalls über eine Erstperson-Perspektive, die überhaupt erst eine personale Beziehung ermöglicht?

Geprägt vom Subjektbegriff gehen wir gemeinhin davon aus, dass das eigene Ich zuerst da war und sich die übrigen Personen vom Ich her ableiten, wie Adam zuerst geschaffen und Eva ihm dann zur Seite gestellt wurde. Spricht aber nicht vieles für eine etwas andere Sichtweise? In der menschlichen Sprachentwicklung geht die Nennung und Beschreibung der dritten Person der ersten Person weit voraus. Ein Kind bezeichnet sich selber zuerst mit dem Namen, den es von anderen gehört hat. Es sagt nicht zuerst «Ich esse», sondern «Hans isst, Anja isst» etc. Die Identifizierung mit einem Namen setzt noch nicht voraus, dass ein Kind seine Erstperson-Perspektive mit dieser Bezeichnung in Übereinstimmung gebracht hat. Dazu ist nicht nur nötig, dass es eine Bezeichnung von Dritten auf sich anzuwenden gelernt hat. Es setzt auch voraus, dass es sich als aktiv handelnde Person erlebt und den Sprung von diesem inneren Erleben auf die Wortgebung von Dritten machen kann.

Um sich als «Ich» einzubringen, muss es gleichsam von Hans oder Anja – das meint von der Bezeichnung durch Drittpersonen – wieder abrücken und sich sowohl als anderer (in der Perspektive des «allgemeinen Dritten») wie auch als «Ich» in der Erstperson-Perspektive sehen. Diese spannungsgeladene Entwicklung ist an einen sozialen Raum gebunden. Das Kind braucht sowohl Zuwendung und Anerkennung wie auch einen gewissen Handlungsspielraum, etwa beim Spielen, Gehen- oder Sprechenlernen. Daneben müssen auch körperliche und insbesondere zentralnervöse Voraussetzungen erfüllt sein, um als Ich von sich (in der Sprache der anderen) reden zu lernen. Es dürfte zudem nötig sein, dass sich innere körperliche Empfindungen mit äußeren sprachlichen Bezeichnungen verbinden.

Dabei wird es notwendigerweise zu Fehlern kommen. Es wird nicht möglich sein, dass ich immer alles so verstehe, wie andere es meinen. Es wird sich aber auch zeigen, dass die anderen nicht immer alles verstehen, was ich meine. Insbesondere werden sie meine körperlichen Empfindungen und Gefühle nicht in gleicher Weise nachvollziehen können, wie ich das tue. Dabei lerne ich, dass es eine persönliche Ebene – bzw. eine Perspektive – gibt, die den anderen nicht zur Verfügung steht. Diese persönliche Ebene bin «Ich». Wer dieses «Ich» ist, ist zwar sozial definiert. Aber wie ich bin und wie ich mich fühle, entzieht sich der sozialen Definition. Es sind primär meine Empfindungen und Gefühle.

Unter diesem Aspekt gesehen, ist das Ich-Erleben nicht nur eine soziale Errungenschaft, sondern ich bin auch das, was ich dem Einblick und Zugriff der Anderen entziehen kann. So sehr also die Entwicklung eines «Ichs» einen symbolischen Raum, den ich mit andern teile, voraussetzt, bleibt dennoch das, was dieses «Ich» am eigenen Leib erlebt, den andern letztlich verborgen.

Anders formuliert: Das «Ich» ist nicht nur ein Ort in der sozialen Gemeinschaft, sondern auch derjenige Bereich in der zwischenmenschlichen Welt, zu dem die anderen keinen direkten Zugang haben. Eine Ich-Perspektive oder eine Seele, die für andere dingfest zu machen ist, gibt es nicht.

Bei einem solchen Verständnis muss sich die Ich-Perspektive jeder Sichtweise von außen, also auch jeglicher Wissenschaft, notwendigerweise entziehen, weil das Ich-Erleben immer dort ist, wo es von außen nicht nachgewiesen werden kann. Die Erstperson-Perspektive erweist sich als das, was der Außensicht abgeht und trotzdem für das Verständnis des Ganzen nötig ist.

Die Ich-Perspektive ist nichts Fixiertes. Trotzdem bildet sie die Beziehungsbasis unseres menschlichen Lebens. Was ich in der Ich-Perspektive empfinde oder fühle, ist genauso real wie ein Objekt, das ich sehe, z. B. ein Tisch oder eine Rose. Nur ist dieses Erleben subjektiv und nicht objektivierbar. Wenn ich trotzdem darüber zu reden versuche, bin ich gezwungen, das, was ich erlebe, mit Worten zu bezeichnen. Dabei verwandelt sich notgedrungen mein unmittelbares Erleben in etwas, was mir geschehen ist. Ich bin nicht in der Lage, mein Erleben mit Hilfe der Sprache direkt mitzuteilen. Was für mich gegenwärtig und ein unmittelbarer Akt ist, wird für andere zur erzählten Begebenheit, zu einem Faktum (lateinisch: gemacht, geschehen, im participium perfectum). Eine Mitteilung oder auch ein Nachdenken über ein eigenes Erleben oder Handeln setzt immer voraus, dass dem Mitgeteilten etwas vorangegangen ist. Insofern entspricht das Ich-Erleben einer ersten Zeit und die Reflexion oder die Mitteilung einer zweiten Zeit, die immer schon nachträglich ist und ein Stück Vergangenheit enthält.

Versuche ich dennoch, was ich erlebe, nicht als Faktum, als Geschehenes, darzustellen, muss ich erfinderisch sein. Ich kann zunächst versuchen, bei meinem Gesprächspartner nach analogen Erlebensweisen zu suchen, um so eine Brücke zum eigenen Erleben zu bauen. Ich kann zum zweiten zu Bildern und zu Gleichnissen greifen, um so dem nicht unmittelbar Mitteilbaren einen Rahmen zu geben (einfaches Beispiel: Ich fühle mich so bedrückt, dass ich eine Zentnerlast auf meinen Schultern fühle). Ich kann zum dritten das Erlebte immer wieder von einer anderen Seite beleuchten, um mich so der Faktizität zu entziehen und gleichsam auf den Text zwischen den Zeilen zu verweisen. Mit den Mitteln der Dichtung oder der darstellenden Kunst könnte ich auch versuchen, meinem Empfinden eine ausdrucksstarke Darstellung zu geben, sei es in Gedichten und Erzählungen oder mittels Tanz, Musik oder Theater. Als religiöser oder mystischer Mensch könnte ich schließlich zum Mittel von paradoxen und widersprüchlichen Aussagen greifen, um das Unsagbare einzukreisen.

Das repräsentierte und das andere Ich: ein literarisches Beispiel

Im Folgenden möchte ich zu illustrieren suchen, was ich eben über die komplexe Beziehung von Erstperson- und Drittperson-Perspektive theoretisch gesagt habe. Ich wähle dazu den Essay eines Dichters aus. Georges Arthur Goldschmidt hat nicht nur packende Erzählungen geschrieben. Er hat auch seine dichterisch verarbeitete Autobiographie theoretisch zu interpretieren gewusst.[7]

Als Künstler hat Goldschmidt die Beschreibung seiner Kindheit und Jugend in den Erzählungen «Die Absonderung», «Der unterbrochene Wald», «Ein Garten in Deutschland» und «Die Aussetzung» in eine Sprache gebracht, die sein Übersetzer Peter Handke als «Zeugnis eines Traumwandelns» bezeichnet hat. Dabei war sein Heranwachsen «voll des Schreckens und des Staunens».

G. A. Goldschmidt, als Sohn einer jüdischen Familie in Hamburg geboren, wurde 1938 als 10-Jähriger in ein französisches Kinderheim in die Savoyer Alpen gebracht. Er wurde von der Heimleitung dort wie ein Schmarotzer behandelt und stand unter der ständigen Bedrohung, von den deutschen Besetzern entdeckt zu werden. Von Lehrern und Kameraden geprügelt, entwickelte er eine heimliche «masochistische» Lust an den erlittenen Schmerzen. In seinem theoretischen Essay «Der bestrafte Narziss» deutet Goldschmidt seine frühen Erzählungen soziologisch und psychologisch. Er beobachtet, wie sich in den erlittenen Schmerzen des Kindes eine innere «Geborgenheit der Revolte» entwickelt, mit der das zu Unrecht geschlagene Kind der ganzen Welt sein «Ich bin» entgegenstellt. Er erlebt seinen Körper als Angelpunkt, dessen Empfindungen ihm niemand nehmen kann. Die Bestrafung schlägt um in Lust und wird zur Quelle erotischer Selbstentdeckung. Goldschmidt analysiert, dass er als Kind durch die erlittenen Strafen etwas in sich entdeckt habe, das ihm kein Mensch beibringen konnte: eine soziale

7 G. A. Goldschmidt: Der bestrafte Narziss, Ammann Zürich 1994. Die folgenden Zitate sind unter Seitenangabe diesem Buch entnommen.

Leerstelle, einen blinden Punkt, der alle Bestrafungen überlebt. Die strafenden Lehrer wären zwar in der Lage gewesen, ihm Schmerzen zuzufügen und ihn zu beschämen, aber sie hätten nicht verhindern können, dass er durch die Strafe hindurch wahrgenommen hätte, dass ihn kein Mensch von außen erfasse, dass ihre Macht auf ihn begrenzt sei. Indem er die ihm auferlegte Strafe zur Selbstkasteiung umgewandelt habe, hätte er sich den Strafenden und ihrer Verfügungsmacht teilweise entzogen. Aus dieser Erfahrung des Selbstschutzes entwickelt Goldschmidt ein «negatives Bewusstsein»: «Ich bin nichts von dem, was man mir nachsagt …» «Keine Bezeichnung, welcher Art sie auch sei, deckt sich mit mir.» (S. 146) «Ich bin der, der ‹ausfällt›, über den die Sprache strauchelt.» (S. 50) «Als ob das ‹Ich›, um ‹Ich› zu sein, gezwungenermaßen in das, was es nicht ist, umkippen müsste.» (S. 19)

Goldschmidt benützt das Spiegelbild, um zu zeigen, dass zwischen äußerem Abbild von ihm und seinem inneren Erleben ein Bruch ist: «Ich sehe mich im Spiegel, erblicke darin aber nicht denjenigen, der schaut (räumlich ist mein Spiegelbild nicht dort, wo ich stehe, nicht an meiner Stelle). Ebensowenig kann dieses Bildnis von mir, das ich sehe, mich sein. Im Spiegel sehe ich nicht, was ich empfinde, ich sehe mich nicht mich sein. Was ich sehe, sind bloß meine Gesichtszüge oder meine Körperformen, geradeso wie ein anderer, der mit mir zusammen in den Spiegel schaut, sie sähe. Gewiss zeigt mir der Spiegel mich selbst, doch sagt er nichts über den Blick aus, der mich sieht.» (S. 19)

«Im Spiegel erkenne ich mich nur deshalb, weil ich mich dort allem anderen gleich sehe, das dort zugleich mit mir erscheint: Ich sehe mich so, wie ich für andere als ich bezeugt bin. ‹Er ist es›, sagt man, wenn man mich sieht, und das zeigt mir auch der Spiegel: mich, so wie ich den anderen erscheine – aber nicht so, wie ich in mir innen ‹mich› bin.» (S. 20) «Alles kann ich sehen, nur mich nicht: Das ist mein Ichsein.» (S. 28)

«Das Seltsame aber ist: Dieses Wissen von mir selbst, das ich keinem anderen vermitteln kann, das Intimste, was ich habe und das sich in Worten nicht fassen lässt, ist zugleich auch die Intimität des anderen. Wie der andere befinde auch ich mich außerhalb der Sprache. Das, womit ich der Sprache entgehe, bringt mich ihm näher, er und ich haben etwas gemeinsam: Es sind die gleichen Dinge, die wir nicht sagen können, und damit beginnt Sprache überhaupt.» (S. 27)

Doch trügen die Zeichen oft. Goldschmidt hat in seiner Kindheit neben der befreienden Sprache der Literatur auch die Ohnmacht der Umgangssprache erlebt. Er muss hinnehmen, dass man ihn zu Unrecht anklagt und seinen Unschuldsbeteuerungen nicht glaubt, sondern ihn hart bestraft. Das Schicksal eines ungerecht bestraften Kindes lässt ihn an der Aussagekraft der Worte zweifeln. Er fragt sich: Warum wenden sich die Zeichen gegen ihn? «Wie kommt es, dass sich die Sprache für die übrige Welt so gut eignet und für ihn so schlecht? Wie kommt es, dass sie nichts sagt über seine Wahrheit? So entsteht der erstmalige Riss, das Schwindelgefühl, indem alles zu versinken droht …» (S. 32)

Goldschmidt verweist auf den deutschen Dichter Karl Philipp Moritz, der in seinem Buch «Anton Reiser» schon im 18. Jh. dieses «negative Bewusstsein» von Kindern zur Sprache gebracht habe. K. Ph. Moritz nennt die Verzweiflung der ungerecht bestraften Kinder «Seelenlähmung». Die Seele bleibt auf eine Lücke in ihrem Zentrum verwiesen. «Es wird ihr verwehrt, sich *im Zusammenhang* zu erkennen, sie darf nur noch sich selbst sein.» (S. 35)

Dieses «Sich-selbst-Sein» hat keine eigene Sprache. Alle Zeichen können trügen, auch die nicht-sprachlichen. Das Kind «weiß nun um das Versagen der Zeichen, erkennt deren Verrat: Sein Körper redet, seine Wangen werden rot, die Lippen zittern, Tränen überströmen sein Gesicht; alles, was meine Unschuld ausdrückt, scheint meine Schuld anzuzeigen. Seine ‹Verwirrung› klagt das Kind an ...». (S. 35) «‹Verwirrung› wird als Bekenntnis ausgelegt: Du errötest, also bist du schuldig. Die Sprache des Körpers ist von der Umwelt beschlagnahmt worden. Deine Verwirrung verrät dich, heißt es.» (S. 37)

«Jeder Mensch erlebt wohl irgend einmal diese Momente der Leere, in denen sich alle Worte auflösen und die Unschicklichkeit der Sprache zutage tritt; dies sind auch Momente, in denen das Selbst-Sein der Nacktheit der stummen Selbstheit ausgesetzt wird.» (S. 58) Und zusammenfassend: «Das Selbstbewusstsein ist leer und enthält nur sich selber.» (S. 147) «‹Ich› hat kein Gesicht und lässt sich unter Tausenden erkennen.» (S. 92)

Von diesem Ausgangspunkt her sieht Goldschmidt einen Zusammenhang zwischen körperlichem Empfinden und Selbstsein. Es sind Kummer und Schmerzen, die Menschen spüren lassen, dass sie jenseits des Leidens immer noch sind, «dieses Jenseits-des-Leidens-noch-immer-sich-Sein». (S. 92) Deshalb ergibt sich auch die Möglichkeit des masochistischen Triumphes: «Indem ihr mich bestraft, beweist ihr mich .... Ich werde weiter sein! Schreit es heimlich im weinenden Kind.» (S. 92) So kann das Leiden im Sinne einer stillen Revolte die Selbstempfindung stärken. Es sind aber auch Begierden und Lüste, die den Menschen spüren lassen: «Ich bin» oder genauer: «Ich bin nicht das, was ich begehre, ich bin mein Begehren». (S. 65) Und als Schlussfolgerung schreibt Goldschmidt: «Es gibt nur eine aus dem Begehren erwachsene Seele.»

Ein solcher Satz setzt voraus, dass zuvor alle äußerlichen Seelenvorstellungen abgestorben sind. Konsequenterweise wendet sich Goldschmidt auch gegen alle materialistischen Seelencharakterisierungen: Das Ich ist nicht, was ihm vorgegeben wird. Das Ich ist nicht von außen charakterisierbar, es ist nicht benennbar. Es ist immer dort, wo der andere nicht ist und nicht sein kann.

Was wird bei einer solchen Sichtweise des Ichs aus einer psychiatrisch diagnostizierten Ich-Störung? Wo kein Bildnis ist, kann auch kein fehlerhaftes Bild sein. Goldschmidt interpretiert seine als Kind begangenen schweren masochistischen Selbstbestrafungshandlungen als Umkehr der Zeichensprache. Indem er die Strafe gegen sich selbst gewandt hat, hat er den Peinigern die Macht über ihn entzogen. Die äußere Pein ist zum eigenen und jetzt zum Teil süßen Schmerz geworden.

Damit weist Goldschmidt indirekt daraufhin, dass nicht einfach Schmerzen und Leiden zu seiner Ich-Entwicklung geführt haben. Schmerz allein kann auch vernichten. Wenn ungesuchtes Leiden zur Ich-Erfahrung beiträgt, so ist dabei das Leiden nicht Ursache des Ich-Erlebens, sondern für den Betroffenen nur Anlass, im symbolischen Raum der Sprache den Einflussbereich der äußeren Welt zu begrenzen. Dann kann sich die Erfahrung einstellen: Es gibt für mich einen Erlebensbereich, der für andere nicht nachvollziehbar und nicht objektivierbar ist. Ich habe zu meinem Körper eine ganz persönliche Beziehung. Andere können meinen Körper malträtieren. Sie haben aber nicht die Macht, mit mir (wie ich) meinen Körper zu erleben.

Auf diese Weise kann sich in der Grenzsituation des Leidens eine Ich-Perspektive zeigen, die ich in guter Stimmung meist weniger wahrnehme. Freudige Gefühle machen mich außenorientiert. Ich fühle mich in guter Stimmung stark und hoffnungsvoll. Dadurch öffne ich mich der Welt, ich gehe in ihr auf. Gleichzeitig verengt sich der Zugang zu meinem Anderssein, zum Ausgesparten der «ersten Person». Erst wenn sich das Freud- und Lustvolle mit angedeuteten Schmerzen verbindet – in der Nostalgie, im süßen Weltschmerz oder im sehnsüchtigen Erwarten – bin ich über den verspürten Schmerz stärker auf mich selbst verwiesen. Das leicht schmerzhafte Erleben gibt dann der Freude ihren melancholischen Reiz.

Das kulturelle Ringen um die Erstperson-Perspektive

Das besondere der Erstperson-Perspektive ist ihre Unfassbarkeit von außen. Sie richtet sich, wenn sie zur Sprache findet, in den Zwischenräumen und an den Rändern des Sprachmusters ein. Dieses Ungreifbare kommt auch in der Darstellung von G. A. Goldschmidt zum Ausdruck, obwohl – oder gerade weil – Goldschmidt um eine präzise Sprache bemüht ist.

Trotz dieser Unfassbarkeit der «ersten Person» vermögen wir als Angesprochene oder Lesende nachzuempfinden, was mit dem Ausgedrückten gemeint sein könnte. Wir vergleichen es mit unserem eigenen Erleben und schließen aus dem, was in der Sprache des «allgemeinen Dritten» ausgedrückt ist, auf unser Ich-Erleben zurück. Dieser komplizierte Übertragungsprozess ist uns selbstverständlich. Nur so können wir Beziehungen aufnehmen und uns intersubjektiv verstehen. Würden wir dem anderen eine eigene Erstperson-Perspektive absprechen, hätten wir mit ihm wie mit einer Maschine oder einem Roboter zu verkehren.

Wir könnten aber auch keinen Gefallen an Romanen und Theaterstücken finden. Alle diese Kunstformen leben nämlich von der unterstellten Erstperson-

Perspektive ihrer Figuren, ohne die das Dargestellte sinnlos wäre (und ohne die natürlich auch jede Identifikation mit den Helden unmöglich wäre). Je weniger allerdings von dieser Ich-Perspektive in Kunstwerken theoretisch die Rede ist und je mehr das unterstellte Ich-Erleben der Figuren durch die Zusammenhänge und Verwicklungen ihrer Geschichten zum Ausdruck kommt, desto stärker fühlen wir uns angesprochen. Die wahre Kunst scheint gerade darin zu liegen, auf Zusammenhänge zu verweisen, die über die gebrauchten Worte hinausweisen. Würden die Buch- und Theaterautoren ihre Helden nur als Rollenträger darstellen, die mechanisch eine Funktion erfüllten, würde uns das kalt lassen. Erst die implizit vorausgesetzte Erstperson-Perspektive der dargestellten Figuren macht aus Rollenträgern Menschen.

In diesem Zusammenhang ist postuliert worden, dass die individualisierende Erzählform der Novellen und Romane (bis hin zu den Kriminalromanen) erst im 19. Jahrhundert größere Verbreitung fand, weil die zunehmende Verbreitung von Naturwissenschaft und Technik zu einer kompensatorischen Betonung des persönlichen Verantwortungsbereiches beigetragen habe.

Heutzutage macht sich eine andere kulturelle Tendenz bemerkbar, wieder vermehrt zur Erfahrung der Erstperson-Perspektive zurückzufinden. Ich denke dabei an die verschiedensten Formen von Körperübungen und Meditationstechniken, die sich als Regulativ zur Kommerzialisierung und Verwissenschaftlichung in unserer Gesellschaft ausbreiten. Diese Methoden sind darauf ausgerichtet, das primäre Selbsterleben zu stärken und der Objektivierung des Menschen entgegenzuwirken.

Östliche und westliche Meditationstechniken nutzen die Empfindungen des Leibes aus, um die Meditierenden auf ihr Erleben achtsam werden zu lassen. Eine der verbreitetsten östlichen Meditationstechniken ist die Methode des bewussten Atmens, die sog. mindful-awareness-Übung. Bei langsamem, tiefem Atmen vermag der Meditierende seinen Leib besonders stark wahrzunehmen und sich gleichzeitig der Verbundenheit mit der lebenspendenden Luft bewusst zu werden.

So lehrt Thich Nhat Hanh, einer der international bekanntesten Zen-Meister: «Ihr solltet wissen, wie man mit dem Atem Achtsamkeit aufrecht erhält, denn der Atem ist ein natürliches und äußerst wirksames Werkzeug, mit dem wir Zerstreutheit vermeiden. Der Atem ist die Brücke zwischen Leben und Bewusstsein und vereinigt Körper und Gedanken. Immer, wenn euer Geist zerstreut ist, sammelt ihn wieder mit eurem Atem. Atmet leicht und tief durch, seid euch bewusst, dass ihr tief atmet. Dann atmet alle Luft aus den Lungen aus und seid euch die ganze Zeit bewusst, dass ihr ausatmet.»[8]

---

8 Thich Nhat Hanh 1998, S. 38

Außer auf den Atem zu achten, kann auch versucht werden, sich gewahr zu werden, was jemand gerade tut – und sei es das Alltäglichste. So empfiehlt Thich Nhat Hanh z. B. bei der Teezubereitung, beim Abwasch oder beim Hausputz jede einzelne Wahrnehmung und Handlung so ernst zu nehmen, als sei sie das Wichtigste auf der Welt. Auf diese Weise könnten auch Alltagsbeschäftigungen zur meditativen Übung benutzt werden.

Neben vielen weiteren Meditationspraktiken finden auch erlebnisorientierte Körpererfahrungen, die kein kontemplatives Ziel verfolgen, zunehmend Verbreitung. Alte rituelle Praktiken wie Sauna und Tanz erleben in neuer Form eine Art abendländische Renaissance. Sportliche Übungen werden in verschiedenster und zunehmend extremer Art angewandt. Körperpraktiken östlicher Provenienz wie Yoga, Qi-Gong, Tai-Chi verbreiten sich fast epidemisch. Was diese verschiedensten Techniken der Freizeitkultur miteinander verbindet, ist der Versuch, das Empfinden des eigenen Körpers gezielt zu fördern. Daneben hat sich in den letzten Jahren eine Wellness-Industrie entwickelt, die mit Bädern, Massagen und spezieller Diät das bewusste Körpererleben pflegt.

In der Anwendung dieser unterschiedlichen Verfahren geht es weniger um eine Selbstverwirklichung alten Stils, d. h. um die Betonung einer Vorstellung von sich selbst, als um eine Rückbesinnung und Inszenierung des Körpers. Dieser Trend nimmt durchaus die von Wissenschaft und Technik verdrängte Erstperson-Perspektive wieder auf, praktiziert sie aber zum Teil auf eine Weise, die den einzelnen Menschen aus seinem interpersonalen Lebenszusammenhang heraus reißt.

Objektive Untersuchung des Subjektiven: ein Widerspruch

Die Wissenschaft, insbesondere die Naturwissenschaft, geht einen anderen Weg. In der Hoffnung, schließlich auch die Bedingungen, unter denen Erleben entsteht, wissenschaftlich beschreiben zu können, sucht sie den Bereich des Erklärbaren ständig auszudehnen.

Historisch lassen sich verschiedene Erkenntnisphasen abgrenzen. In einer ersten Phase im 17. und 18. Jh. beschränkte sich die Naturwissenschaft auf die Analyse der leblosen Materie. Es entwickelten sich v. a. Physik und Chemie. In einer zweiten Phase wandte sich die Naturwissenschaft mit den gewonnenen Mitteln der Untersuchung des Lebendigen zu. Dabei erweiterten sich die Grundlagen der Physik und Chemie in wesentlicher Weise zu biophysikalischen und biochemischen Wissenschaften bzw. zur Lehre vom Leben (Biologie). Seit einigen Jahrzehnten bemühen sich nun die Naturwissenschaften um die Erklärung geistiger oder seelischer Prozesse. Dabei wandeln sich die physiko-chemikalischen bzw.

biologischen Grundlagenwissenschaften erneut und bilden unter dem Stichwort «Neurowissenschaft» eine neue Einheit. Denn die komplexen kognitiven oder geistig-seelischen Phänomene können mit den Elementen einer niedrigeren Organisationsstufe nicht ohne Zusatzannahmen erklärt werden. Es braucht ein neues Verständnis vom Zusammenwirken der zugrundeliegenden Elemente, um höhere Leistungen zu verstehen.

Für die moderne neurowissenschaftliche Forschung sind Personen besonders interessant, die sich (z. B. wegen Epilepsie) einem hirnchirurgischen Eingriff unterziehen mussten. In solchen Fällen kann die Hirnleistung mit Testuntersuchungen vor und nach der Operation geprüft werden und ein Zusammenhang zwischen eingeschränkter Hirnleistung und operativ ausgeschaltetem Hirnareal hergeleitet werden. Manchmal ist es sogar möglich, während der Operation die elektrische Aktivität von umschriebenen Hirnarealen abzuleiten oder bestimmte Zellgruppen elektrisch zu stimulieren und ihre Effekte beim Patienten zu überprüfen.

Die Grundannahme dieser neuropsychologischen Untersuchungsmethode besteht darin, dass die kognitive Hirnleistung auf der physiologischen Hirnorganisation beruht. Eine umschriebene Störung der Hirnorganisation sollte deshalb auch eine fassbare Veränderung der Wahrnehmung oder der Vorstellung hervorrufen.

Ein anderer Weg der modernen neurowissenschaftlichen Forschung besteht im Studium von gesunden und kranken Personen unter bestimmten Reizsituationen. Dabei werden Untersuchungspersonen entweder mit psychologischen Mitteln oder mittels chemischer Reize in eine bestimmte Gemütsverfassung versetzt. So können ihnen z. B. bedrückend wirkende Bilder gezeigt oder halluzinogen wirksame Stoffe abgegeben werden. Gleichzeitig kann bei den so stimulierten Untersuchungspersonen die Aktivität der verschiedenen Hirnregionen mit unterschiedlichen Verfahren (funktionelles MRI oder PET bzw. EEG) gemessen werden.

In meinem eigenen Forschungsbereich an der Psychiatrischen Universitätsklinik Zürich hat Roberto Pasqual-Marqui eine Methode entwickelt, die es erlaubt, dreidimensionale Bilder der elektrischen Hirnaktivität für sehr kurze Zeitintervalle zu erhalten. Diese sog. LORETA-Methode hat für das Studium der Hirnleistung den großen Vorteil, dass sie praktisch keine Belastung für die Untersuchungsperson mit sich bringt, da nur körpereigene elektrische Felder abgeleitet werden. Sie ist zusätzlich in der Lage, auch sehr rasche Hirnaktivitätsveränderungen im Millisekundenbereich zu erfassen, so dass die Hirnaktivität bei Denk- und Gefühlsvorgängen genauer verfolgt werden kann.

Es stellt sich aber die Frage, ob mit diesem methodischen Ansatz tatsächlich das Erleben abgebildet werden kann. Wenn wir eine Unterscheidung zwischen Fühlen («wie fühlt es sich an?») und Gefühl («was habe ich gefühlt?»), d. h. zwischen ursprünglichem Erleben und der Beschreibung dieses Erlebten machen, so scheint diese Methode nicht in der Lage zu sein, das unmittelbare Erleben zu ermitteln. Wie früher ausgeführt, ist der verbale Ausdruck von Gefühlen immer schon etwas Sekundäres, das dem unmittelbaren Fühlen aus der Erstperson-Perspektive folgt oder es interpretiert, ja es zum Teil sogar absichtlich oder unabsichtlich verfälscht.

Da das Erleben immer das Erleben von jemandem ist, also zu einer Person gehört, ist es auch nicht möglich, dieses Erleben durch eine statistische Mittelung festzuhalten. Anders verhält es sich mit dem, was Personen sprachlich mitteilen sowie mit dem, was Personen mimisch, gestisch oder handlungsorientiert äußern. Diese Mitteilungen und Äußerungen sind objektivierbar. Verschiedene Beobachter können sich darüber einigen, ob sie dieses oder jenes Verhalten gesehen oder diese oder jene Äußerungen gehört haben. Dabei spielt es für den Realitätsgehalt dieser Mitteilungen keine Rolle, ob ihnen ein bewusstes Erleben zugrundeliegt oder ob sie ohne bewusstes Erleben erfolgt sind.

Konsequenterweise eignen sich neurowissenschaftliche Methoden dazu, bestimmte Verhaltensweisen (inkl. Mitteilungen) zu studieren. Wenn ein bestimmtes Verhaltensmuster nach der Verletzung eines begrenzten Hirngebietes nicht mehr möglich ist, dann ist die neuronale Basis dieses Verhaltensmusters geschädigt. Wenn die Reizung eines Hirnareals obligat eine bestimmte Verhaltensweise hervorruft, kann daraus geschlossen werden, dass dieses Hirnareal bei der Organisation des Verhaltensmusters beteiligt ist. Unter Beachtung vielfältigster solcher Zusammenhänge ist es möglich, die Organisationsstruktur des Gehirns besser zu verstehen.

Die moderne Neuropsychologie ist bereits heute in der Lage, wichtige Verhaltensdefizite auf umschriebene Störungen bestimmter Organisationseinheiten des Gehirns zurückzuführen. (Nur in Klammern sei angeführt, dass sich Verhaltensdefizite meist nicht auf ein isoliertes anatomisches Hirngebiet zurückführen lassen, sondern verschiedene miteinander vernetzte Hirnareale betreffen.) Es klafft aber eine große Lücke zwischen dem neurowissenschaftlichen Wissen über instrumentelle Hirnleistungen (wie Gedächtnis oder Sprachvermögen) und den Kenntnissen über die neuronalen Grundlagen geistig-seelischer Fähigkeiten (wie Bewusstsein und Selbstgefühl). Diese Diskrepanz ist m. E. eine natürliche Folge der Wissenschaftsgeschichte, die vom einfach Manipulierbaren (wie physikalische Erscheinungen) ausgeht, um sich dem Komplexeren (wie der Neurobiologie) anzunähern. In den nächsten Jahren sind weitere Fortschritte zu erwarten, die uns dem Ziel näher bringen dürften, die Grundlagen des Bewusstseins und der Denkvorgänge zu verstehen. Schon jetzt sind Entwicklungen darstellbar, welche die neuronalen Grundlagen der Emotionen besser verstehen lassen. (siehe Seite 142 f.)

Exkurs: Missachtung der Erstperson-Perspektive und ihre Folgen

Vorerst sei aber auf die wissenschaftliche Problematik hingewiesen, die durch Missachtung der Erstperson-Perspektive entsteht. Bekanntlich hat das außer Acht lassen der Erstperson-Perspektive, die der Naturwissenschaft lange Zeit inhärent war, mit der Geschichte des Dualismus zu tun. Die Übernahme des Descartes'schen Seelenverständnisses hat die Berücksichtigung des subjektiven Erlebens in der naturwissenschaftlichen Medizin und Psychiatrie bis heute erschwert. Das Übergehen der Erstperson-Perspektive ist jedoch in der Forschung nicht ohne Folgen geblieben.

Ich möchte die Problematik, die aus der mangelnden Berücksichtigung der Erstperson-Perspektive in den Neurowissenschaften entsteht, am Beispiel eines der meistzitierten Experimente der letzten Jahre darstellen. Dieses Experiment basiert auf Untersuchungen, die schon 1965 durch die deutschen Forscher Kornhuber und Deecke gemacht worden sind.[9] Dabei entdeckten sie, dass sich im Gehirnareal, das für die Steuerung einer Bewegung zuständig ist, eine elektrische Aktivität (ein sog. Bereitschaftspotential) schon ca. $^1/_2$ Sekunde vor der Bewegung der entsprechenden Muskelgruppe zeigt. Wenn ich mir vorstelle, ich würde jetzt gleich meine Finger heben, so findet, schon bevor ich dies tue, eine Aktivierung im für diese Bewegung zuständigen Hirnareal statt. Dies ist auch der Fall, wenn ich nur gewarnt werde, dass ich bald eine Fingerbewegung durchzuführen habe.

Diese Beobachtungen aus den sechziger Jahren schienen wenig überraschend und mit der Vorstellung eines steuernden Zentrums im Hirn vereinbar. Vor ungefähr 20 Jahren hat nun Benjamin Libet aber Experimente durchgeführt, die zeigen sollen, dass sich die Verhältnisse zeitlich verkehrt abspielen und der Entschluss zu einer Handlung erst empfunden wird, wenn die Bereitschaftspotentiale im entsprechenden Hirnareal schon relativ lange (zwischen $^1/_{10}$ Sekunde und 1 Sekunde) aufgetreten sind. Die Untersuchungsanordnung von Libet ist recht kompliziert und hat entsprechend auch methodenkritische Fragen hervorgerufen. Knapp zusammengefasst wurden die Versuchspersonen trainiert, «innerhalb einer gegebenen Zeit (1–3 Sekunden) spontan den Entschluss zu fassen, einen Finger der rechten Hand oder die ganze rechte Hand zu beugen. Dabei blickten sie auf eine Oszilloskop-Uhr, auf der ein Punkt rotierte. Zu genau dem Zeitpunkt, an dem die Versuchspersonen den Entschluss zur Bewegung fassten, mussten sie sich die Position des rotierenden Punktes auf der «Uhr» merken. In einer anderen Serie genügte es, sich zu merken, ob der Entschluss vor oder nach einem Stopp der Punktrotation gefasst wurde, was für die Versuchspersonen erheblich einfacher

9 H. Kornhuber/L. Deecke 1965

ist. Bei allen Versuchspersonen wurde während des Experimentes das Bereitschaftspotential gemessen, d. h. aus dem EEG herausgefiltert.»[10]

Es zeigte sich, dass in keinem Fall der spontane Entscheid zu einer Finger- oder Handbewegung dem Bereitschaftspotential im entsprechenden Hirnareal vorausging oder wenigstens mit ihm zusammenfiel. Immer folgte die Angabe, jetzt eine Bewegung zu machen, dem Bereitschaftspotential nach – im Mittel um ½ Sekunde. Libet und andere haben daraus den Aufsehen erregenden Schluss gezogen, dass die Bewegungsauslösung unabhängig von einem persönlichen Ich-Erleben erfolgt und der Eindruck, der Entscheid sei willensbedingt, trügt.

Der Psychologe Gerald Wassermann[11] hat diese Schlussfolgerung aufgrund methodischer Überlegungen in Frage gestellt: Die Angabe der Versuchsperson, an welchem Punkt der rotierenden Zeitscheibe der spontane Entschluss zur Bewegung des Fingers oder der Hand erfolgte, setze selber eine zeitkonsumierende Entscheidungsfindung voraus und erkläre zum Teil den zeitlichen Ablauf der beobachteten Ereignisse.

Viel grundsätzlicher erscheint mir aber der Einwand, dass die Befunde Libets nur dann eine «verkehrte Welt» wiedergeben, wenn man von einem internen Beobachter ausgeht, der die Ereignisse kontrolliert bzw. lenkt. Unter Annahme einer Erstperson-Perspektive, die auf leiblichen Empfindungen beruht, ist das Resultat Libets wenig überraschend. Jedes Handeln, Empfinden und Fühlen ist darnach ein Erleben aus erster Hand, das erst sekundär zu einer Handlung, zu einem Faktum wird. Dieser Übergang von der Erstperson-Perspektive in ein bewertetes Faktum macht eine Weiterverarbeitung des leiblichen Empfindens und Handelns nötig. Dabei ist die Chronologie des neuronalen Geschehens nicht kongruent mit dem zeitlichen Eindruck, den wir nach Abschluss dieses Vorganges haben.

Es erscheint mir deshalb widersinnig, aus den Untersuchungen Libets zu schließen, dass das Ich-Erleben unwichtig ist oder gar eine Täuschung darstelle. Vielmehr basiert unser Denken darauf, dass wir die Erlebenselemente unter Bezugnahme auf einen «allgemeinen Dritten» zu einer zusammenhängenden, sinnvollen Geschichte machen. Dieses Ich, das daraus entsteht, ist kein objekthaftes Ich, das körperlich lokalisierbar wäre und wie ein Steuermann das Lebensschiff Organismus lenken würde. Es gibt auch keinen Zuschauer in mir, der irgendwo auf einem Thron sitzt und wahrnimmt, was in seinem Reich geschieht. Trotzdem nehme ich aus einer Erstperson-Perspektive wahr. Diese wird durch das Ursache-Wirkungs-Denken, auf dem die Untersuchungen Libets beruhen, nicht aufgelöst. Ich gehe davon aus, dass auch Libet und seine Interpreten diese Erstperson-

10 G. Roth 1997, S. 307
11 G. S. Wassermann 1985

Perspektive aus persönlicher Erfahrung kennen und sie im alltäglichen Leben nicht als sekundär einschätzen. Wenn der bekannte Psychotherapieforscher Klaus Grawe sagt: «Unser Ich-Erleben ist eine Erlebnisqualität wie der Geschmack von Zitronenlimonade»[12], also durch irgendwelche Hirnreizungen ausgelöst, so stelle ich mir vor, dass auch für Klaus Grawe ein Unterschied besteht, ob er sich in seinem privaten Alltag mit seinem Ich-Erleben oder mit Limonadengeschmack beschäftigt.

Die Seele, die es gibt, gibt es nicht

Das Ich-Erleben ist nichts Objekthaftes. Es ist in einem gewissen Sinne viel realer als das Nachdenken darüber. Ohne Ich-Erleben wäre unser Denken abstrakt und bodenlos. Das Erleben der «ersten Person» verwurzelt uns in unserem Körper. Der Körper und das Erleben durchdringen einander. In einem Kurzsatz wie z. B.: «Ich sehe dich», gehören Subjekt «ich» und Verb «sehen» zusammen. Sie bilden eine unzertrennbare Form. Es gibt nicht ein primäres Ich, das sieht. Im Ich-Erleben sind Verb und Ich eins. Es gibt kein Ich ohne Empfinden, Fühlen oder Handeln. Das Ich kann von diesem körperlichen Erleben nicht losgelöst werden. Richtigerweise hat auch die Neurowissenschaft dem Ich als Objekt den Kampf angesagt.

Wenn wir uns selber fühlen, so erleben wir uns primär nicht als Objekt, das von einem Subjekt beobachtet wird. Diese Trennung erfolgt erst, wenn wir über uns nachdenken oder wenn wir z. B. Wissenschaft betreiben. Solange wir uns direkt – in der Erstperson-Perspektive – erleben, betrachten wir uns gerade nicht als Objekt, das sich verhält oder dem etwas geschieht. Vielmehr geschieht es einfach oder es verhält sich so. In diesem primären Erleben ist das Medium, in dem etwas geschieht oder in dem sich etwas verhält, nicht eine objekthafte, von uns reflektierte Welt, sondern eine Art Kraftfeld mit einem Gravitationszentrum. Es gilt dieses «zentrierte Kraftfeld» zu erklären, will man sich der Erstperson-Perspektive nähern und nicht dem Umstand, dass Dinge nacheinander beobachtbar sind.

Zu empfinden, dass ich Zahnschmerzen habe, ist etwas völlig anderes als zu wissen, dass mein Zahn schmerzt. Das erste richtet mich aus und reduziert mein Erleben auf die Zahnschmerzen. Das zweite behandelt meinen Schmerz als Objekt und ergründet seine Ursache. Während nur die zweite Vorgehensweise dazu führt, dass ich meinen Zahn behandeln lassen kann, ist das erste Phänomen dafür mitverantwortlich, dass ich überhaupt bin. Wie meine ich das?

Selbstverständlich bewirken nicht meine Zahnschmerzen, dass ich bin. Ich fühle mich sogar viel besser ohne Zahnweh. Aber ich erlebe mich selber nur

---

12 K. Grawe 1998, S. 331

dadurch, dass ich von allen Organen (inklusive dem Sitz der Zähne) mehr oder weniger diffuse Grundempfindungen habe. Diese Organempfindungen bilden die Grundlage meines Ich-Erlebens.

Was ich sehe, höre, rieche, schmecke, taste, gehört in dem Sinne zu mir, dass die Empfindung von keinem anderen geteilt werden kann. Umgekehrt ist die Interpretation und Benennung dessen, was ich erblicke, höre oder schmecke, nicht mehr alleine meine Angelegenheit. Die äußere Welt wird zur realen, von Mitmenschen geteilten Wirklichkeit, wenn ich die Interpretation und Darstellung meiner Wahrnehmung mit anderen in Übereinstimmung bringe.

Einen Berg oder einen Fußballmatch oder was auch immer kann ein Bekannter mit mir aus ungefähr der gleichen Perspektive betrachten. Deshalb können wir uns darüber einigen, was wir sehen. Die Empfindung vom Zahnweh kann mir kein anderer Mensch abnehmen. Auch wenn «geteiltes Leid halbes Leid» ist, kann niemand an meine Stelle treten. Ein Spezialist kann mir allenfalls helfen, den schmerzhaften Zahn zu untersuchen, um z. B. Karies oder entzündetes Zahnfleisch festzustellen. Diese äußere Beobachtung ist aber etwas völlig anderes, als was mir geschieht. Dieser Unterschied trifft in besonderer Weise auch auf das eigene Erleben und Beobachten des Gehirns zu. Die Arbeitsweise des Gehirns kann wenigstens ansatzweise immer besser erklärt werden. Damit ist aber die Wahrnehmung eines Gefühls aus der Erstperson Perspektive nicht aufgedeckt.

> So denke ich, dass die Voraussetzungen für ein Ich-Erleben schrittweise deutlicher werden. Erste Fortschritte sind durch die Erforschung der Neurophysiologie von Schlaf- und Wachzuständen und durch das Studium von Gedächtnisstörungen gemacht worden. Weitere Erklärungen sind bezüglich der neurophysiologischen Grundlage der Erkennung des eigenen Körpers (Körperschema), der Objekterkennung, der Wahrnehmung von Zeit etc. zu erwarten.

Die neurobiologischen Fortschritte dürften dazu führen, dass das Ich-Erleben auch naturwissenschaftlich immer weniger als biologisches Zusatzphänomen (i. S. eines Epiphänomens) oder als Phantasieprodukt des Subjektivismus (i. S. eines Pseudophänomens) interpretiert, sondern als wichtiger, wenn nicht entscheidender Teil der menschlichen Realität akzeptiert wird. Denn: «Die Natur ist früher als der Mensch, der Mensch aber früher als die Naturwissenschaft.»[13]

Unser Verstehen des Menschlichen kann nur auf dem Menschen und seinem primären Erleben selbst beruhen. Oder in den Worten des Physikers Werner Heisenberg: «Wir müssen uns daran erinnern, dass das, was wir beobachten, nicht die Natur selbst ist, sondern Natur, die unserer Art der Fragestellung ausgesetzt ist.»[14]

13 singgemäß von C. F. von Weizsäcker übernommen (nach W. Heisenberg 1994, S. 58)
14 W. Heisenberg 1994, S. 60

Die Art der Fragestellung ist auch für die Psychiatrie und für ihr Verständnis psychischer Störungen entscheidend. Aufgrund des bisher Gesagten ziehe ich folgende vorläufigen Schlussfolgerungen:

1. Die wissenschaftliche Analyse beruht auf der Drittperson-Perspektive. Sie ist insofern unpersönlich. Nur der einzelne Wissenschaftler erlebt sich selber als «erste Person». Erst diese persönliche Selbstwahrnehmung macht ihn fähig, der Erstperson-Perspektive gerecht zu werden. Historisch ist die Annahme der Erstperson-Perspektive für viele Wissenschaftler erschwert worden, weil sie in ihr einen Abkömmling des kartesianischen Subjekts gewittert haben.
2. Obwohl Psychologie und Psychiatrie als objektivierende Wissenschaften die Erstperson-Perspektive nicht fassen können, ist diese aus der therapeutischen Anwendung beider Disziplinen nicht wegzudenken. Wo Therapeutinnen und Therapeuten die Erstperson-Perspektive nicht beachten, verpassen sie auch die Menschen, die jenseits des Objekthaften ihr Zuhause haben. Gerade traumatisierte Menschen sind in besonderer Weise darauf angewiesen, dieses «innere» Zuhause zu erleben. Bisher haben Psychoanalyse und verwandte tiefenpsychologische Richtungen das innere Erleben ernst genommen. Auch eine biologisch fundierte Psychiatrie kann in Zukunft auf diese Ausrichtung und den Austausch «innerer Einsichten» nicht verzichten.
3. Eine der größten Herausforderungen an Psychologie und Psychiatrie besteht darin, die Drittperson-Perspektive weiter auszudifferenzieren, ohne die Erstperson-Perspektive der leidenden Menschen zu übergehen. Denn ohne Beachtung der Erstperson-Perspektive wird auch die beste Analyse das Wesentliche des Menschen verpassen. Sie wird Gefahr laufen, die Folgen, die das persönliche Erleben auf wichtige Lebensprozesse hat, zu übersehen und dafür wissenschaftlich blind zu sein.

Statt «etwas» «jemand» sein

Die Erstperson-Perspektive scheint mir noch aus einem anderen Grunde von außerordentlicher Bedeutung für die Psychiatrie und das Verständnis psychischer Störungen zu sein. Sie macht es möglich, dass eine Person ein Verständnis von sich selbst entwickelt, das von demjenigen der anderen abweicht. Ein Körper, der empfindet und aufbegehrt, ist kein passives Objekt mehr im Fluss der Evolutionsgeschichte. Ein Körper, der empfindet, kann zum Ausgangspunkt einer eigenen Geschichte werden, in Abhängigkeit von und gegen den Widerstand der Mitwelt.

Wenn G. A. Goldschmidt darüber nachdenkt, wie ein Mensch trotz widrigster Umstände ein unzerstörbares Ich besitzen kann, so glaubt er nicht, dass die Lösung nur im sozialen oder nur im neuronalen Bereich liegt. Vielmehr begreift er sein schmerzvolles körperliches Erleben als Ausgangspunkt, der ihm erlaubt, sich gegen die Anderen zu stellen. Sein «Ich» existiert nur im Empfinden des Körpers und seinem Begehren. Die einzige Ich-Realität ist der Körper, der empfindet. «Denn hier zeigt sich das höchst Paradoxale: ... Was zu seinem Leiden, zu seiner Erniedrigung gedacht war, ... (ist) seine allerhöchste Bestätigung: Dies bin wirklich ich.» (S. 89 f.)

In einem Zeitungsinterview sagt Goldschmidt: «Man kann sagen, ich sei ein Masochist gewesen ..., aber das Wort stimmt schon in der Distanz der Zeit nicht ..., deshalb habe ich vielleicht auch meinen Kram geschrieben, um zu zeigen: Ihr könnt mich noch so sehr definieren, und es ist trotzdem nicht richtig ... ich bin nicht, was der andere aus mir macht.» Und: «Mir hat das Schreiben nach und nach den Beweis erbracht, dass ich ein ganz normaler, mittlerer französischer Staatsbürger bin, und ich finde das wunderbar. Ich genieße die Anonymität meines Ichs ... Ich würde sagen, ich war psychisch ein Autist, der durch das Schreiben das Sprechen gelernt hat. Das ist der Grund, warum man schreibt. Um sich nicht in der Selbstbrauerei wie das Bier im Kreis herumzudrehen. Das ist die Öffnung. Man muss aus dem Kopf heraus, und das ist einfach.» [15]

Vor dem Schreiben hat Goldschmidt das Lesen geholfen. Er sucht und findet in Büchern Zeugnisse für seine Erfahrung, so z. B. bei Rimbaud und Kafka, vielleicht aber am ausgeprägtesten bei Rousseau, dessen Lektüre der «Bekenntnisse» ihn als Kind gerettet habe: «Diese masochistische Verrücktheit: Es gibt kein Wort in den «Bekenntnissen» Rousseaus, das nicht mit dem Aufbegehren des Körpers zu tun hätte, kein einziges Wort.»[16]
Masochistisches Verhalten, Bücherlesen und Schreiben geraten bei Goldschmidt in eine Linie. Sie sind für ihn gestufte Rettungsversuche, die beim eigenen Erleben einsetzen und dieses Erleben eines «Ich» über das Körperliche hinaustreiben.

Das Lesen und das Schreiben haben ähnlich wie die masochistische Schmerzlust etwas Einsames, undefinierbar Eigenes. Gerade ihre Einsamkeit trägt aber dazu bei, dass sie nicht in passiver Rezeption oder äußerer Determiniertheit aufgehen. «Das masochistische Ich wird nur scheinbar erstickt. Wieviel Hohn, wieviel Humor, welch unbesiegbare Auflehnung, welch ein Triumph verbirgt ein Ich, das sich so schwach ausgibt.»[17] Auch das Lesen ist nur scheinbar Rezeption. Es ist auch Bestätigung des eigenen Ich-Erlebens. Im Schreiben findet Goldschmidt schließlich zur Sprache, aber er sagt: Ich komme vor der Sprache, nur dafür gibt es Sprache. «Das Wort ist nur, weil ich bin, und nur weil ich bin, ist auch der andere.» [18]

15 Neue Zürcher Zeitung 18./19. März 1995, S. 68: «Wenn wir alles sagen könnten»
16 ebd
17 G. Deleuze: Le Froid et le Cruel (Essai über Sacher-Masoch), zit. nach G. A. Goldschmidt 1994
18 G. A. Goldschmidt 1994, S. 118

Dieser Trutz in den Worten Goldschmidts – um das Wehrhafte im älteren deutschen Wort für Trotz zu betonen – erscheint nötig, um gegen eine feindliche Welt oder angesichts eines widrigen Schicksals nicht unterzugehen. So verweist Goldschmidt ohne moralisch erhobenen Zeigefinger – ja ganz gegen die herrschende Moral – darauf, dass Selbstbestrafung, Selbstrückzug (in eine Bücherwelt) und Selbstgespräche (im Schreiben) auch zum Überleben wichtig sein können.

In ähnlicher Weise ist zu überlegen, inwieweit trotzigem Aufrechterhalten des Ich-Erlebens in krankhaft entgleisten Reaktionsformen eine schützende Funktion zukommt. Viele moderne psychische Störungsbilder scheinen mir ohne Berücksichtigung eines krankhaften Festhaltens am körperlichen Ich-Erleben gar nicht verständlich zu sein: Selbstschädigende Verhaltensweisen haben in den letzten Jahrzehnten unter jungen Leuten sprunghaft zugenommen – etwa Selbstverletzungen (Automutilationen) oder Nahrungsverweigerung (Anorexie).[19] Dabei kommen auch Mittel zum Einsatz, die von außen gesehen unverständlich und widersinnig scheinen: sich schneiden, brennen, kneifen, schlagen. Auch die Nahrungsverweigerung anorektischer Menschen stellt nicht nur eine Verweigerung der Speise und der Gemeinschaft des «gemeinsamen Brotbrechens» dar, sondern ruft im hungernden Körper Gefühle hervor, die bei aller Unlust eben auch ein Gespür für den eigenen Körper geben.

Das Erleben des Schmerzes oder des Hungers kann als Mangel, aber auch als positiver Hinweis für die eigene Körperwirklichkeit verstanden werden. Das widerständische Subjekt wird sich seines Leibes bewusst. Das trotzige Sich-selber-leiden-Machen ist manchmal Ausdruck eines erschütternden Kampfes gegen die Unmöglichkeit, sich angesichts von drohender Fremdbestimmung oder innerer Leere bzw. innerem Durcheinander in anderer Weise zu erfassen, das heißt auch: auf andere Art von einem «Etwas» zu einem «Jemand» werden.

Bei solchen extremen Selbstbehauptungsversuchen kann auch eine gesellschaftliche Komponente mitspielen. Wenn der Mensch wirtschaftlich zum Handelsobjekt und wissenschaftlich zum statistisch definierten Regelfall wird, ist es vielleicht nicht so verwunderlich, dass sich die Menschen im Gegenzug dem objektivierenden Zugriff auf extreme Weise durch subjektive Akte zu entziehen versuchen.

19 So haben sich an der Psychiatrischen Universitätsklinik Zürich die Selbstschädigungen zwischen 1987 und 1995 fast verdoppelt (Ch. Schmid et al. 2000). Eine gute Übersicht über «den sich selbst beschädigenden Menschen» hat Norbert Hänsli (1994) geschrieben.

Das Ich-Erleben als Rettungsanker: ein Beispiel

Fabienne ist heute 24 Jahre alt. Sie ist groß gewachsen, eine auffällige Erscheinung, meist schwarz gekleidet, gepflegt, intelligent und sprachlich begabt. Fabienne wäre wahrscheinlich mit dieser Charakterisierung einverstanden. Aber: Diese Eigenschaften charakterisieren nicht ihre Person, sondern ihre Erscheinung und ihre schulische Leistung. Ihre Persönlichkeit äußert sich auf andere Weise.

Ich kenne Fabienne seit 6 Jahren. Als 18-Jährige wurde sie erstmals hospitalisiert, nachdem sie in suizidaler Absicht von zu Hause weggelaufen war und nachdem ambulante psychiatrisch-psychotherapeutische Behandlungen ihre schulische und private Krise nicht entschärfen konnte. Nach der ersten Hospitalisation stand sie über Jahre in einer engen psychotherapeutischen Betreuung durch einen Facharzt, suchte aber auch wiederholt Hilfe in unserer Klinik. Anlass dieser Selbstzuweisungen waren sozial sich zuspitzende Krisensituationen, vor allem Auseinandersetzungen mit den Eltern, aber auch schulische Überforderungssituationen.

Die komplizierte Geschichte von Fabienne kann vielleicht am einfachsten auf folgenden Nenner gebracht werden: Entweder suchte Fabienne in der Klinik Hilfe, weil sie «es» mit ihren Eltern nicht aushielt, oder sie flüchtete in die Klinik, weil sie «es» mit sich selbst nicht aushielt. Was aber war dieses «Es»: Das ist schon schwerer zu sagen. Die Eltern hatten größte Mühe mit den Suiziddrohungen, Weglauftendenzen und anderem Rückzugsverhalten von Fabienne. Sie forderten zum Teil ultimativ, dass sich Fabienne der Familie anpassen solle oder sonst auf ihre Unterstützung verzichten müsse. Fabiennes Probleme waren aber nur zum Teil durch diese Forderungen bedingt. Sie litt ebenso stark an Rückzügen von anderen Personen, von pädagogischen oder therapeutischen Bezugspersonen, an die sie sich zuvor freundschaftlich anzuschließen versucht hatte.

Zur äußeren Situation: Fabienne ist das ältere von zwei Kindern eines erfolgreichen Akademikers und einer temperamentvollen Hausfrau. Der Vater hielt sich berufshalber oft im Ausland auf. Die Mutter konzentrierte sich sehr stark auf ihre Kinder, insbesondere auf Fabienne, an der sie das anhängliche und liebenswürdige Wesen schätzte. Als Fabienne und ihre um wenig jüngere Schwester ins Pubertätsalter kamen, fand sich die Mutter mit ihrer Situation immer weniger zurecht.

Fabienne blieb lange Zeit stark von ihren Eltern abhängig. Sie arbeitete zwar einige Jahre als Hilfskraft in einer Arztpraxis, trat dann aber wieder in eine teure Privatschule ein, mit dem Ziel, die Matur zu machen und später zu studieren. Ihr Vater finanzierte ihr sowohl Schule wie Wohnung und Lebensunterhalt. Das Verhältnis zu den Eltern kann als Entweder/Oder-Beziehung bezeichnet werden. Entweder bestand zwischen Fabienne und ihren Eltern – besonders ihrer Mutter – äußerliche Harmonie, oder das Verhältnis kehrte sich in sein Gegenteil um bis zum vorübergehenden Kontaktabbruch. Krisen von Fabienne führten meistens dazu, dass die Eltern ihre Tochter zu verstoßen drohten. Sie erhofften sich offenbar mit diesem Ultimatum, Fabienne eines Besseren belehren zu können.

Meine wiederholten therapeutischen Versuche, Familiengespräche durchzuführen, scheiterten an der konsequenten Verweigerungshaltung der Eltern, insbesondere der Mutter. Sie schienen nach der Devise zu handeln, entweder ist Fabienne für oder gegen uns.

Fabienne verhielt sich zu ihren Eltern anfänglich spiegelbildlich: Sie floh vom Elternhaus in die Klinik, wenn sie mit den Eltern nicht mehr zurechtkam und brach den Klinikaufenthalt abrupt ab, wenn sie mit den Eltern eine für sie akzeptable Lösung finden konnte. Erst bei der dritten Hospitalisation hielt Fabienne den für sie schmerzhaften Ablösungsprozess vom Behandlungsteam über eine längere Zeit durch und trat schließlich in eine von den Eltern finanzierte eigene Wohnung aus. In der bisher letzten und 4. Hospitalisation kam es zum Eklat. Fabienne entschied sich, auf die Unterstützung ihrer Eltern zu verzichten, auch wenn sie dadurch fürsorgeabhängig werden musste und vorerst den Besuch der Privatschule an den Nagel zu hängen hatte. In der Folge versuchte sie, von einem therapeutischen Setting aus, vermehrt selbständig zu leben.

Diese knappe Darstellung der äußeren Lebensentwicklung soll den Hintergrund abgeben für einige ebenso knappe Hinweise auf die innere Auseinandersetzung Fabiennes. Fabienne neigte dazu, ihre Probleme körperlich oder im zwischenmenschlichen Bereich auszutragen. Sie suchte in der Adoleszenz Schulkolleginnen mit Suiziddrohungen an sich zu binden, ging dann dazu über, sich in Spannungssituationen heimlich zu schneiden oder mit der Faust ins Gesicht zu schlagen. Schließlich alarmierte sie die Umgebung mit blutenden Wunden unter dem rechten Auge, die sie sich mit dem Rasiermesser beigebracht hatte. Sie entwickelte 18-jährig eine anorektische Symptomatik und ernährte sich zeitweise nur mit extremer Diätkost. Dabei zeigte sie nie eine ausgeprägte und anhaltende Depressions-, Angst- oder Zwangsproblematik. Auch psychotische Erfahrungen blieben aus. Das Ausmaß der Selbstverletzungen und der Nahrungsverweigerung schien von Gefühlen der Ohnmacht und der Leere abhängig zu sein. Sie wurden besonders durch bevorstehende Trennungen (auch von Pflegepersonen oder ärztlichen Therapeuten) ausgelöst. Fabienne sprach zwar mitunter davon, dass sie sich nicht richtig spüren würde. Aber diese Fühllosigkeit wurde ihr fast nur zum Problem, wenn sie befürchtete, einen idealisierten Partner zu verlieren. Dann suchte sie zuerst den Partnerverlust mit Suiziddrohungen abzuwenden – und wenn diese Versuche erfolglos blieben, sich mit Hilfe von Selbstverletzungen besser zu spüren.

Ihre Fühllosigkeit war aber kein Zustand, den sie an sich selbst – unabhängig von äußeren Ereignissen – beobachtet hätte. Sie wurde für sie erst in Beziehung zu anderen Menschen manifest. In ähnlicher Weise setzte sich zuerst ihre biographische Selbstschilderung fast nur aus äußeren Daten zusammen. Das innere Erleben, insbesondere ihre Emotionen, blieben ausgespart. Damit blieb ihre persönliche Geschichte eigentümlich stumm.

Man kann aber nicht davon ausgehen, dass es Fabienne aufgrund ihrer Introspektions- und Identitätsproblematik an persönlicher Entscheidungskraft gemangelt hätte. Ganz im Gegenteil. Fabienne konnte außerordentlich konsequent, ja stur sein und auf unmittelbare Vorteile zugunsten eines einmal gesteckten Zieles verzichten. Es wäre also auch zu kurz gegriffen, sie einfach als frustrationsintolerant zu bezeichnen. Vielmehr schien es ihr an einer inneren Instanz – bzw. an einem verinnerlichten Augenpaar – zu mangeln, das sie in ihrer Präsenz (in ihrem Selbstsein) bestätigte, wenn sie sich allein oder verlassen fühlte. In Momenten der Verlassenheit stand ihr kein Familienroman, keine symbolhaltige Vorstellung zur Verfügung. Ihre Idealisierungstendenz schien die Funktion zu haben, statt dessen ein Bild eines Menschen vor Augen zu haben, der sie nicht enttäuschen könne. Um so leerer fühlte sich Fabienne, wenn ihre idealisierten Vorstellungen von einem Menschen zusammenbrachen. Dann fehlte ihr der Blick des vorgestellten Anderen, so dass aus dem Augenblick – im ursprünglichen Wortsinn – ein Moment unaushaltbarer Leere wurde. In solchen Momenten konnten ihr die Selbstverletzungen für einige Stunden oder Tage Entspannung geben, oder sie wenigstens körperlich von ihrer unaushaltbaren Leere ablenken. Sie machten für sie Sinn. Aber diese Selbstverletzungen waren nicht im Stande, jenes andere Ich, das sie vermisste, zu ersetzen.

«Ich ist ein anderer», sagt Rimbaud. Dieser andere ist in der stationären Psychotherapie weder einfach aus dem Patienten hervorzuzaubern noch stellvertretend von Drittpersonen anzubieten. Im Falle von Fabienne war es dem Behandlungsteam aber möglich, ihren immer wieder auftretenden Schmerz über Trennungssituationen als Basis ihrer Not zu verstehen und auf ihre Selbstbewältigungsversuche nicht noch pathologisierend oder verstärkend einzuwirken. War sie extrem gespannt oder gefährdet, sich schwer zu verletzen, wurde ihr nach vorheriger Absprache Intensivbetreuung mit Überwachungscharakter angeboten. Auch wurde ihr im Sinne von Verhaltenshilfen ein Angebot gemacht, sich in selbstgefährdenden Momenten an eine therapeutische Mitarbeiterin zu wenden. In den therapeutischen Sitzungen wurde der Zusammenhang von gedanklich abgewerteten Emotionen und Selbstverletzungstendenzen herausgearbeitet. Wenn immer es aber zu verantworten war, wurden ihre harmloseren Selbstverletzungen als das akzeptiert, was sie m. E. waren: als Versuch, sich selbst zu empfinden, wenn kein anderer Mensch äußerlich oder innerlich präsent war, der sie hätte bestätigen können. Man kann diese mehr handelnd vermittelte als in Worten ausgedrückte Akzeptanz ihrer Selbstsuche als therapeutischen Beitrag verstehen, dem von außen nicht festlegbaren Individuum Fabienne ein anteilnehmender Partner zu sein, der zwar nicht alle Not beseitigen kann, aber in der größten Not verlässlich zur Verfügung steht.

Bei Fabienne entwickelten sich über die Jahre – unter kontinuierlicher, meist ambulanter und seltener stationärer Therapie – Ansätze zu einer eigenen Geschichte und damit zu einer eigenen Identität. Die persönliche Entwicklung erlaubte es ihr, sich inmitten sozialer Abhängigkeiten unabhängiger zu entscheiden. Sie wurde sich ihres eigenen Körpers bewusster und begann, ihren inneren Erlebensraum auszuweiten. An die Stelle von innerer Leere und selbstzugefügtem körperlichem Schmerz trat vermehrt persönliches Betroffensein in Traurigkeit und psychischem Schmerz.

Im Anschluss an dieses Beispiel kann man sich die Frage stellen, was Georges Arthur Goldschmidt von Fabienne unterscheidet?

Goldschmidt steht zu seiner Lust am eigenen Körper bis hin zur Schmerzlust. Er rechtfertigt sein Begehren und seinen Schmerz als etwas, das nur ihm gehört. Fabienne findet Entlastung in Selbstverletzung und Nahrungsverweigerung, doch ohne sich darin selber annehmen zu können. Goldschmidt lebt von seiner Herkunft und seiner Geschichte. Er schafft in seiner unsagbaren Not eine symbolische Eigen- und Gegenwelt. Fabienne ist unbestechlich und unerbittlich in ihrer Selbstsuche, doch reicht das Empfinden ihres selbstverletzten Körpers allein nicht aus, um einen eigenen inneren Raum zu finden. Erst die immer neu gemachte Erfahrung, in ihrem Schmerz und ihrem Leiden von anderen Menschen akzeptiert zu sein, gibt ihr Mut, die innerlich empfundene Leere nicht nur zu bekämpfen, sondern sie in Schmerz und Traurigkeit wahrzunehmen und schließlich in sich etwas vorzustellen, was von Dritten nicht definierbar ist: ein Ich, das sich ihr im Empfinden und Begehren ihres Körpers zeigt. Oder, wie es mir Fabienne mit den poetischen Worten Saint-Exupérys einmal geschrieben hat: «Der Mensch sieht nur mit dem Herzen gut.» Er braucht wie der Kleine Prinz die Begegnung, um zu erkennen: Die Seele, die es gibt, gibt es nicht. Aber ich kann sie erleben und mir vorstellen.

Versuch eines neuen Ich- und Leibverständnisses

Heißt nun, persönliches Erleben zu betonen, einem längst überwunden geglaubten Subjektivismus zu huldigen? Wird mit der Betonung der Erstperson-Perspektive ein eigener seelischer Bereich reanimiert, der sich vom Körper abhebt? Wird aus der Funktion einer Emotion – z. B. der Funktion der Angst, auf eine Gefahr hinzuweisen – ein seelischer Inhalt gemacht?

Diese Gefahr besteht. Unser abendländisches Denken ist derart stark vom Leib-Seele-Dualismus beeinflusst, dass bei jeder Diskussion eines psychologischen Phänomens die Vorstellung einer losgelösten Seele (in der Tradition von Plato bis Descartes) mitschwingt. Umgekehrt ruft die Vorstellung, dass Emotionen primär der Bewältigung einer Situation dienen, das funktionelle Denken von Aristoteles wach, das sich als anderer Strang durch die Geschichte des Abendlandes zieht.

Nach dieser Denkrichtung macht die Form bzw. der Zweck einen Gegenstand zu dem, was er ist. So ist ein Stuhl erst ein Stuhl, wenn er eine gewisse Form hat, die einem Zweck dient. Stühle sind zum Sitzen da, unabhängig davon, aus welchen Materialien sie bestehen. Dieses aristotelische Erbe führt uns zur Gleichsetzung von Emotion und Funktion. Emotionen sind dann zum Überleben da.

Möglicherweise ist aber die Sache komplizierter. Vielleicht ist der Streit nicht einfach zwischen Plato und Aristoteles zu entscheiden, auch wenn es Geschichtskundige geben soll, die die Philosophiegeschichte des Abendlandes für Fußnoten zur Auseinandersetzung zwischen Plato und Aristoteles halten.

Im Versuch, ein Modell der Emotion zu skizzieren, gilt es sicher, Plato und Aristoteles bzw. die von ihnen initiierten Geistesbewegungen mitzudenken. Andererseits ist das Empfinden, Fühlen und Handeln eines Menschen weder immateriell noch bloß funktionell, sondern ein leiblicher Vorgang, der Körper und Seele umfasst. Dieser dritte Ansatz steht überraschenderweise der jüdisch-christlichen Tradition am nächsten, die sich der Aufspaltung in Subjekt und Objekt bzw. Form und Substanz immer ein Stück weit entzogen hat.

Dieses Buch ist vom Grundgedanken durchzogen, dass erst das subjektive Ich-Erleben – die Erstperson-Perspektive – zusammen mit der Drittperson-Perspektive – also der Sichtweise eines «allgemeinen Dritten» – den Menschen zum Menschen macht. Eine Reduktion des Menschen auf die eine oder andere Sichtweise macht ihn zum Roboter oder zum Geistwesen. Das subjektive Erleben entzieht sich insofern einer Definition, als es nicht verdinglicht werden kann.

Trotzdem reden wir von Empfinden, Fühlen und Handeln eines Menschen und meinen damit jenes «Unhintergehbare»[20], was einen Menschen als Person auszeichnet. Während das Handeln die Ethik eines Menschen charakterisiert, bestimmt das Fühlen seine innere Ausrichtung auf die Welt. Wahrnehmen und Empfinden sind die Grundlage jeglicher Orientierung.

Es gibt gute Gründe, das Handeln – und damit die Ethik – ins Zentrum des Denkens über den Menschen zu stellen. Daraus entsteht ein philosophisch-religiöses Weltbild, wie es z. B. der jüdische Philosoph Emanuel Lévinas in moderner Form eindrücklich entwickelt hat.[21] Für medizinisch-psychiatrische Fragestellun-

20 «Unhintergehbar» meint in diesem Zusammenhang, dass man nicht hinter «die erste Person» zurückgehen kann. Der deutsche Philosoph Manfred Frank hat von der «Unhintergehbarkeit von Individualität» gesprochen (M. Frank 1986).

21 Eine Kernaussage von Lévinas betrifft das Werden des eigenen Selbst durch die Herausforderung des andern. Die Selbstheit (Ipséité) entstehe nicht aus sich selber, sondern dadurch, dass sich ein Mensch nicht der Aufgabe entzieht, die das Leiden eines anderen ihm stellt. Eine konzise Einführung in das Denken von Lévinas, insbesondere seine Hauptwerke «Totalität und Unendlichkeit» und «Jenseits des Seins …», findet sich bei Bernhard Taureck 1997.

gen stehen Empfinden und Fühlen im Vordergrund. Sie prägen die innere Ausrichtung eines Menschen und beeinflussen seine Hinwendung zur Außenwelt. Aus dem Empfinden und Fühlen eines Menschen können psychische Probleme erwachsen, wenn das Empfundene und Gefühlte auf Wertungen trifft, die das Erlebte in Frage stellen. Das soll Thema des abschließenden dritten Teiles dieses Buches sein.

Körperlandschaften des Seelischen – Zur Neurobiologie der Erlebensgrundlagen

Zunächst möchte ich aber noch etwas näher darauf eingehen, was es mit dem Empfinden und Fühlen auf sich hat und wie diese Begriffe zu verstehen sind. Empfinden und Fühlen sind Tätigkeitswörter. Sie drücken aus, was gerade geschieht. Sie entsprechen einem Geschehen, das im Fluss ist und sich nicht fixieren lässt. Erst wenn ich über mein Fühlen nachdenke, wird mein Fühlen – wie wir gesehen haben (vgl. S. 128 f.) – zum Gefühl, zum objektiven Faktum. In ähnlicher Weise kann mein Fühlen auch zum Objekt werden, wenn die damit einhergehende körperliche Veränderung (etwa die Schamröte oder das Senken des Blickes) von außen beobachtet wird. Konsequenterweise setzt sich ein Gefühl zusammen aus einem subjektiven Erleben und aus objektiven Veränderungen auf der physiologischen und der Verhaltensebene.

Interessanterweise kann das Gleiche vom Empfinden nicht gesagt werden. Ein Mensch kann zwar über ein Empfinden nachdenken und eine Empfindung äußern. Aber diese Empfindung lässt sich nicht als ein bestimmtes Verhalten (wie das schamvolle Wegsehen) oder eine physiologische Veränderung (wie die Schamröte) beobachten.

Was also ist der Unterschied zwischen Empfinden und Fühlen? Von der sprachlichen Herkunft her hat Empfinden mit «finden», «entdecken» zu tun, während sich Fühlen wohl von «tasten» herleitet, und damit eine körperliche Basis deutlich macht. Sprachlich kann also etwas fühlend ertastet werden und als solches als etwas Besonderes entdeckt und empfunden werden. Ich verweise auf diese sprachliche Abfolge von Fühlen und Empfinden, weil sie auch dem modernen neurowissenschaftlichen Verständnis entspricht, dass Gefühle Empfindungen spüren lassen, aber nicht alle Empfindungen mit Gefühlen einhergehen. Um das zu erklären, muss ich das Referenzsystem wechseln und neurobiologische Befunde heranziehen. Ich benütze im Folgenden Überlegungen des führenden amerikanischen Neurologen Antonio R. Damasio.

Der menschliche Organismus ist immer in einer gewissen Aktivität. Diese Aktivität spiegelt sich auch in einer andauernden Nerventätigkeit wieder, die parallel zur Aktivität der verschiedenen Organe und Körperteile geht. Dieser vielseitigen,

v. a. neuronalen Aktivität sind wir uns im Normalfall nicht bewusst. Wir reagieren bekanntlich hauptsächlich auf neue oder verstärkte Reize, die sich wie Wellen vom gewohnten Hintergrund abheben. Wir empfinden z. B. unseren Magen, wenn er «sauer aufstößt» oder unseren rechten Arm, wenn er nach einem Sturz schmerzt. Solange aber nichts Auffälliges passiert, sind wir uns nicht bewusst, dass der Magen oder der Arm in ständiger Aktivität ist. Damasio nennt die Empfindung dieser stets vorhandenen neuronal vermittelten Aktivität des Körpers «Hintergrundempfindung». Er schreibt: «Die Hintergrundempfindung ist unser Vorstellungsbild von einer Körperlandschaft ... Der Begriff der «Stimmung» ist zwar mit dem der Hintergrundempfindung verwandt, trifft es aber nicht genau. Wenn Hintergrundempfindungen stunden- und tagelang durchgehend von gleicher Art sind und sich nicht unmerklich mit dem Auf und Ab der Gedankeninhalte verändern, dann trägt die Gesamtheit der Hintergrundempfindungen wahrscheinlich zu einer – guten, schlechten oder neutralen – Stimmung bei.»[22]

Wird nun diese Hintergrundempfindung relativ abrupt gestört, tritt also eine wesentliche Aktivitätsveränderung auf, so werden wir diese Veränderung als Empfindung wahrnehmen.

Stellen Sie sich vor, dass Sie beim abendlichen Spaziergang plötzlich ein ungewohntes Rascheln vernehmen. Dabei schrecken Sie zusammen, nehmen vielleicht eine leicht geduckte Stellung ein, atmen schneller, verspüren ein Herzklopfen als Ausdruck einer erhöhten Herztätigkeit. Alle diese körperlichen Reaktionen müssen Sie nicht bewusst wahrnehmen. Trotzdem werden diese auftretenden Veränderungen Ihrer Organtätigkeit an das Gehirn übermittelt, und zwar von Nervenendigungen, die Impulse an Haut, Blutgefäße, Eingeweide, Muskeln usw. weiterleiten. Im Gehirn werden insbesondere die Rindenfelder in den Bereichen von Insel und Schläfenlappen ein wechselndes Aktivitätsmuster aufweisen, als Ausdruck der empfangenen Informationen aus den Organen. Dabei darf man sich nicht vorstellen, dass die Aktivitätsveränderung statisch ist oder in einem spezifischen Hirnareal lokalisiert wäre. Vielmehr zeichnen verschiedene Hirnareale verschiedene Aktivitätsmuster auf und sind wechselweise miteinander vernetzt.

Neben dieser Nervenroute gelangen Impulse aus den inneren Organen auch über einen chemischen Weg ans Gehirn. So werden beim Erschrecken Hormone und Peptide im Körper ausgeschüttet, die das Gehirn über den Blutkreislauf erreichen.

Neuronale und hormonelle Informationen geben zusammen ein «Bild» der Körperlandschaft, die sich ständig ändert. Dabei darf man sich allerdings nicht eine visuelle Wiedergabe oder eine andere Form der sinnlichen Repräsentation der Körperlandschaft vorstellen. Vielmehr verwandelt sich die vielfältige Aktivität

22 A. Damasio 1997, S. 208

der Körperorgane im Gehirn in ein bestimmtes neuronales Übertragungsmuster im Gehirn, das im wesentlichen einem elektrischen Feld entspricht.

Bisher habe ich darzustellen versucht, was sich in unserem Körper ereignet, wenn wir eine bestimmte Empfindung haben. Im Wachzustand gesellen sich zu Empfindungen in der Regel auch gedankliche Vorstellungen hinzu. Verbindet sich nun eine bestimmte Empfindung – also eine bestimmte empfundene Körperlandschaft – regelmäßig mit einer gleichartigen gedanklichen Vorstellung (z. B. der Vorstellung einer unmittelbaren Gefahr), so koppelt sich die empfundene Körperlandschaft und das Gedankenbild zu einem einheitlichen Empfindungs- und Vorstellungsmuster. Solche typischen Verbindungsmuster entsprechen nach der Auffassung des Neurowissenschaftlers Antonio Damasio einem Gefühl. Das Angstgefühl wäre also z. B. zusammengesetzt aus der Empfindung einer bestimmten Körperlandschaft, die durch schnellen Puls, schnelle Atmung, Schweißaussonderung, erhöhte Muskelspannung etc. charakterisiert ist, und der Vorstellung einer Bedrohung oder einer Gefahr (in unserem gewählten Beispiel ausgelöst durch das Rascheln im Dunkeln). Bei Traurigkeit verbindet sich die Vorstellung, einen Verlust zu erleiden, mit einer körperlichen Umstellung, die durch schnelleren Herzschlag, erniedrigte Hauttemperatur, einer typischen Aktivierung des Gesichtsmuskels (traurige Mimik) und allenfalls Weinen charakterisiert ist.

Von praktischer und theoretischer Bedeutung ist, dass die neuronalen Verbindungen und die Hirnareale, die für das Auftreten einer Empfindung nötig sind, nicht identisch sind mit den neuronalen Aktivitätsmustern bzw. den Hirnarealen, die für die Vorstellungsbilder benötigt werden. Erst diese unterschiedlichen Hirnkarten für Vorstellung und Empfindung machen es möglich, dass sich Empfindungs- und Vorstellungsmuster zu einem Gefühl kombinieren können. Die Trennung der neuronalen Repräsentation von Vorstellung und Empfindung ermöglicht es aber auch, therapeutisch Gefühlsprobleme in beschränktem Maße von der Empfindungs- und Vorstellungsseite anzugehen.

Eine offene Frage ist, in welcher Weise sich neuronale Vorstellungs- und Empfindungsmuster miteinander kombinieren. Unter Emotionsforschern ist auch umstritten, in welcher Reihenfolge bei einem bestimmten Gefühl Vorstellung und Empfindung auftreten. Während die einen dezidiert die Meinung vertreten, dass zuerst bestimmte Vorstellungen (wie diejenige einer Gefahr) vorhanden sein müssen, um die Körperlandschaft (i. S. der Gefahrenabwehr) zu verändern, sind andere der Auffassung, dass eine spontan aufgetretene Körperempfindung eine dazu passende Vorstellung hervorrufen könne. Wahrscheinlich sind beide Auffassungen richtig. Sicher scheint nur, dass zu einem Gefühl auch eine empfundene Körperlandschaft gehört.

William James stellte sich schon vor 100 Jahren die Frage, was wohl von unseren Gefühlen übrigbleiben würde, wenn unsere körperlichen Empfindungen ausgeschaltet würden. Er schrieb: «Wenn wir uns ein starkes Gefühl vorstellen und dann versuchen, in unserem Bewusstsein jegliches Empfinden für seine Körpersymptome zu eliminieren, stellen wir fest, dass wir nichts zurückbehalten, keinen «Seelenstoff», aus dem sich das Gefühl zusammensetzen ließe, und dass ein kalter und neutraler Zustand intellektueller Wahrnehmung alles ist, was bleibt ... Was vom Gefühl der Furcht übrigbliebe, wenn ich weder das Empfinden von beschleunigtem Herzschlag, noch von flacher Atmung, weder von zitternden Lippen noch von weichen Knien, weder von Gänsehaut noch von revoltierenden Eingeweiden hätte, vermag ich mir beim besten Willen nicht vorzustellen.»[23]

100 Jahre später liess der amerikanische Emotionsforscher Ekman in experimentellen Untersuchungen die daran beteiligten Personen bestimmte Muskeln ihres Gesichts bewegen.[24] Wenn die Versuchspersonen jene Gesichtsmuskeln anspannten, die normalerweise bei Gefühlsäußerungen in Aktion treten, beobachtete er, dass überzufällig häufig ein Gemütszustand auftrat, der zu diesen Muskelgruppen passte. Dabei wussten die Untersuchungspersonen nicht, dass diese Muskelbewegungen mit Gefühlen zu tun haben. Diese und andere Beobachtungen haben zur Annahme geführt, dass Gefühle mit der Empfindung eines bestimmten Körperzustandes im Zusammenhang stehen, dass z. B. bei Angstgefühlen eine körperliche Defensivreaktion gegen Gefahr vorliegt. Wenn dies richtig ist, so unterscheiden sich Gefühle grundlegend voneinander hinsichtlich der Art der körperlichen Aktivitätsmuster.

Die Sprache legt uns nahe, Angst, Freude, Misstrauen, Eifersucht etc. als unterschiedliche Gefühle voneinander abzugrenzen. Sie verweist auch auf den Zusammenhang der verschiedenen Gefühle mit körperlichen Empfindungen. So bedeutet Angst auch umgangssprachlich «Schiss haben» oder «die Hosen voll haben», «den Bammel kriegen», «beklemmt sein», «einen Puls von 100 haben», «Schauder empfinden», «keine Luft mehr kriegen».

Sprachweisheit und moderne Neurowissenschaft decken sich insofern, als Gefühle sich nicht nur im Kopf abspielen, sondern den ganzen Körper betreffen. Sie spielen sich «im Bauch» oder «im Herz» ab und sie «fahren in die Knochen». Gefühle sind nur insofern kopflastig, als sie im Gehirn ihre neuronale Verarbeitung finden.

Wenn ich fühle, fühle ich keine abstrakte Seele, sondern ich empfinde mich körperlich. Deshalb der Titel dieses Kapitels «Der Körper der Seele ist emotional». Aber ich fühle, und das ist mehr, als ich von einem Körper erwarten darf. Wie stellen sich moderne Gefühlsforscher vor, dass ein Körper fühlen kann?

23 zit. nach A. Damasio 1997, S. 180
24 P. Ekman 1992

Ein Emotionsmodell

Jede Emotion setzt einen Auslöser voraus. Biologen lieben es, sich als Auslöser einer emotionalen Reaktion ein gefährliches Tier, eine Schlange oder einen hungrigen Bären vorzustellen. Im alltäglichen Leben spielen aber diese Tiere keine Rolle. Im Zoo sind sie hinter Glas oder Gitter isoliert und lösen mehr Erstaunen und Bewunderung als Furcht oder Angst aus (was übrigens ein schönes Beispiel dafür ist, dass sich ein Reiz nie isoliert als gefährlich entpuppt, sondern immer nur in einem bestimmten Kontext). Im Alltag sind andere Bedrohungen an die Stelle gefährlicher Tiere getreten: Gefährdungen im Straßenverkehr, Streitigkeiten und Beziehungsabbrüche im Privatleben, Unsicherheit im Beruf und finanzielle Nöte. Diese sozialen Gefährdungen sind zwar nicht weniger furchterregend, aber um einiges schwieriger von der ganzen Lebenssituation abzugrenzen, als der unverhoffte Kontakt mit einer Schlange im Urwald.

Die meisten Emotionsforscher stellen sich aber vor, dass der Mechanismus, den eine Emotion auslöst, in der sozialen Situation nicht grundsätzlich anders ist als im Urwald. Ein Reiz, der als gefährlich eingeschätzt wird, führt zu einer Reihe von Abwehrvorgängen, die unter den Begriff «emotionales Reaktionsschema» fallen. Allerdings hat die Forschung an Menschen zu berücksichtigen, dass die Emotionsauslösung in stärkerem Maße als bei Tieren von der Einschätzung der Gefahrensituation durch die Betroffenen abhängig ist.[25] Deshalb wird in der psychologischen Forschung am Menschen größter Wert darauf gelegt, wie eine bestimmte Situation interpretiert wird – diese Einschätzung wird «appraisal» genannt –, während die Tierforschung eine direkte Verbindung zwischen bedingten Reizen und Reaktionsweisen des Organismus annimmt. Dabei ist es natürlich nicht ausgeschlossen, dass sich menschliche Reaktionsweisen auf der Basis von relativ einfach konditionierten Reizen herausgebildet haben.

Der bekannte Emotionsforscher Joseph LeDoux von der New York University[26] nimmt denn auch an, dass es einen evolutionär herausgebildeten *direkten* Weg des Reizreaktionsmusters gibt (**Abbildung 3**). Im Falle der Angstreaktion führt dieser direkte und schnelle Weg der Informationsverarbeitung von den Sinnesorganen, die die Reize aufnehmen, über Nerven und Gehirnbahnen zum Thalamus im Zwischenhirn und von dieser wichtigen Schaltstelle zum Mandelkern (lateinisch: corpus amygdaloideum oder kurz Amygdala) im Vorderhirn. Dieser mandelförmige Hirnnervenkern spielt für die emotionale Reaktionsweise des Menschen

25 Der Zusammenhang von Kognition und Emotion, von gedanklichen Vorstellungen und Gefühlen ist in zugleich vorbildlicher wie amüsanter Weise von Mick Power und Tim Dalgleish (1997) beschrieben worden.

26 J. LeDoux 1998

Der kurze und der lange Weg zum Mandelkern
(nach LeDoux, 1996)

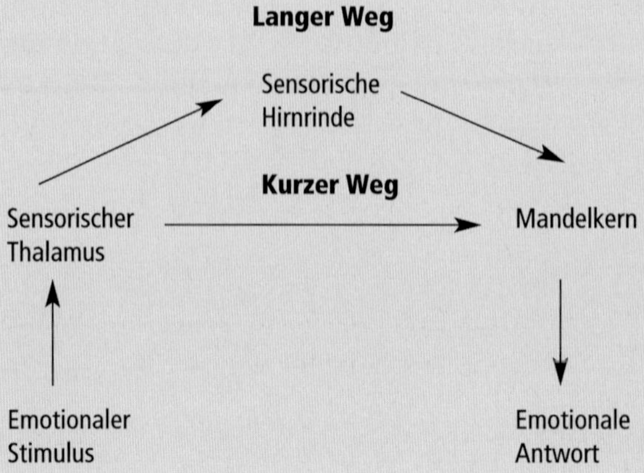

Abbildung 3

eine besondere Rolle, weil er (über Aktivierung anderer Hirnzentren) die physiologischen und verhaltensmäßigen Veränderungen, die bei Angst auftreten, auslöst. Er bewirkt also eine Kreislaufaktivierung (über Stimulation des lateralen Hypothalamus), den Anstieg der Stresshormone (über Stimulation des paraventriculären Hypothalamus) oder das ängstliche Erstarren (über Aktivierung des zentralen Graus). Dieser direkte und rasche Weg der Angstauslösung benötigt vom Moment der Reizung bis zur Verhaltensänderung nur wenige Millisekunden. Wahrscheinlich können über diesen schnellen Weg bestimmte Reizkonstellationen eine Angstreaktion auslösen, ohne dass das zugrundeliegende Reizmuster einer wertenden Einschätzung unterzogen wird. So geht Damasio davon aus, «dass wir zu einer präorganisierten Gefühlsreaktion verdrahtet sind, wenn wir bestimmte Reizmerkmale in der Welt oder im Körper – allein oder kombiniert – wahrnehmen. Beispiele für solche Merkmale sind Größe (z. B. wenn wir es mit besonders großen Tieren zu tun bekommen), extreme Spannweite (denken wir an fliegende Adler), Bewegungsart (wie bei Reptilien), bestimmte Geräusche (wie Knurren oder Brummen), bestimmte Körperzustände (etwa der Schmerz bei einem Herzanfall).»[27]

---

27 A. Damasio 1997

Der langsamere *indirekte Weg* des ängstlichen Reaktionsmusters schließt die Hirnrinde ein, indem vom Thalamus auch Signale an die sensorischen Hirnrindenfelder weitergeleitet werden (vgl. Abbildung 3). Dort werden die Impulse mit anderen neuronalen Mustern (z. B. aus Gedächtnisspeichern) assoziiert. Nach komplexer Verarbeitung in der Hirnrinde werden dann Botschaften an den Mandelkern geschickt, der wiederum die physiologischen und verhaltensmäßigen Reaktionsweisen des Angstmusters auslösen kann. Dieser indirekte Weg ermöglicht eine Interpretation und Wertung der Gefahrenquelle in den Hirnrindenfeldern (sog. appraisal), benötigt aber für die Informationsverarbeitung ungefähr doppelt so lange wie die direkte Schleife.

LeDoux sieht den Sinn des direkten Weges in einer raschen Reaktionsmöglichkeit. Er schreibt: «Der direkte Weg erlaubt uns, auf potentiell gefährliche Reize zu reagieren zu beginnen, bevor wir genau wissen, was der Reiz bedeutet. Dies kann in gefährlichen Situationen sehr nützlich sein. Jedoch erfordert die Vorteilhaftigkeit dieser Lösung, dass der indirekte Weg über die Hirnrinde in der Lage ist, den direkten Weg zu übertrumpfen.»[28]

Bewertete Grundgefühle

Die emotionale Reaktionsweise ist jedoch nicht die einzige Möglichkeit des menschlichen Organismus, auf einen Reiz zu reagieren. Parallel zu diesem emotionalen Geschehen hinterlässt ein aufgenommener Reiz auch eine Erinnerungsspur, die nicht über das beschriebene «emotionale System» verarbeitet wird, sondern in einem selbständigen Gedächtnisspeicher registriert wird. Dadurch verfügen die Menschen über eine Erinnerung, die nur die Reizsituation in ihrer räumlichen Konstellation festhält, aber keine emotionale Färbung aufweist. Diese Art der räumlichen Gedächtnisverarbeitung von Fakten erfolgt über ein Gebiet im Schläfenhirn [das den sog. Hippocampus (lateinisch: Seepferdchen)] einschließt. Demgegenüber wird die emotionale Erinnerungsspur in anderen Hirnstrukturen gespeichert.

Die anfängliche doppelte Buchführung von Ereignissen – die Trennung von impliziten emotionalen Reaktionsspuren und explizitem Faktengedächtnis – wird zwar im weiteren Verlauf bei Bedarf vom Arbeitsgedächtnis (einer Art kurzzeitigem Zusammenführen verschiedener Eindrücke und Erinnerungen) bereinigt. Die Verbindung von emotionalen und faktischen Erinnerungsspuren kann dann zu einer emotional gefärbten Erinnerung im Langzeitgedächtnis führen. Doch macht die primäre Trennung es möglich, dass Fakten und Emotionen voneinander unabhängig erinnert werden kön-

28 J. LeDoux 1998, S. 164

nen. Hat z. B. mein explizites Faktengedächtnis bereits Details eines früheren Ereignisses vergessen – (z. B. dass ein Auto gehupt hat, bevor ich den Verkehrsunfall erlitten habe) –, mein emotionales Gedächtnis aber den Zusammenhang von Hupen und Unfall in Erinnerung behalten, so kann ich beim Hören eines Autohupens eine Angstreaktion erleiden, ohne dass ich weiß, warum ich Angst habe, d. h. ohne erinnerte Kenntnis der biographischen Fakten.

Vieles spricht dafür, dass das implizite Gedächtnis von Emotionen weniger vergisst als das explizite Gedächtnis von Fakten. Dieser Umstand dürfte dazu beitragen, dass es uns häufig nicht möglich ist, die ursprüngliche Ursache unserer konditionierten Angstreaktion aufzudecken, weil wir keine bewusste Erinnerung an die entscheidenden auslösenden Momente des zugrundeliegenden Angsterlebnisses haben.

Neuere Untersuchungsergebnisse weisen sogar darauf hin, dass der Hippocampus als Zentrum zur Gedächtnisverarbeitung von Fakten durch chronischen Stress eher geschädigt wird, während der Mandelkern als Zentrum des emotionalen Gedächtnisses durch anhaltenden Stress eher aktiviert wird. Bestätigen sich diese Befunde, so tendieren wir dazu, unter Belastungen für Fakten vergesslicher zu werden, aber gleichzeitig eher emotional zu reagieren.

Die emotionale Reaktionsweise ist mit der bisherigen Darstellung einer funktionellen Anpassung des Körpers an eine Gefahrenquelle noch nicht erschöpfend diskutiert. Selbst wenn die Angstreaktion automatisch erfolgt, also den kurzen direkten Weg nimmt, wird sie von den betroffenen Menschen in der Regel bewusst erlebt.

Die bewusste Wahrnehmung der Angstreaktion – das Angstgefühl – setzt nach LeDoux voraus, dass die körperlichen Veränderungen und die auslösenden Umweltreize miteinander in Zusammenhang gebracht werden. Dieser Vorgang ist sehr komplex. Im Modell von LeDoux erhält das kurzfristige Arbeitsgedächtnis (working memory) die Aufgabe, die neuronalen Reizmuster in eine symbolische Repräsentation zu transferieren und damit bewusst zu machen. Wie die Übersetzung von elektrochemischen Übertragungen zu persönlichen Erfahrungen, von Gehirnmechanismen zu Geistesakten allerdings geschehen soll, bleibt uns auch LeDoux schuldig.

LeDoux beschränkt sich in seiner hauptsächlich tierexperimentell abgestützten Analyse der Angstreaktion zu Recht auf die Abfolge: A) äußerer Reiz – B) körperliche (v. a. neuronale) Umstellung – C) Antwort des Organismus auf den Reiz. Dabei hebt sich das Mittelglied B) seiner Argumentationskette von den Anfangs- und Endbedingungen ab: Eine auftretende Gefahr ist zu überwinden. Der Organismus hat zu überleben. Die körperliche Umstellung B) wird zu einer abhängigen Funktion, die sich aus der Reizsituation A) und ihrer Bewältigung C) ergibt. Bei einem solchen Denken ist der Organismus bzw. der Leib nicht Ausgangspunkt einer Entwicklung, sondern Mittelglied einer Abfolge, die von den Anfangs- und Endbedingungen bestimmt wird.

Die Erstperson-Perspektive setzt diese Grundsituation nicht außer Kraft. Indem aber Angst bewusst erlebt wird, kann das Erleben zum Ausgangspunkt einer neuen Dynamik werden. Das Erleben kann von der erlebenden Person gedanklich oder emotional z. B. schamvoll bewertet werden. Das Erleben kann in Sprache gefasst und mit anderen Personen unabhängig vom körpersprachlichen Ausdruck diskutiert werden. In diesem neuen Kontext ist das Erleben nicht mehr bloße Folge eines Prozesses, sondern Ausgangspunkt einer Eigendynamik, die auf körperlichen Empfindungen basiert, aber nicht mehr in körperlichen Empfindungen aufgeht. Unabhängig von der Vorstellung, der Mensch verfüge über eine Introspektionsfähigkeit, erhält das Erleben aus der Erstperson-Perspektive eine Selbständigkeit, die den Leib ins Zentrum rückt und ihn nicht nur funktionell (im Sinne eines Reiz-Organismus-Relationsmusters) behandelt.

Dafür zeugen auch Literatur, darstellende Kunst, Religion und Philosophie. Überall spielt Angst eine herausragende Rolle. Die Philosophie des 20. Jahrhunderts hat das Grundgefühl der Angst sogar zum Angelpunkt ihrer Deutungsarbeit gemacht. Anders als in der Evolutionsbiologie wird hier aber die erlebte Angst zum Ausgangspunkt einer Interpretation der Welt. Es geht nicht mehr um die Angstreaktion als körperliche Empfindung und unbewusste Folge des Überlebenskampfes. Die Angst wird zur Urbefindlichkeit, zur existentiellen Basis des Lebens, dessen Herausforderung angenommen werden muss. Das bewusste Erleben von Angst wird zu einem kulturellen Phänomen, das auf den Einzelnen wieder zurückwirken kann.

Bleiben wir aber beim einzelnen Individuum und überlegen wir uns, wie eine als gefährlich eingeschätzte Situation intrapsychisch weiter verarbeitet wird. Dabei wollen wir von existentiellen Bedrohungen im abstrakten Sinne absehen und uns entsprechend der langen Tradition kognitiver Therapeuten auf einfache Beispiele besinnen.

Die Einschätzung der Gefahrensituation über den langen Weg erfolgt wohl auf zwei grundsätzlich verschiedene Weisen: *Zum einen* können Gedanken einen relativ eng umschriebenen Inhalt haben, z. B. im einfachsten Fall: «Das entgegenkommende Auto kann mich erfassen.» oder «Meine Frau wird mich verlassen.» Solche isolierten Gedanken betreffen eine bestimmte Gefahrensituation, ohne dass sie eine umfassende Lebenshaltung widerspiegeln. Es handelt sich um gedankliche Einschätzungen einer definierten Gefahr. Solche Einschätzungen werden, weil sie für eine sachliche Beschreibung stehen, «Propositionen» genannt.

Zum andern können Bilder oder Vorstellungen eine allgemeine Einschätzung oder Grundhaltung wiedergeben. Solche «Implikationen» (lat.: Einfaltungen) enthalten nicht umschriebene sachliche Fakten, sondern sind wie Gleichnisse oder Gedichte dicht gepackt mit einem stimmigen Inhalt. Beispiele für solche

Implikationen sind: «Ich bin eine Null.» oder: «Ich habe keine Chance.» Implikative Bedeutungen stellen Schemata dar, die viel umfassender sind als propositionale Beschreibungen und deshalb auch viel stärkere Auswirkungen auf das emotionale Geschehen haben.

Oftmals können sich verschiedene Propositionen unter einem einzigen implikativen Schema vereinigen. So kann das implikative Schema «Ich habe keine Chance» sowohl den umschriebenen Gedanken «Meine Frau wird mich verlassen» wie auch «Ich habe kein Geld für eine Wohnung» umfassen. Werden isolierte Gedanken (sog. Propositionen) in einen größeren implikativen Zusammenhang z. B. «Ich bin völlig ausgeliefert» gestellt, so bekommen sie eine viel größere Wirkung, als wenn sie unabhängig von einem solchen implikativen Schema auftreten.

Leider führt dieser etwas komplexe Zusammenhang zwischen Propositionen und Implikationen im Alltag oft dazu, dass gutgemeinte Vorschläge an Angstkranke die Angst verstärken statt lindern. So kann die beruhigende «propositionale» Aussage eines Bekannten oder eines Therapeuten «Sie schätzen die Gefahr falsch ein; es ist nicht so schlimm, wie Sie meinen» die implikative Annahme verstärken, dass «ich selber unfähig und chancenlos bin», da ich nach Auffassung der anderen nicht einmal in der Lage bin, meine Situation richtig einzuschätzen. Diese generelle Einschätzung der Machtlosigkeit ist angstfördernder als es die konkrete Einschätzung eines bestimmten Umstandes ist.

Bisher haben wir am Beispiel der Angst die Abfolge von Reiz ⇒ Einschätzung der Gefahr ⇒ Reaktionsmuster verfolgt. Ich habe bereits darauf hingewiesen, dass mit dieser Abfolge die Angstreaktion noch keineswegs definiert ist. Entscheidend für den weiteren Verlauf sind neben der Entwicklung der realen Gefahrensituation auch meine Gedanken, Assoziationen und Einstellungen zum vorgefallenen Ereignis. Ich kann z. B. durch das Auftreten einer Gefahr so verunsichert sein, dass ich überall Gefahren wittere und etwa aus Furcht, meine Frau könnte mich verlassen, ihre Schritte misstrauisch und anhaltend überprüfen.

Eine andere Möglichkeit besteht darin, dass das Gefühl der Angst eine ganze Kaskade weiterer Gefühle auslöst. So ist gut dokumentiert, dass nachhaltige und länger anhaltende Angst häufig zu Wut und Ärger führt. Es ist auch zu bedenken, dass ich, was ich über meine Gefühle oder mein Verhalten denke, besser in Worte fassen kann, als was ich unmittelbar empfinde oder fühle. Dies hängt damit zusammen, dass unsere Sprache auf Beobachtungen basiert und es keine verständliche Privatsprache für das Empfinden, Fühlen und Handeln (aus der Erstperson-Perspektive) gibt. Folglich drängt sich mir gedanklich nach dem überstandenen ersten Schreck oft eher eine Interpretation meiner Gefühle und Handlungsweisen auf. Ich scheine nicht in der Lage zu sein, das durchgestandene Angstempfinden wertfrei in Erinnerung zu rufen. Dadurch werden meine Gefühle aber eingebettet in eine Gedankenwelt, die das Erleben zunehmend überdeckt. Ich kann mir, wenn ich zur Selbstkritik neige, z. B. Vorwürfe machen, dass ich mich in diese Gefahrensituation (etwa in den Straßenverkehr, der zum Unfall geführt hat) begeben habe. Ich kann umgekehrt, wenn ich religiös bin, Gott danken, dass ich «Glück im Unglück» hatte. Ich kann zur Tagesordnung übergehen oder mich ängstlich fragen, was wohl als nächstes eintreffen werde. Ich kann Drittpersonen Vorwürfe machen, dass sie mich nicht gewarnt oder gar, dass sie mich in diese Gefahrensituation gebracht haben.

Die unzähligen Verarbeitungsmöglichkeiten machen deutlich, dass das Empfinden von Angst, im Nachhinein meist überdeckt wird von Gedanken und Sorgen, die ursächlich nicht mit dem Auftreten dieser Angst in Beziehung gestanden haben müssen. Vielmehr können diese Gedanken und Sorgen auf früheren Erfahrungen basieren, die nichts mit dem aktuellen Erleben zu tun haben. Trotzdem verbinden sich solche Gedanken sehr oft mit der emotionalen Erinnerungsspur des Gefühlten zu einem unauflösbaren Komplex. Dadurch wird das nackte Fühlen nachträglich mit gedanklichen oder vorstellungsmässigen Bewertungen belastet, mit denen es an und für sich nichts zu tun hat.

Die Angstforschung in Psychologie und Psychiatrie hat übereinstimmend aufgezeigt, dass nicht das unmittelbare Angstempfinden krank macht, sondern in der Regel erst die Interpretation dieses Angstempfindens zu mehr oder weniger schweren Angsterkrankungen führt. (Darauf wird im nächsten Kapitel näher eingegangen). Nicht das zugrundeliegende Fühlen ist krankhaft, sondern die gedankliche und soziale Einbettung des Geschehens kann zu Störungen führen. Oder in der von mir gewählten Sprache: Nicht die Erstperson-Perspektive des Angstempfindens hat Anteil an der Angsterkrankung, sondern die objektivierende Vorstellung von einem Angstgefühl, welche das Ich wie eine äußere gegenständliche Gefahr bedroht und in Alarmzustand versetzt. (vgl. Kapitel 5, S. 160 f.)

Das vorgestellte Emotionsmodell wie auch seine therapeutischen Konsequenzen sind bisher für das Gefühl der Angst am breitesten erforscht worden. Manches spricht jedoch dafür, dass es auch für andere emotionale Problemstellungen nutzbar gemacht werden kann. Im folgenden Kapitel möchte ich ein psychiatrisches Krankheitskonzept entwickeln, das die Erstperson-Perspektive als gegeben voraussetzt und die emotionalen Problemkreise in Zusammenhang mit der Wertung von Gefühlen bringt.

Ich stelle mir die Aufgabe, die häufigsten psychischen Störungen in einen Zusammenhang mit den wichtigsten Grundgefühlen zu bringen. Damit sollen unsere psychischen Probleme nicht von unserem Erleben losgelöst werden. Aber sie sollen auch nicht ausschließlich in eine Drittperson-Perspektive übergeführt und damit objektiviert werden. Ich möchte im Gegenteil darlegen, dass gerade eine bestimmte Art der Verdinglichung des Empfindens und Fühlens zur psychischen Problematik beiträgt. Konkret werde ich den Grundgefühlen der Angst, der Traurigkeit und des Ekels nachgehen und zu beschreiben suchen, wie ihre Abwehr und ihre Abwertung zu psychischen Problemen beiträgt.

Hierzu fasse ich kurz zusammen, was bis hierher entwickelt wor

Zusammenfassung

Empfinden und Fühlen sind leibliche Erlebensweisen aus der Erstperson-Perspektive. Bewertungen (und andere Stellungnahmen zum Erlebten) sind gedankliche Prozesse, die sich unter dem Einfluss von angeborenen Dispositionen und durch Lebenserfahrungen entwickelt haben. Anders gesagt: Gedankliche Stellungnahmen sind informelle Prozesse, nämlich neuronale Aktivitätsmuster des Gehirns, während Empfinden und Fühlen zwar ebenfalls neuronale Aktivitätsmuster voraussetzen, aber ganzkörperliche Vorgänge widerspiegeln und Veränderungen in vielen Organen wie Herz, Lunge, Skelettmuskulatur, Haut etc. voraussetzen. In diesem Sinne ist die volkstümliche Vorstellung, dass die Seele in den Organen wohnt, naheliegend. Saint-Exupérys Satz in «Der Kleine Prinz»: «Wir sehen nur mit dem Herzen gut» ist nicht nur metaphorisch wahr, sondern enthält auch eine faktisch belegte, wenn auch poetisch transponierte Grundeinsicht. Ich bin vielleicht nur ganz ich selbst, wenn ich empfinde und fühle, weil ich all das mit dem ganzen Körper tue.

«Über Geschmack lässt sich nicht streiten», sagt das Sprichwort. Auch andere Empfindungen und Gefühle sind so individuell, dass sie nicht verallgemeinert werden können. Trotzdem gehen wir üblicherweise davon aus, dass andere Menschen mindestens teilweise nachfühlen können, wie uns zumute ist. Sie können das aber nicht aufgrund eines allgemeinen Wissens, sondern nur aufgrund ihres eigenen Erlebens. Was ich fühle, erlebe ich «aus erster Hand», aus der sog. Erstperson-Perspektive. Diese Art des Erlebens ist Voraussetzung, dass ich auch das Erleben anderer Menschen nachfühlen kann. Es hat die Eigenart, dass es nicht objektiviert – und als solches auch nicht pathologisiert werden kann. Wir sind aber aufgrund unseres Gedächtnisses in der Lage, das, was wir erlebt haben, zum Gegenstand unserer Beobachtung und Beurteilung zu machen. Sobald wir das tun, haben wir Abstand vom Erleben genommen. Wie in **Abbildung 4** schematisch aufgeführt, ist das Erleben auf der Zeitachse zum Erlebten (also zum bereits Geschehenen) geworden.

29 Von verschiedener Seite bin ich angeregt worden, auch eine Perspektive der zweiten Person zu berücksichtigen. In der Tat vermag ich zu einem Du – einem jemand – eine andere Beziehung einzugehen als zu einem Es – einem etwas. Meines Erachtens setzt aber die Ich-Du-Beziehung voraus, dass nicht nur ich über eine Erstperson-Perspektive verfüge, sondern auch der Andere als mein Du. Die Ich-Du-Beziehung charakterisiert eine interpersonale Gegenseitigkeit von zwei «ersten Personen». Die Einführung einer Zweitperson-Perspektive ist deshalb unnötig und erkenntnistheoretisch problematisch.

Vom gegenwärtigen Fühlen zum nachträglich bewerteten Gefühl

Zeitachse	Geschehen
Gegenwart (Präsenz)	Fühlen (ich fühle)
Vergangenheit (Faktum)	Gefühl (ich habe gefühlt)
Vergegenwärtigte Vergangenheit	Bewertetes Gefühl (ich akzeptiere, missachte, werte ab…, was ich gefühlt habe)

Abbildung 4

Aus unserem Fühlen wird in diesem Falle ein Gefühl(tes), z. B. aus meinem Traurigsein ein Gefühl der Traurigkeit. In einem weiteren Schritt ist es möglich, ein solches Gefühlsobjekt zu bewerten und es z. B. als negativ oder unerwünscht zu beurteilen. Sind Gefühle einmal bewertet und objektiviert, kann ich auch versuchen, sie wie ein Ding zu verbergen oder zur Schau zu stellen. Gefühle wie Traurigkeit können wiederum andere Gefühle auslösen, z. B. wenn ich mich darüber ärgere, dass ich traurig bin. Ich kann auch versuchen, das Gefühlte andern zu verbergen oder es selbst nicht zu beachten und darüber hinwegzusehen. In diesen Fällen behandle ich mein Fühlen aus der Perspektive einer dritten Person, welche die Auswirkungen meines Fühlens an meinem Körper oder an meinen Worten zu beobachten in der Lage ist. Ich bin dann nicht mehr nur empfindend und fühlend, sondern ich stelle mich meinen Gefühlen gegenüber und gehe mit ihnen aus einer Drittperson-Perspektive um. Damit habe ich die Subjekt-/Objektspaltung verinnerlicht: Ich erlebe mich nicht mehr einheitlich, sondern bin zugleich Subjekt und Objekt, Beobachter und Beobachtetes.

In einer ersten Annäherung an das Emotionsproblem gehe ich davon aus, dass sich mein Empfinden und Fühlen einer äußeren Festlegung entzieht. Aber ich bin in der Lage, mein Empfinden und Fühlen aus der Perspektive eines «allgemeinen Dritten» einer Beurteilung zu unterziehen. Diese Beurteilung kann angepasst oder unangepasst sein. Sie kann Probleme schaffen oder Probleme lösen. Aber sie kann mein Empfinden und Fühlen nicht in Frage stellen.

In meinen Beziehungen zu Menschen habe ich herausgefunden, dass es auf lange Sicht nicht hilft, so zu tun, als wäre ich jemand, der ich nicht bin. Es hilft nicht, ruhig und freundlich zu tun, wenn ich eigentlich ärgerlich bin und Bedenken habe … Es hilft nicht, so zu tun, als wäre ich voller Sicherheit, wenn ich eigentlich ängstlich und unsicher bin.

Carl R. Rogers

Kapitel 5
Erdrückendes Bewerten – Ansatz zu einem neuen Krankheitsverständnis des fühlenden Menschen

Bewertete Grundgefühle und ihre Folgen

Das derzeit vorherrschende psychiatrische Krankheitsmodell ist noch stark von einem älteren mechanistischen Verständnis geprägt, wie es sich in der Körpermedizin zur Erklärung verschiedenster Erkrankungen bewährt hat. Eine Nierenerkrankung lässt sich beispielsweise auf eine Organstörung, die durch ein Tumorwachstum oder eine Entzündung bedingt ist, zurückführen. Im Falle der psychischen Krankheiten greift jedoch ein solches Modell zu kurz. Psychische Leidensformen sind bei weitem nicht immer auf eine nachweisbare Schädigung eines Organs zurückzuführen. Zwar hat sich dieses Konzept zur Erforschung der Alzheimerschen Erkrankung bewährt. Aber gerade diese Erkrankung ist von allem Anfang an als strukturelle Gehirnschädigung pathologisch-anatomisch definiert worden und zeigt im Verlauf sehr unterschiedliche klinische Bilder, während z. B. bei Angst- oder Affektstörungen bis heute keine stets vorhandenen, relevanten Gewebeschäden des Gehirns nachgewiesen werden konnten.

In diesem Kapitel werde ich deshalb versuchen, solche Störungen, die mehr durch psychische Not als durch eine organische Auffälligkeit charakterisiert sind, in einen anderen Zusammenhang zu stellen. Ich deute sie als Ausdruck einer dysfunktionellen Umstellung des menschlichen Organismus in besonderen Situationen. Diese Umstellung geht in der Regel mit einer Abwertung physiologischer Grundgefühle einher.

Wie im vorangegangenen Kapitel aufgezeigt, macht es einen grundlegenden Unterschied, ob ein Mensch direkt und unmittelbar empfindet und fühlt, oder ob er das Empfundene und Gefühlte indirekt und mittelbar – in eine Vorstellung oder Bewertung verpackt – zur Kenntnis nimmt. Im ersten Fall ist eine Person mit ihrem Erleben eins. Im zweiten Fall erfährt sie das emotional Erlebte als etwas, das ihr zustößt. Je nach Bewertung schätzt sie es als Bereicherung oder Belastung ein.

Der zweite Fall schafft m. E. die für Menschen typische Möglichkeit, nicht nur organisch zu erkranken, sondern an einer Vorstellung – z. B. der Vorstellung, die man von sich selber hat – zu leiden. Was erlebt wird, ist dann nicht mehr unhinterfragt das Eigene. Es kann als sozial oder persönlich unerwünschtes Faktum abgelehnt werden. Natürlich geht auch diese komplexere Leidensform mit vorübergehenden Aktivitäts- und Stoffwechselveränderungen des zentralen Nervensystems einher. Die Grundproblematik liegt aber nicht in einer Schädigung des Nervengewebes, sondern ist durch eine selbstdegradierende Beurteilung eines wahrgenommenen Gefühls begründet. Sie lässt sich durch eine rein physiologische Betrachtung der Abläufe im Gehirn – ohne Rekurs auf das Selbsterleben und seine Bewertung – weder verstehen noch auflösen.

Um dieser Dynamik gerecht zu werden, scheint mir eine erlebensorientierte und personale Krankheitslehre nötig. Darunter verstehe ich ein Krankheitsverständnis, das die emotionale Erlebensweise und ihre Bewertung ins Zentrum rückt. Statt überwiegend von Verhaltensstörungen auszugehen, versucht dieser Ansatz, emotionale Problemkreise zu definieren.

Zur Einteilung der verschiedenen Problemkreise werden die fünf basalen Grundgefühle Angst, Wut, Traurigkeit, Ekel und Freude – sowie einige «zusammengesetzte» Gefühle wie Scham und Schuld herangezogen. Aus dem interpretierenden oder bewertenden Umgang mit diesen grundlegenden Emotionen lassen sich verschiedene Problemkreise ableiten und idealtypisch beschreiben. Auch wenn es im Alltag zu Überschneidungen kommt, hilft die Charakterisierung unterschiedlicher Problemkreise, ein differenzierendes Verständnis für die verschiedenen Formen psychischen Leidens zu finden und eine differenzierte Therapie zu entwickeln.

Bisher am besten erforscht ist das Problemfeld der Angst, welches als erstes herangezogen werden soll, um diesen Ansatz zu illustrieren. Im Rahmen dieses Buches ist es nicht möglich, alle anderen Problemkreise systematisch abzuhandeln. Stellvertretend sollen noch die Problemkreise Traurigkeit und Ekel zur Sprache kommen. Traurigkeit und besonders Ekel sind Gefühle, die im menschlichen Leben eine weit unterschätzte Rolle spielen und deren Beachtung zum Verständnis vieler Leidensformen beitragen.

Der Problemkreis der Angst

«Das Leben ist aus Angst gemacht», schreibt Martin Amis in einem Gedicht. Angst scheint allgegenwärtig zu sein. Sie ist so verbreitet und gleichzeitig so lebenswichtig wie der Schmerz.

An Angst kommt niemand vorbei. Der Begründer des Existentialismus, der dänische Philosoph Sören Kierkegaard, hat die Angst als grundlegendes Lebensgefühl der Moderne gesehen. Er vertritt die Auffassung: «Es muss jeder lernen, sich zu ängstigen, denn sonst geht er zugrunde dadurch, dass ihm nie angst war, oder dadurch, dass er in der Angst versinkt. Wer hingegen gelernt hat, sich recht zu ängstigen, der hat das Höchste gelernt.»[1] Bereits an der Wende vom 19. zum 20. Jh. wurde die überwältigende und unbewältigte Angst in Psychologie und Psychiatrie als Hauptfaktor vieler Erkrankungen gesehen. Der Münchner Psychiater Emil Kraepelin, der anfangs des 20. Jahrhunderts die moderne psychiatrische Krankheitslehre begründet hat, stellt in seinem Lehrbuch lapidar fest: «Bei weitem die mächtigsten Gemütsbewegungen, die wir bei unseren Kranken beobachten, sind diejenigen der Angst.»[2]

Auch die psychotherapeutischen Schulen des 20. Jahrhunderts haben sich weitgehend in der Auseinandersetzung mit der Angst entwickelt. So nimmt Angst sowohl in der Psychoanalyse wie in der Verhaltenstherapie eine zentrale Stellung ein. Schon die ersten Arbeiten Sigmund Freuds sind der Angstneurose gewidmet. Zuerst interpretierte Freud das Auftreten von Angst als Ausdruck gestauter Triebenergien (bei verhinderter Abfuhr sexueller Erregung) und führte die Angstneurose in einem 1895 erschienenen Artikel u. a. auf die Praxis des Koitus interruptus zurück.[3] Angstgeprägte Neurasthenie (eine Art «Nervenschwäche») beurteilte er als Folge der Masturbation. Dreißig Jahre später sah Sigmund Freud die Angst weniger als Folge denn als Ursache psychischer Störungen an. Er hob die Angst als Angel- und Ausgangspunkt verschiedener Abwehrmechanismen hervor und betrachtete sie als ein Signal für eine Gefahr, die dem Ich durch intrapsychische Konflikte droht.[4]

Auch die Verhaltenstherapie nahm ihren Anfang in der Behandlung von Angstzuständen und hat bis heute auf diesem Feld die größten Erfolge aufzuweisen.[5] In der Existenzphilosophie und ihrer therapeutischen Anwendungsform, der

1 S. Kierkegaard 1844 (1960)

2 zit. nach P. Pichot 1989, S. 238

3 Diese «erste Angsttheorie» – auch toxische Theorie genannt – hat Freud v. a. in seiner Arbeit «Über die Berechtigung von der Neurasthenie einen bestimmten Symptomkomplex als ‹Angstneurose› abzutrennen» ausgeführt.

4 Diese «zweite Angsttheorie», die für die Psychoanalyse bestimmend wurde, hat Freud v. a. in «Hemmung, Symptom und Angst» dargestellt. Das Ich setzt Abwehrmechanismen in Gang, um der Gefahr, welche die Angst anzeigt, Herr zu werden, Mechanismen, die dann die neurotischen Symptome verursachen.

5 Eine gut lesbare Übersicht über den verhaltenstherapeutischen Ansatz hat einer der erfahrensten Praktiker, I. Marks, (1993) unter dem Titel «Ängste verstehen und bewältigen» verfasst.

Daseinsanalyse, wurde die Angst zum Urgestein der Lebenswelt – in der gestelzten Sprache dieser Therapierichtung: zum Grundmodus des Daseins. Der dabei entwickelte Begriff der «Existenzangst» wurde zum Inbegriff einer ganzen Epoche, auch weil er ein Grundgefühl vieler Menschen im krisengeschüttelten 20. Jh. wiedergab.

Es wäre aber verfehlt, Angst ausschließlich mit der Moderne in Zusammenhang zu bringen. Schon viele ältere Denker setzten sich intensiv mit Angst auseinander. Während für den griechischen Philosophen Plato Angst eine innerseelische Angelegenheit war, die nichts mit dem Körper zu tun hat, interpretierte Aristoteles die Angst als notwendige körperliche Funktion. Dementsprechend sah Aristoteles den Mut eines Menschen darin, sich der unvermeidlichen Angst zu stellen, während Plato dafür plädierte, sich bei Missgeschicken – durch Einsatz der Verstandeskräfte – so besonnen und gelassen wie möglich zu verhalten und Angst möglichst nicht aufkommen zu lassen.

Diese beiden unterschiedlichen Positionen lassen sich durch die abendländische Geschichte bis in unsere Tage verfolgen. Auf der einen Seite wird Angst als negative und minderwertige seelische Qualität betrachtet, die es zu vermeiden oder zu beherrschen gilt. Auf der anderen Seite wird die Angst als sinnvolles Lebenselement gesehen, das eine wichtige Botschaft enthalten kann.

Es ist allerdings nicht ausgeschlossen, dass beide Strömungen nicht nur verschiedene Auffassungen vertreten, sondern auch von Verschiedenem reden. So wird in vielen Sprachen ein Unterschied zwischen Angst und Furcht gemacht. Wer sich fürchtet, weiss um eine Gefahr und wird seine Furcht als begründetes Signal verstehen. Wer sich ängstigt, kann den Grund für seine Angst meist nicht nennen. Während also Furcht mit einem definierten Auslöser, nämlich einer wahrgenommenen Gefahr einhergeht und eine eindeutige Funktion hat, scheint Angst ungerichtet zu sein. Der Unterschied zwischen Angst und Furcht, den Kierkegaard erstmals formulierte, wurde 1913 von Karl Jaspers in die ebenso einfachen wie klaren Worte gefasst: «Furcht ist auf etwas gerichtet, Angst ist gegenstandslos.»[6]

Ist also Angst eher mit einem seelischen Empfinden – einer Existenzweise – gleichzusetzen, während Furcht mit einer Befürchtung – also mit etwas, das Angst macht – gleichzusetzen ist? Betont somit Furcht mehr den Signalcharakter dieses Gefühlsbereiches, während Angst auf das innere Erleben verweist? Wenn ich mich fürchte, ist meine Aufmerksamkeit auf ein Objekt gerichtet. Ich mache mich fluchtbereit. Wenn ich mich ängstige, fühle ich eine innere, leibliche Anspannung. Ich realisiere mich selbst als Subjekt. Die Angst zeigt mir meine Gestimmtheit an und hat kein äußeres Objekt. Sie verweist auf mich selbst. Die Furcht weist von

6 K. Jaspers 1973

mir weg. Sie bringt mich dazu, mich vor äußeren oder körperlichen Gefahren in Sicherheit zu bringen.

Diese sprachliche Differenzierung von Angst und Furcht ist nicht unwidersprochen geblieben. Es macht Vertretern des funktionalistischen Ansatzes einige Mühe, ein Angstgefühl zu akzeptieren, ohne dass ein äußerer Grund vorhanden ist. Konsequenterweise wurde Angst auch als Furcht definiert, bei der kein Ausweg oder keine Flucht möglich ist, so dass auch kein zielgerichtetes Verhalten auftritt. Umgekehrt wurde von Vertretern eines innerseelischen Ansatzes versucht, die Furcht in existentielle Angst aufzulösen. Beispielsweise wurde die Furcht vor weiten Räumen oder schwindelerregenden Höhen mit einer tiefsitzenden existentiellen Angst in Zusammenhang gebracht.

Die Sprachweisheit lässt sich aber mit solchen spitzfindigen Überlegungen nicht außer Gefecht setzen. Angst leitet sich in allen westlichen Sprachen von einer Gruppe lateinischer Wörter (angor, augustus, anxiosus) ab, die «eng» oder «eingeengt» bedeuten. Es ist dieses Erleben der Enge, das dem Begriff der Angst zu Grunde liegt. Dabei kann die Enge körperlich im Hals oder in der Brust (vergl. die medizinischen Begriffe Angina oder Angina pectoris) erlebt werden. Das Erleben von Enge kann aber auch auf eine äußere räumliche Einengung bezogen sein. Das Erleben dieser Einengung geht mit einer körperlichen Unruhe einher.

In der Angst wird somit eine bedrohliche Enge (französisch: angoisse, deutsch: Beklemmung) erlebt, die auch körperlich erfahren wird. Angst ist mit Bewegungsunruhe, Zittern, Schwitzen, Herzklopfen, Mundtrockenheit, erhöhtem Puls und schnellerem Atem verbunden.

Erleben wir nicht nur Angst, sondern fürchten wir uns auch vor einer bestimmten Gefahr, so erhält das Angsterleben einen äußeren Grund. Wer sich fürchtet, kennt den Auslöser seines Angsterlebens. Er sucht sich von der Gefahrenquelle fernzuhalten, sei es durch vorsichtigen Rückzug oder überstürzte Flucht.

Furcht geht deshalb in der Regel mit einer bestimmten Verhaltenstendenz – dem sog. Vermeidungsverhalten – einher. Es braucht eine Gegenkraft, um dieser Vermeidungstendenz zu widerstehen, z. B. ein Festhalten aus innerer Überzeugung oder ein erzwungenes Ausharren infolge äußeren Drucks.

Grundsätzlich kann zwischen vier verschiedenen Ebenen unterschieden werden, auf denen sich das Angst/Furcht-Geschehen abspielt:

- die Erlebensebene: das seelische Erleben von Angst
- die physiologische Ebene: die körperlichen Veränderungen im Angstzustand
- die kognitive Ebene: die Einschätzung einer Situation als gefährlich für die eigenen Ziele oder für sich selbst, so dass man sich davor fürchtet
- die Verhaltensebene: das Furchtverhalten, das zur Vermeidung einer als bedrohlich eingeschätzten Situation führt.

Während die ersten beiden Ebenen bei jeder Angst im Spiel sind, setzen die zwei letztgenannten einen bestimmten Interpretationsrahmen voraus (außer bei genetisch festgelegten, reflexartigen «Angstreaktionen», z. B. bei Zusammenschrecken angesichts einer Schlange; vgl. Kap. 5: Der «direkte Weg», nach LeDoux).

Dieser Interpretationsrahmen kann von Mensch zu Mensch sehr unterschiedlich sein, hängt doch die Einschätzung einer Situation als gefährlich von biographischen Erfahrungen und persönlichen Wertvorstellungen ab. Wer früher einmal von einem Hund gebissen worden ist, wird später diesen Tieren eher aus dem Weg gehen. Umgekehrt wird ein Kind, das mit einem Hund als vertrautem Spielkameraden aufgewachsen ist, später zu Hunden eher Zuneigung zeigen. Wer infolge früherer Verunsicherung auf die Akzeptanz anderer Menschen angewiesen ist, wird kritische Äußerungen von Vorgesetzten und anderen Personen mehr fürchten als wer unter günstigen biographischen Umständen Selbstsicherheit und Autonomie entwickeln konnte.

Aber auch die Erfahrung, die eine Person beim Erleben von Angstzuständen gemacht hat, wird den weiteren Umgang mit Angst bestimmen. So kann eine Person, die in der Kindheit ausgelacht worden ist, wenn sie Angst zeigte, dazu tendieren, Angst als Zeichen der Schwäche oder gar als Zeichen der Schande zu interpretieren. Sie wird dann das Erleben von Angst prinzipiell zu meiden suchen oder sich bei Auftreten von Angst besonders stark verunsichert fühlen. Umgekehrt kann ein Mensch, der in früheren Angstzuständen erfahren konnte, dass er von Eltern und Freunden in seinem Erleben Ernst genommen und akzeptiert wurde, Angst besser annehmen und einen selbstverständlicheren Umgang mit diesem Erleben entwickeln. Wie diese Beispiele zeigen, kann das Angsterleben bei negativer Bewertung infolge ungünstiger biographischer Umstände selbst zum Anlass von Furcht werden. Die «Angst vor der Angst» ist eigentlich eine «Furcht vor der Angst». Indem die Folgen der Angst als gefährlich eingeschätzt und gefürchtet werden, entsteht ein Teufelskreis zwischen Angsterleben und Furcht vor den Folgen der Angst, so dass eine Steigerung der Angst eintritt. Wer ein- oder mehrmals durch einen Angstzustand in seinen sozialen Aufgaben behindert worden ist, z. B. weil er sich in ängstlicher Beklemmung in einer Prüfungssituation nicht gut konzentrieren konnte läuft Gefahr, sich vor dem Wiederauftreten von Ängsten zu fürchten und z. B. aus lauter «Erwartungsangst» vor weiteren Prüfungen zu zittern. Aber auch in der Prüfungssituation selbst kann die Befürchtung eines Blackouts eine Angstattacke auslösen.

Die Unterscheidung von Angst und Furcht ist insofern hilfreich, als das persönliche Erleben der Angst eine nicht in Zweifel zu ziehende Erfahrung ist, während der Gegenstand der Furcht hinterfragt werden kann. Deshalb ist es möglich, die Vorstellung oder die Interpretation eines Geschehens, vor dem man sich fürchtet, in Zweifel zu ziehen und damit der Erwartungsangst (die eigentlich eine Befürchtung ist) entgegenzuwirken. Umgekehrt kann das Erleben von Angst nur wahrgenommen und ausgehalten, aber nicht gedanklich manipuliert werden. Weil die Furcht von gedanklichen Einschätzungen abhängig ist und damit die Möglichkeit logischer Fehlschlüsse oder Täuschungen besteht, ist es möglich, dass unsere Befürchtungen unbegründet sind, ja dass wir uns vor Gespenstern fürchten. Würde die gedankliche Einschätzung einer Situation keine Rolle spielen, könnten uns auch Gespenster nicht schrecken. Hier ist die deutsche Sprache sehr aussagekräftig: Wir fürchten uns vor Gespenstern, doch bleiben wir angstfrei, wenn wir furchtlos sind.

Im Grimmschen Märchen «Von einem der auszog, das Fürchten zu lernen» wird von einem Jungen erzählt, der sich nicht «gruselt». Er bleibt gelassen, auch als er gespenstischen Situationen ausgeliefert wird, die anderen nur schon vom Reden darüber einen Schrecken einjagen. So wird er mit Turmgeistern und Totengespenstern fertig und lässt sich auch durch schwarze Katzen nicht aus der Ruhe bringen. Wo andere um ihr Leben bangen, weil sie an Gespenster glauben, bleibt er furchtlos und begegnet dem nächtlichen Spuk wie alltäglichen Geschehnissen. Sein Rezept ist so erfolgreich wie einfach: Er ängstigt sich nicht, weil er, von eher tumbem Charakter, keine phantastischen Vorstellungen hat, die ihn in Furcht versetzen. Es «gruselt» ihn erst, als ein Kammermädchen auf die Idee kommt, ihn mit einem Eimer kalten Wassers voller kleiner Fische zu wecken. Jetzt ist er nicht mit gespenstischen Vorstellungen konfrontiert. Der Anblick der zappelnden Gründlinge zwischen seinen Beinen genügt, um ihn schaudern zu lassen.

Wie kommt es, dass furchtlose Menschen eher selten sind, während sich ein großer Teil der Menschen, wo nicht vor Gespenstern, so doch vor Kleinigkeiten und rational unbegründeten, vorgetäuschten Gefahren fürchtet? Ein möglicher Grund besteht darin, dass irrationale und übertriebene Befürchtungen uns ermöglichen, vorübergehend von existentiellen Ängsten (wie Tod, Sinnlosigkeit und Isolation) abzulenken und den wirklichen Gefahren unserer Zeit auszuweichen. Sie befähigen uns, die uns umtreibende Angst an einem Ort dingfest zu machen, wo sie unsere Alltagsbewältigung weniger stört. Sie lenken uns von den Grundfragen unseres Seins ab und erleichtern uns damit, dem Schwindel aufkommender Existenzängste[7] zu entkommen.

Gleichzeitig ermöglichen uns solche phantasierten Vorstellungen von Gefahren, eine Art «Angstlust» zu erleben. Sie setzen uns in den Stand, Angst zu erfahren, ohne dem Angsterleben ungeschützt ausgesetzt zu sein. Durch den kalkuliert hervorgerufenen Schauder erleben wir – wie auf der Achterbahn oder im Krimi-

7 «Angst kann man vergleichen mit Schwindligsein. Derjenige, dessen Auge plötzlich in eine gähnende Tiefe hinunterschaut, der wird schwindlig. Aber was ist der Grund dafür? Es ist ebensosehr sein Auge wie der Abgrund; denn was, wenn er nicht hinabgeschaut hätte! So ist Angst der Schwindel der Freiheit.» (S. Kierkegaard 1960, S. 57)

nalfilm – die gewünschte Seite der Angsterfahrung, nämlich die prickelnde Selbstwahrnehmung der leiblichen Angst. Wir stimulieren unsere Erlebnisfähigkeit, ohne von Befürchtungen geplagt zu werden, die wir nicht im Griff haben. Auf diese Weise ist uns ein Zugang zum Angsterleben möglich, der sonst durch negative Bewertungen der Angst verschlossen ist. Denn im Allgemeinen scheint uns die Angst unerwünscht. Wir qualifizieren uns ungern als angstvoll und neigen dazu, selbst die Konfrontation mit dem eigenen Abgrund zu beschönigen, um den Stachel der Angst nicht so zu spüren.

Wo Personen ihr Angsterleben aber gar nicht mehr zulassen, besteht die Gefahr, dass sie sich selber nicht mehr in adäquater Weise spüren können. Indem die Angst verleugnet, verdrängt, vom Bewusstsein abgespalten oder auf Dritte projiziert wird, erfährt auch der Bezug zur Realität und zu den Mitmenschen eine Veränderung. Die Welt kann nicht mehr so, wie sie ist, angenommen werden. Was Angst macht, wird beschönigt, aus dem Schrecken wird gewöhnlicher Alltag. Mit einem Wortspiel Roland Laings: An die Stelle der Erfahrung der Negation (d. h. der angstmachenden Leere) tritt die Negation der Erfahrung.[8] Schon Sigmund Freud sprach davon, dass die Abspaltung der Gefühle uns von uns selbst entfremdet.

Diese Entfremdung von sich selbst und der Wirklichkeit findet sich z. B. bei Menschen, die ihre nachvollziehbare Angst vor einem Verlust eines nahen Menschen oder vor dem existentiellen Nichts zu beseitigen suchen, indem sie das, was sie für sich selber befürchten, nach außen projizieren. Es stellt eine Binsenwahrheit dar, dass Personen und Gemeinschaften, die sich in ihrer Identität gefährdet fühlen, dazu neigen, Sündenböcke zu schaffen. Historische Beispiele für Sündenböcke sind Juden, Hexen, Kommunisten etc. Indem existentielle Ängste abgewehrt und als externalisierte Befürchtungen auf fremde Personengruppen gerichtet werden, kann nicht nur der nagende Selbstzweifel – bzw. die Erfahrung der Negation – abgewehrt werden. Es ist auch möglich, eine zielgerichtete, meist destruktive Aktivität gegen die Sündenböcke zu entwickeln und damit die eigene Spannung abzureagieren. Umgekehrt wird ein solches nach außen gerichtetes Handeln durch die Annahme einer existentiellen Angst gerade behindert.

Es erscheint deshalb besonders wichtig, Angst in einen größeren Zusammenhang zu stellen und nicht der Meinung zu verfallen, sie sei nur ein physiologisches Geschehen oder ein isoliertes Verhaltensproblem. Auch auf das einzelne Individuum bezogen ist Angst immer mehrschichtig. Da Furcht mit Angst einhergeht, sich Angst aber auch durch bestimmte Befürchtungen steigern oder binden lässt, kommt der Bewertung und dem Umgang mit der Angst eine Schlüsselrolle zu.

8 R. Laing unterschied in seinem Buch «The Politics of Experience» (1967) zwischen «the experience of negation» und «the negation of experience».

Im Grunde macht nicht Angst krank, sondern Angst kann mit Vorstellungen und Befürchtungen einhergehen, die krank machen oder zur Behinderung führen. Im individuellen Fall kann sich die Angst über die «Furcht vor der Angst» so hochschaukeln, dass sie für den Betroffenen als etwas Fremdes imponiert. Statt Angst als etwas Eigenes zu erleben, wird sie zum bedrohlichen Eindringling, der das Eigene zerstören will. Statt in Angst zu sein, wird eine Person verängstigt. Diese aufgezwungene Verängstigung wird zu einem Leiden, das in seiner Heftigkeit nur mit dem eindringlichen Schmerz einer körperlichen Verletzung verglichen werden kann. Hilfe tut not. Der Sonderfall «Angststörung» kann aber nur über den Normalfall Angst verstanden werden. Vieles spricht dafür, dass die Hilfe für Angstkranke die Akzeptanz der Angst voraussetzt.

Ein Beispiel: Frau Karin R., die an einer Agoraphobie, also an einer Furcht (Phobie) vor weiten ungeschützten Räumen (griechisch: agora = Marktplatz) leidet, krankt an der Befürchtung, dass sie auf einem Gang in die Stadt umfallen oder durch ein Auto angefahren werden könnte. Das Überqueren einer Brücke wird ihr zum Alptraum, weil sie sich vorstellt, beim Überqueren der Brücke in die Tiefe gezogen zu werden. Solche und ähnliche Befürchtungen zwingen Frau Karin R., ihr Leben drastisch einzuschränken.

Trotz ihrer Behinderung, die durch ihre Befürchtungen bedingt ist, sieht Frau Karin R. ihr Problem aber nicht primär in ihrer Agoraphobie angelegt, sondern in ihrem Angsterleben. Um ihrer Angst Herr zu werden, greift sie auch zu Angst lösenden Medikamenten. Erst in der kognitiven Verhaltenstherapie wird ihr bewusst, dass nicht die Angst, sondern ihre Befürchtungen invalidisierend wirken. Frau Karin R. lernt, sich schrittweise ein bestimmtes Maß an Angsterleben zuzumuten. Sie kann motiviert werden, jene Orte – zuerst in Gedanken, dann in Wirklichkeit – aufzusuchen, vor denen sie sich fürchtet und die bei ihr in Folge dieser Befürchtungen auch Angst auslösen. Indem sie sich ihrer Angst bewusst aussetzt, erfährt sie sich nicht mehr als passives Objekt, das verängstigt wird, sondern als Subjekt, bzw. als jemand, der Angst erleben kann.

Störungen im Zusammenhang mit Angst

Die Weltgesundheitsbehörde WHO unterscheidet drei Grundtypen von Angststörungen.[9] Sie unterscheiden sich hauptsächlich durch ihr Erscheinungsbild und ihren Verlauf.

Die **Phobien** als häufigste Erkrankungsform werden dadurch charakterisiert, dass spezielle Situationen (weite Plätze, enge Räume, große Höhe) und spezielle

9 H. Dilling et al.: IDC 10 (1991). Eine knappe Übersicht über die Klassifizierung der und Therapiemöglichkeiten von Angststörungen findet sich auch bei B. Küchenhoff/ D. Hell 1995.

Objekte (spitze Gegenstände, tote Tiere) bzw. Lebewesen (Spinnen, Mäuse) ängstlich gemieden werden, weil sie Furcht auslösen. Die auslösenden Situationen sind an sich nicht gefährlich. Sie können wie Brücken, Tunnels oder Lifts zum Alltag moderner Menschen gehören. Müssen solche Situationen gemieden werden, sind phobische Einschränkungen des Lebens die Folge. Während Spinnenphobien (Arachnophobie) wenig behindern, kann Platzangst (Agoraphobie) zu Invalidität führen.

Die **Panikstörung** als zweiter Grundtyp wird von der WHO definiert als eine Folge von Anfällen, die mit Atemnot, Herzjagen, Schwindel und andern körperlichen Symptomen einhergehen. Sie sind von Angst begleitet. In Abgrenzung zu Phobien können Panikattacken auch ohne äußeren Anlass auftreten. Sie sind in der Regel kurzdauernd und attackenartig. Die betroffenen Menschen erleben ihre Angst meist als Folge abrupt auftretender körperlicher Veränderungen. Erst wenn Panikattacken mit phobischer Vermeidungshaltung einhergehen, treten ernsthafte Behinderungen auf.

Die **generalisierte Angststörung** als dritter Typus der «Angstkrankheit» ist weder durch körperlich erfahrene Panik noch durch äußere Lebensereignisse und ihre Vermeidung bestimmt. Die betroffenen Menschen leiden an dauernder Anspannung und Irritabilität. Sie fühlen sich erschöpft, weil sie aus «innerer Angst» nicht zur Ruhe kommen. Selbst wenn sie keine äußere Aufgabe zu bewältigen und keine phobische Situation zu verarbeiten haben, stehen sie unter Erwartungsdruck. Diese dritte Form der «Angststörung» hat wenig biosoziale Angriffspunkte und neigt zu Chronizität. Sie äußert sich vor allem im Selbsterleben und ist objektiven Beobachtungen schwer zugänglich.

Diese Einteilung der «Angststörungen» durch die WHO richtet sich nach vorliegenden Symptomen und Verlaufskriterien. Sie kann besser verstanden werden, wenn die innere Dynamik der betroffenen Menschen berücksichtigt wird. Im Falle phobischer Vermeidung richtet sich die Befürchtung eines Menschen auf äußere Gegenstände und Situationen. Nicht das eigene Erleben steht zur Diskussion, sondern einzig die Bewertung äußerer Wahrnehmungen. In der «Höhenangst» droht z. B. die Sturzgefahr von felsigem Abgrund oder die Vorstellung eines Absturzes von einer hoch gespannten Brücke.

In der Panikattacke wird das Versagen des eigenen Körpers befürchtet. Keine fremden Objekte rufen Angst hervor. Vielmehr heften sich schlimme Befürchtungen an die Leistungsfähigkeit des eigenen Herzens, des Kreislaufs oder der Lunge. So wird ein Herzinfarkt, ein Kreislaufkollaps oder Ersticken befürchtet. Demzufolge kann sich ein panikkranker Mensch in seiner Angst nicht richtig spüren. Die auf den Körper ausgerichteten Befürchtungen stehen ganz im Vordergrund. Die hypochondrische Furcht verschließt dem Panikkranken den Zugang zum eigenen Angsterleben. Gemäß eigener Einschätzung leidet er primär nicht an Angst, sondern am potentiellen Versagen eines körperlichen Organes. So sucht ein Panikkranker den Arzt nicht wegen Angst auf, sondern wegen körperlicher Symptome wie Herzjagen oder Atemnot.

Nur bei der generalisierten Angststörung scheint das Angsterleben im Vordergrund zu stehen. Bei näherer Prüfung erweist sich aber auch bei dieser Problematik, dass die Angst hinter den Befürchtungen zurücktritt und auf unterschiedlichste Weise abgewehrt wird. Die gedanklichen Befürchtungen richten sich aber in diesem Falle nicht auf äußere Situationen (wie bei den Phobien) oder körperliche Funktionen (wie bei der Panikstörung), sondern betreffen als Furcht vor der Angst («als Erwartungsangst») das Auftreten der «Angst» selber. Damit wird die vorgestellte «Angst» – als gefürchtete Sache – zum Auslöser von anhaltenden Befürchtungen. Generalisierte Angststörungen sind auch deshalb schwer zu behandeln, weil sie ein vorgestelltes Objekt, das nicht als realer Gegenstand existiert, zum Anlass haben.

Die genannten Grundformen der «Angststörung» lassen sich also dadurch unterscheiden, dass unterschiedliche Befürchtungen auftreten: Bei der Phobie wird ein externes Objekt als gefährlich beurteilt, bei der Panik eine Körperfunktion und bei der generalisierten Angststörung die imaginäre Vorstellung einer «Sache Angst». Bei allen Differenzen haben die verschiedenen «Angststörungen» gemeinsam, dass das Erleben von Angst abgewehrt und vermieden wird. Dadurch kann die Angst aber nicht besiegt werden. Sie bricht durch, sobald die Befürchtungen stärker werden und die Angst nicht mehr versteckt oder verdinglicht werden kann. Der Effekt dieser Entwicklung ist unter dem etwas irreführenden Begriff des «Angstkreises» bekannt geworden (vgl. **Abbildung 5** auf S. 162).

Das Modell des Angstkreises geht auf den englischen Psychologen David Clark zurück.[10] Clark nimmt an, dass sich bestimmte körperliche Empfindungen und dazu passende Befürchtungen gegenseitig hochschaukeln, so dass dadurch das Erleben von Angst ins Extreme gesteigert wird. Am besten ist dieser Zusammenhang bei der Panikstörung untersucht.

Bei einer typischen Panikattacke lässt sich z. B. beobachten, dass eine schnellere Herzfrequenz oder ein rascheres Atmen mit der Befürchtung einhergeht, an einer gefährlichen Herz- oder Lungenkrankheit zu leiden. Diese Befürchtung löst Angst aus, die sich physiologisch über eine Ausschüttung des Stresshormons Noradrenalin wiederum in einer Steigerung der Herz- oder Atemfrequenz äußert. Wenn diese Beschleunigung – oder gar Herzstolpern bzw. Atemnot – wahrgenommen wird, fühlt sich der Betroffene in seiner Befürchtung bestätigt und reagiert nun

10 D. M. Clark 1986. Im deutschen Sprachraum haben den Angstkreis v. a. J. Margraf und S. Schneider mit ihrer prägnanten Darstellung im Buch «Panik» (1989) bekannt gemacht.

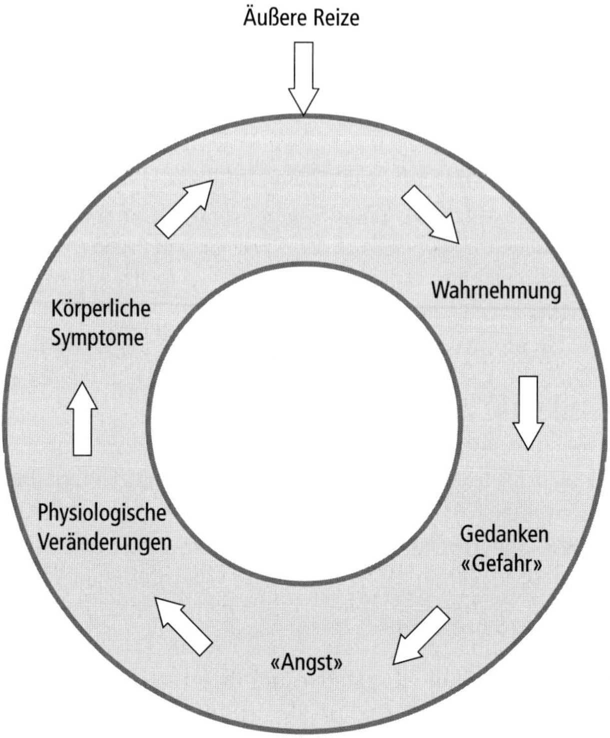

Abbildung 5: Angstkreis nach Margraf/Schneider

möglicherweise mit Todesängsten. Auf diese Weise schaukelt sich die Angst innert Sekunden bis Minuten zu einem eigentlichen Panikzustand hoch.

Solche akuten Angstanfälle werden heute auf Vorschlag des amerikanischen Psychiaters D. F. Klein (1962) Panikattacken genannt. Doch handelt es sich dabei keineswegs um ein neues Krankheitsbild. Sigmund Freud hat in seiner 1895 erschienenen Schrift «Studien über Hysterie» die Beschwerden einer 18-jährigen Katharina geschildert, die diesem Krankheitsbild genau entsprechen.[11]

Freud beschreibt seinen Dialog mit dem Mädchen folgendermaßen:

«An was leiden Sie denn?»

«Ich hab' so Atemnot, nicht immer, aber manchmal packt's mich so, dass ich glaube, ich erstick'.»

11 zitiert nach S. Freud 1972, S. 185 f.

Das klang nun zunächst nicht nervös, aber es wurde mir gleich wahrscheinlich, dass es nur eine ersetzende Bezeichnung für einen Angstanfall sein sollte. Aus dem Empfindungskomplex der Angst hob sie das eine Moment der Atembeengung ungebührlich hervor.

«Setzen Sie sich her. Beschreiben Sie mir's, wie ist denn so ein Zustand von ‹Atemnot›?»

«Es kommt plötzlich über mich, dann legt's sich's zuerst wie ein Druck auf meine Augen, der Kopf wird so schwer und sausen tut's, nicht auszuhalten, und schwindlich bin ich, dass ich glaub', ich fall' um, und dann presst's mir die Brust zusammen, dass ich keinen Atem krieg'.»

«Und im Halse spüren Sie nichts?»

«Den Hals schnürt's mir zusammen, als ob ich ersticken sollt!»

«Und tut es sonst noch was im Kopfe?»

«Ja, hämmern tut es zum Zerspringen.»

«Ja, und fürchten Sie sich gar nicht dabei?»

«Ich glaub' immer, jetzt muss ich sterben, und ich bin sonst couragiert, ich geh' überall allein hin, in den Keller und hinunter über den ganzen Berg, aber wenn so ein Tag ist, an dem ich das hab', dann trau' ich mich nirgends hin, ich glaub' immer, es steht jemand hinter mir und packt mich plötzlich an.»

Während Sigmund Freud das Geschehen bei dieser jungen Frau vor allem psychologisch gedeutet hat, wird heute mit dem psychophysiologischen Modell des Angstkreises die Ursache des Leidens im Zusammenwirken von neurobiologischen Veränderungen und psychologischen Bewertungen gesehen. Es ist heute zudem möglich, die Wechselwirkungen zwischen körperlichen Veränderungen und leiborientierten Befürchtungen auch experimentell nachzuweisen.

Besonders hilfreich ist die Anwendung des Angstkreises in therapeutischen Sitzungen mit panikkranken Menschen. Das Einverständnis des Betroffenen vorausgesetzt, kann der Therapeut beim Patienten durch einfache Körperübungen ein schnelleres Atmen oder einen schnelleren Puls erzeugen. Konzentriert sich der panikkranke Patient auf die körperliche Wahrnehmung der gesteigerten Atem- oder Pulsfrequenz, wird er häufig mit einem unguten Gefühl reagieren. Bei weiterer Steigerung der Herz- oder Atemfrequenz wird er bemerken, dass ihm unangenehme Gedanken durch den Kopf gehen. Er wird sich z. B. fragen, ob das Herz die Belastung auch aushält oder ob sein Organismus genügend Sauerstoff erhält. Diese Gedanken werden weitere Befürchtungen nach sich ziehen und zu einem eigentlichen Katastrophenszenarium anwachsen. Meist endet die Angstspirale mit Todesangst, weil ein Herzversagen, Ersticken oder Ohnmacht mit Umfallen befürchtet wird.

In der therapeutischen Sitzung kann nun die Angstentwicklung unterbrochen werden, indem der Patient auf andere Gedanken gebracht wird. Die panikkranke

Person wird beispielsweise ruhiger werden, wenn ihr klar wird, dass das Herz – z. B. infolge einer vorausgehenden körperlichen Anstrengung – ganz physiologisch schneller schlägt. Was die Atmung betrifft, kann die betroffene Person aufgefordert werden, sich auf die Bauchatmung zu konzentrieren. Durch diese Übung kann der Patient nicht nur von angsterregenden Gedanken abgelenkt werden, sondern er kann mit dieser Atemtechnik auch zu einem langsameren Atmen gezwungen werden. Meist gelingt es mit diesen Mitteln, den Teufelskreis zwischen körperlichen Empfindungen und furchterregenden Interpretationen zu durchbrechen. Dieses Vorgehen hat den zusätzlichen Vorteil, dass panikkranken Menschen der Zusammenhang zwischen ihren Symptomen und ihren Befürchtungen deutlich wird. Sie erhalten ein Instrument in die Hand, um sich selber zu helfen.

Allerdings ist es bei starker Anspannung nicht einfach, von einer bereits eingespielten Befürchtung abzulassen und sich einer sachlichen Interpretation des körperlichen Geschehens zuzuwenden. Bei erhöhter Angst besteht grundsätzlich die Tendenz, dem Angsterleben auszuweichen und sich auf eine bestimmte Vorstellung oder auf ein fassbares Objekt auszurichten. Der Gedanke an den Tod ist nur die extremste Ausprägung einer Tendenz, auftretende Angst mit bestimmten Gefahren zu verbinden und die Umwelt wie den eigenen Körper nach möglichen Angstursachen abzusuchen.

Aber gerade weil bei «Angststörungen» die Befürchtungen immer umfassender werden und schließlich das eigene Leben betreffen, kann in der Therapie versucht werden, diese umfassenden Befürchtungen in umgekehrter Reihenfolge in spezifische und angehbare Befürchtungen zurückzuführen. Gelingt es therapeutisch, Todesfurcht oder schwer greifbare Ängste in spezifische Befürchtungen aufzulösen, sind therapeutische Angriffspunkte gewonnen, an denen gezielt gearbeitet werden kann. Dieses Prinzip hat v. a. Erfolg bei der Behandlung von Panikstörungen und komplexeren Phobien.

Nach der geläufigen Theorie der Verhaltenstherapie klingt die Angst eines Menschen spontan ab, wenn die Furcht auslösende Situation nicht gemieden wird und ein sog. Habituations- oder Gewöhnungsprozess einsetzt. Deshalb setzen die verhaltenstherapeutischen Behandlungsverfahren stark auf die Exposition. Darunter wird verstanden, dass eine angstkranke Person schrittweise (graduell) oder rasch (flooding) Situationen und Objekten ausgesetzt wird, vor denen sie sich am meisten fürchtet. Diese Expositionsverfahren scheinen jedoch nur anhaltend zu wirken, wenn die betroffene Person das Abklingen der Angst in der exponierten Situation nicht auf äußere Einflüsse zurückführt, also z. B. auf die Wirkung eines Medikamentes bzw. auf die ärztliche Intervention («Droge Arzt»). Auch die Rückführung der Wirkung auf einen inneren Vorgang, z. B. ein bestimmtes gedankliches Ritual oder ein Stoßgebet, setzt den Behandlungserfolg auf längere Sicht außer Kraft. Vielmehr ist für eine anhaltende Wirkung der Expositionsverfahren offenbar Bedingung, dass die Angst möglichst unmittelbar und ohne Abwehrvorstellungen erlebt wird. Es geht also nicht nur um das Aushalten einer gefürchteten Situation, sondern um das entschlossene Durchleben von Angst, was ein bewusstes Annehmen des Angsterlebens voraussetzt. In der Begrifflichkeit dieses Buches kommt diese Erfahrung der Erstperson-Perspektive gleich, während gedankliche Ausweichmanöver und Bewertungen, die vom unmittelbaren Erleben abstrahieren, der Drittperson-Perspektive entsprechen.

Spezifische Verhaltenstherapien, die mit Hilfe der graduellen oder raschen Exposition arbeiten, sind erfolgreich bei Menschen anzuwenden, die keine generelle Selbstabwertung und keine generelle Angstbereitschaft zeigen. Besonders günstig sprechen mehr oder weniger isolierte **Phobien** wie die Furcht vor engen Räumen (Klaustrophobie) oder die Furcht vor Hunden oder Spinnen (Arachnophobie) auf diese Methode an. Hier besteht die Zielsetzung der Therapie darin, in Konfrontation mit der gefürchteten Situation zu erfahren, dass die Befürchtung unbegründet ist. Die in der gefürchteten Situation durchlebte Angst hat schließlich eine selbstbestätigende und befreiende Wirkung.[12]

Schwieriger als die Behandlung dieser Störung gestaltet sich die Therapie der **generalisierten Angststörung** mit Mitteln der Konfrontation und Umwertung. Wenn das eigene Erleben zum Anlass von Befürchtungen wird, sind der Exposition enge Grenzen gesetzt.

Diese Problematik sei an einem kurzen Beispiel aufgezeigt:

Rosmarie H., heute 40-jährig, hat Krankenschwester gelernt und war lange Zeit als Lehrerin an einer Pflegeschule tätig. Sie musste ihren Beruf aufgeben, weil sie in ständiger Anspannung den nötigen Schlaf nicht fand und sich dauernd sorgte, ob sie ihren Schülerinnen auch gerecht werden könne. Zu Ordnung und zum Perfektionismus neigend, geriet sie zunehmend unter Zeitdruck und konnte schließlich ihren eigenen hohen Anforderungen nicht mehr nachkommen. Trotz beruflicher Entlastung litt sie weiterhin an einer ständig vorhandenen Angst, unter Druck zu kommen und gegenüber Mitmenschen zu versagen. In ihrer Anspannung war sie in ständiger Sorge um sich selber und um ihre Mitmenschen. Sie fürchtete etwa, ihrem Neffen könne ein Unfall zustoßen, oder sie selber könne auf der Straße von Unbekannten bedrängt werden. Ihre soziale Angst und ihr Rückzugsverhalten vergrößerten sich noch, als in der Nachbarschaft eine Asylantenunterkunft eingerichtet wurde. Sie ängstigte sich zudem vor vielen Alltagssituationen, wie: den Schlaf nicht zu finden, überraschende Telefonanrufe zu bekommen, wegen einer Gewichtszunahme ausgelacht zu werden, ihren Arzt zu verlieren usw. Dadurch befand sich Frau H. fast anhaltend in einer Art «Überwachheit» mit Reizbarkeit und Schreckhaftigkeit.

---

12 Eine ausgezeichnete Einführung in die Praxis der Verhaltenstherapie und kognitiven Psychotherapie geben R. Stern/L. Drummond 1991.

Im Falle einer solchen generalisierten Angststörung ist die Rückführung auf spezifische Befürchtungen nur partiell möglich. Die Angst hat viele Namen und kann nur schlecht eingegrenzt werden. Im Vordergrund steht eine Grübelneigung und eine «Erwartungsangst», die die verschiedensten Alltagsdinge betrifft. Obwohl die große Furchtbereitschaft dazu führt, dass unzählige Objekte als gefährlich eingeschätzt werden, kann die frei flottierende Angst nicht an diesen äußeren Gegenständen festgemacht werden. Immer neue Befürchtungen sind Ausdruck eines Kampfes, in dem die zu Grunde liegende Angst auf dem eingeschlagenen Weg nicht besiegt werden kann. Bei dieser Störung wird deutlich, dass die Ursache der Not weniger in einzelnen Befürchtungen liegt, als vielmehr in einer Verunsicherung, die existentielle Tiefen erreicht. Oft liegt eine Selbstunsicherheit vor, die dazu beiträgt, dass die betroffene Person ihr eigenes Erleben nicht akzeptieren kann, sondern ständig um Bestätigung und Selbstkontrolle ringt.

Konsequenterweise hat sich die Hilfe bei dieser Problematik mehr darauf auszurichten, bei aller Angst und Ängstlichkeit die Selbstachtung zu stützen und die eigenen Möglichkeiten im Alltag, d. h. die soziale Kompetenz zu fördern. Gerade bei dieser Störung zeigt sich aber auch die Bedeutung, die der Bewertung eines Gefühls zukommt. Wird das Angsterleben bei Menschen mit generalisierter Angststörung abgewertet, müssen sich diese existentiell gefährdeten Menschen in ihrem Wesen in Frage gestellt fühlen. Umgekehrt schafft die Akzeptanz der Angst eine bessere Voraussetzung, über die oft nötige medikamentöse Angstdämpfung hinaus eine sinngebende Auseinandersetzung mit der eigenen Lebenssituation zu finden. Auch ein akzeptierendes psychodynamisches Verständnis der Lebensentwicklung kann zur Entlastung beitragen. Selbstverständlich haben auch hier umschriebene Erfolgserlebnisse in der Bewältigung einzelner Befürchtungen ihren Platz. Sie helfen, das Selbstwertgefühl zu stärken. Doch wird diese furchtbezogene, antiphobische Hilfe ein tieferes Verständnis für die zugrunde liegende existentielle Angst nicht ersetzen können.

Öfters können Angstzustände auch durch *Zwänge* kompliziert sein. In diesem Fall versucht eine Person, ihre Befürchtung – z. B. die Furcht, durch Berührung mit Krankheitserregern angesteckt zu werden – durch gezielte Handlungen einzudämmen, z. B. indem sie ihre Hände ritualartig wäscht (Waschzwang). Solche Zwangshandlungen können so zeitraubend sein, dass sie die Alltagsbewältigung einschränken oder in schweren Fällen verunmöglichen. Andere Beispiele sind Kontroll- und Ordnungszwänge. Beim Vorliegen eines Kontrollzwanges muss immer wieder überprüft werden, ob z. B. die Haustüre abgeschlossen oder der Herd abgestellt ist. Dahinter steckt die obsessive Vorstellung, dass sonst ein Unglück, etwa ein Brand, eintritt. Dabei können solche Befürchtungen durchaus als wenig realistisch oder sogar als unsinnig wahrgenommen werden. Trotzdem kann auf die ritualisierten Kontrollhandlungen nicht verzichtet werden, weil sich sonst die Betroffenen ihrem Angsterleben stellen müssten.

Das Hauptproblem der zwanghaft ausgeführten Kontrollen liegt darin, dass sie die bestehenden Befürchtungen nur kurzfristig beruhigen. Längerfristig werden die zugrunde liegenden Befürchtungen durch die ausgeführten Kontrollhandlungen noch unterstützt, auch weil das Angsterleben nicht angenommen, sondern durch isolierende Befürchtungen und zwanghafte Abwehrhandlungen weiter verdrängt wird. Denn auch bei der Zwangserkrankung ist nicht das Auftreten von Angst krankmachend. Vielmehr führt die Abwehr der Angst zu einer krankmachenden Entwicklung.[13]

Die Angstabwehr erfolgt bei Zwangskranken in zwei Schritten. Zunächst wird die auftretende Angst mit gedanklich vorgestellten äußeren Gefahren in Zusammenhang gebracht. Es entstehen sog. Obsessionen oder Zwangsgedanken. Sie stellen nichts anderes als objektgebundene Befürchtungen dar. In einem zweiten Schritt werden diese Befürchtungen mittels Zwangshandlungen – wie ritualartigem Waschen oder Kontrollieren – einzudämmen versucht. Damit ist die ursprüngliche Angst vom persönlichen Erleben weit weg gerückt. Sie ist zu einem Gegenstand der Befürchtungen geworden, der wie ein äußerer Feind kontrolliert oder ferngehalten wird.

Therapeutisch muss der Weg zurück gefunden werden: Von den Zwangshandlungen zu den dahinterliegenden Befürchtungen, von den obsessiven Befürchtungen zur nackten Angst. In der Behandlung der Zwangskrankheit scheint kein Weg an der Akzeptanz des Angsterlebens vorbei zu führen. Zwar kann symptomatisch die Angst mit anxiolytischen und antidepressiven Medikamenten gemildert werden. Anhaltende Linderung von Zwangsgedanken und Zwangshandlungen setzt aber voraus, dass eine neue, unverkrampftere Einstellung zum Angsterleben gefunden wird und Angst nicht als Feind, sondern als basales Lebenselement Anerkennung findet. Eine mindestens partielle Annahme des Angsterlebens ist auch Voraussetzung für die Durchführung einer Expositionsbehandlung. Sie hat sich bei Zwangskrankheiten als besonders erfolgreiche Methode etabliert. Dabei wird ein Zwangskranker aufgefordert, genau das zu tun, was er am meisten fürchtet, ohne Gegenmaßnahmen zu ergreifen.[14]

Dieses Vorgehen kann so begründet werden:

Therapeut: «Was passiert, wenn Sie etwas Schmutziges berührt haben?»

Patient: «Ich werde unruhig, auch wenn ich es mir nicht erklären kann.»

Therapeut: «Wenn Sie sich dann waschen, werden Sie ruhiger. Wenn das, wie ich vermute, der Fall ist, wird das Händewaschen durch den beruhigenden Effekt belohnt, so dass es bei der nächsten Konfrontation mit Schmutz erneut und noch verstärkt durchgeführt wird.»

---

13 J. Rapoport (1993) hat die Zwangsproblematik beispielhaft dargestellt.

14 Übersicht bei P. M. Salkovskis/J. Kirk 1991

Patient: «Ja, bei mir ist es zur Gewohnheit geworden, die ich selber nicht durchbrechen kann.»

Therapeut: «Je mehr Sie sich waschen, desto größer ist die Chance, dass Sie sich wieder waschen. Deshalb sollen Sie in der Therapie etwas berühren, wovor Sie sich fürchten und sich nachher nicht waschen. Damit soll der Teufelskreis zwischen Befürchtungen und Zwangshandlungen durchbrochen und vermieden werden, dass das Zwangsritual belohnt wird. Dies setzt aber das Erleben von Angst voraus. Angst ist zwar unangenehm, aber nicht gefährlich. Was Sie behindert ist nicht Angst, sondern die obsessive Vorstellung, dass ein Unglück eintreten wird, wenn Sie sich der Angst aussetzen.»

Ein besonders extremer Umgang mit dem Angsterleben findet sich bei *Psychosekranken*, z. B. bei Schizophreniekranken. Die Abwehr des Angsterlebens beschränkt sich hier nicht auf unsinnige Obsessionen wie bei Angst- und Zwangskranken. Die Veräußerlichung des Angsterlebens geht noch einen Schritt weiter, indem das, was Angst macht, negiert wird oder – in Verkennung der Realität – als bereits eingetroffen behandelt wird. In einem solchen Fall tritt an die Stelle einer Befürchtung der Wahn. Was wahnhaft als Realität vorweggenommen wird, muss nicht mehr als zukünftige Bedrohung befürchtet werden. Gleichzeitig wird durch diesen Umkehrvorgang auch die eigene Existenz, die Angst machen kann, zu einer entstellten, «ver-rückten» Realität, für die der Psychosekranke keine Verantwortung trägt.

Eine solche psychotische Verschiebung kann auch zur Erklärung der Emotionslosigkeit von Schizophreniekranken herangezogen werden. So berichten Schizophreniekranke nicht selten schauderhafte Verfolgungs- und Foltergeschichten, ohne selber einen Affekt zu zeigen. Da das Erleben aus der Erstperson-Perspektive einer Gegenständlichkeit der Drittperson-Perspektive Platz gemacht hat, bekommt die Welt den Anschein des Faktischen und Leblosen. Deshalb kann die Erlebensweise von Psychosekranken auch Züge einer Science-Fiction erhalten, in der nur künstliche Wesen mit artifizieller Intelligenz vorkommen. Auch der Kranke selbst kann sich wie ein Roboter wahrnehmen, der von außen dirigiert wird.

Die Wahngewissheit in der Psychose schützt zwar vor einem überwältigenden Bedrohungsgefühl, schränkt aber die Möglichkeit ein, die Alltagsrealität dank wahrgenommener Angstsignale zu beeinflussen. Wenn alles fremdbestimmt ist und auch der eigene Körper von außen manipuliert wird, ist – wie im hypnotischen Zustand oder im filmartigen Traumerleben – kein freier Willensentscheid möglich.

Neben der Verminderung des Angsterlebens durch den Sprung in eine wahnhafte Faktizität kommt bei Psychosekranken auch eine andere Form der Negierung von Angst vor. Sie besteht darin, sich außerhalb der Alltagsrealität zu halten, indem jede Möglichkeit einer Involvierung in Alltagsangelegenheiten umgangen wird. Diese Form der

Angst- und Realitätsvermeidung ist literarisch vielleicht am eindrücklichsten in der kurzen Erzählung «Bartleby» von Hermann Melville dargestellt worden. Bartleby, der Schreiber eines Advokaten, entzieht sich jeder Aufforderung zu einer Dienstleistung, indem er knapp und klar antwortet: «I would prefer not to do». Auch als er zum Verlassen des Büros aufgefordert wird, bleibt er bei der Antwort: «Ich zöge es vor, es nicht zu tun.» Indem er die Möglichkeit, etwas zu tun, höflich ablehnt, ohne selber zur Sache Stellung zu nehmen, entzieht sich Bartleby der Eingliederung in die ihm vorgegebene Lebenswirklichkeit und schließt so aus, dass aus Möglichkeiten selbst geschaffene Fakten werden. Er verbleibt in der reinen Potenz und umgeht damit das Auftreten von Realisierungsangst. Das Verhalten von Bartleby ist vom italienischen Philosophen Giorgio Agamben als Versuch interpretiert worden, die Realität der Schöpfung und damit die Angst, die die Schöpfung beherrscht, zunichte zu machen (Giorgio Agamben hat in diesem Zusammenhang den Begriff der «Ent-Schöpfung» geprägt).[15]

Aber auch Psychosekranke sind kaum je ganz ohne Angst. Immer dann, wenn in den Lücken ihrer Entfremdung eigenes Erleben durchbricht, wie sich Gras zwischen Betonplatten Raum schafft, sind sie von Angst und Schrecken ergriffen. So kann die Psychose zugleich als Ausbruchsversuch aus überwältigendem Angsterleben wie auch – bei Abklingen der Psychose – als Angst machende Erfahrung gesehen werden. Angst tritt sowohl auf dem Weg in die Psychose wie auch auf dem Weg zurück aus der Psychose auf.

In der Behandlung psychotisch erkrankter Menschen kommt man nicht umhin, dem Gefühl der Angst große Bedeutung zuzumessen. Gemeinhin wird zwar insbesondere die schizophrene Psychose als Erkrankung der kognitiven Fähigkeiten gesehen. Angst stellt aber einen Angelpunkt in der psychotischen Entwicklung dar. Angst medikamentös zu lindern, ist das eine; Angst zuzulassen, soweit sie von den Betroffenen angenommen werden kann, ist das andere, nicht weniger wichtige Ziel. Die größte Herausforderung besteht aber darin, das eine mit dem andern zu verbinden und beides zum richtigen Zeitpunkt und im richtigen Maße zu tun. Voraussetzung dafür ist, dass psychotische Menschen von Personen, die selber fähig sind, Angst zu ertragen, über längere Zeit in stimmiger Nähe bzw. Distanz begleitet werden. So kann es möglich sein, Inseln einer gemeinsamen Realität und eines wechselseitigen Erlebens zu finden. Für Psychosekranke kann es zudem eine Hilfe sein, wenn ihre Begleiter fähig sind, ihren eigenen Abgrund wenigstens zu erahnen.

Sören Kierkegaard, dessen Leben von abgründiger Angst geprägt war, ist der Auffassung, dass in der Angst immer auch eine Art Sehnsucht enthalten ist. Er schreibt: «Denn in der Angst bekundet sich der Zustand, aus welchem er sich heraus sehnt und bekundet sich, weil die Sehnsucht allein nicht genug ist, ihn zu erlösen … Was ich hier sage,

15 G. Agamben 1998

kommt vielleicht vielen wie eine dunkle und schlechte Rede vor, da sie sich doch rühmen, niemals Angst zu haben. Dazu will ich antworten, dass man gewiss nicht Angst haben soll vor Menschen, vor Endlichkeiten, aber erst der, welcher die Angst der Möglichkeit durchgemacht hat, erst der ist dazu gebildet, sich nicht zu ängstigen, nicht weil er den Schrecknissen des Lebens entginge, sondern weil diese immer schwach bleiben im Vergleich zu den Schrecken der Möglichkeit. Sollte dagegen der Redende meinen, dass es das Große an ihm ist, sich niemals geängstigt zu haben, dann will ich ihn mit Freuden in meine Erklärung einweihen, dies komme daher, dass er äußerst geistlos ist.»[16]

Der Problemkreis der Traurigkeit

Traurigkeit ist wie Angst ein wichtiges Grundgefühl. Es wird oft mit Kummer gleichgesetzt. Allerdings wird Kummer (althochdeutsch: Kummer = Schutt) eher passiv erfahren – man ist von Kummer beladen –, während Traurigkeit (althochdeutsch truren = den Kopf sinken lassen) eher aktiv erlebt wird.

Traurigkeit ist vom Depressivsein abzugrenzen. Wer sich traurig fühlt, spürt sich auf mehr oder weniger intensive Weise. Er kann in Tränen ausbrechen. Wer depressiv herabgestimmt ist, leidet an einem Gefühlsverlust, so dass auch der Fluss der Tränen stockt.

Trotzdem gilt Traurigkeit allgemein als unerwünscht. Sie ist aber besser erträglich als andere negative Gefühle. So löst Angst in der Regel mehr Abwehr aus und geht mit einer größeren Einbuße an Selbstsicherheit einher als Traurigkeit. Nach einer Untersuchung von Bartlett und Izard (1972) berichten traurige Menschen über weniger Spannungen als Menschen, die Ärger, Angst oder Ekel empfinden. Auch Dichter haben immer wieder die positiven Seiten der Traurigkeit hervorgehoben. Sie haben wie Gottfried August Bürger die «Trauerstille» gelobt, wie Peter Huchel «die Nacht der Trauer» besungen oder wie J. W. von Goethe von der «Wonne der Wehmut» geträumt.

Trocknet nicht, trocknet nicht,
Tränen der ewigen Liebe!
Ach, nur dem halbgetrockneten Auge
Wie öde, wie tot die Welt ihm erscheint!
Trocknet nicht, trocknet nicht
Tränen unglücklicher Liebe!

(«Wonne der Wehmut» von J. W. von Goethe)

---

16 S. Kierkegaard 1960, S. 55 f.

Im schönen Reclam-Bändchen «Komm, heilige Melancholie»[17] sind weit über hundert deutsche Gedichte gesammelt, die Kummer, Gram, Wehmut, Traurigkeit und Tränen besingen.

Wie kommt es denn, dass Traurigkeit im Allgemeinen dennoch als negatives Gefühl eingeschätzt wird? Der Emotionsforscher Tomkins vermutet, dass gerade im negativen Aspekt der Traurigkeit die Bedeutung und der Zweck dieses Gefühls festzumachen sei. Traurigkeit bzw. Kummer wecke nämlich nur Anteilnahme, wenn dieses Gefühl nicht als positiv, sondern als leidvoll angesehen werde. Auch könne die Traurigkeit auslösende Situation nur angegangen werden, wenn die Traurigkeit als etwas Negatives betrachtet wird, das es zu beseitigen gelte.

> So stellt Tomkins fest: «Kummer ist nicht ein toxischer, lähmender Affekt, der notwendigerweise Vermeidungsstrategien hervorruft, sondern er fördert eher Abhilfestrategien, die die Quellen von Kummer in Angriff nehmen. Das Vorhandensein von Kummer weist hin auf die Möglichkeit für Abhilfereaktionen entweder durch das Individuum selbst oder mit seiner Unterstützung. Somit könnte man den Stand normaler Entwicklungen nach der Breite des Kummerspektrums beurteilen. In dem Ausmaß, in dem auf Seiten des Individuums viele Arten von Unempfindlichkeit für Kummer vorhanden sind, besteht eine Entwicklungsretardierung… Jede Gesellschaft, der ihre Krankheiten, ihre Ungerechtigkeiten, ihre Diskrepanzen zwischen Möglichem und Erreichtem, ihr Mangel an Erregung und Freude oder ihre Ängste, ihre Demütigungen und Feindseligkeiten keinen Kummer bereiten, ist eine unterentwickelte Gesellschaft.»[18]

Auch wenn Traurigkeit mitunter schwer zu ertragen ist, ist ihre positive Wirkung dennoch unübersehbar. Tränen der Traurigkeit können nicht nur für den Einzelnen erlösend wirken, sondern auch dazu beitragen, den Zusammenhalt einer Gruppe – sei es der Familie, des Freundeskreises oder einer größeren Gemeinschaft – zu fördern.

> «Da Trennung Kummer verursacht, ist die Vermeidung oder Antizipation von Kummer eine starke Kraft, die einen Menschen eng an seine Angehörigen und Freunde bindet. Wenn wir Angehörige und Freunde nicht vermissen würden … würde eine der bedeutenden Kräfte, die uns mit anderen Menschen verbindet, fehlen.
>
> Als man eine große Gruppe junger Menschen bat, sich vorzustellen und niederzuschreiben, wie es wäre, in einer Welt ohne Kummer zu leben, meinten fast alle von ihnen, dass dies auch eine Welt ohne Freude und Liebe wäre, ohne Familie und Freunde. Viele von ihnen fragten sich sogar, ob dies tatsächlich eine Welt von Menschen wäre.»[19]

17 L. Völker 1984
18 zit. nach C. E. Izard 1981, S. 329
19 C. E. Izard 1981, S. 320

Dennoch unterscheiden sich verschiedene Gesellschaften und Kulturen darin, wie sie zur Traurigkeit stehen und inwieweit sie in der Kindererziehung eher zur Unterdrückung oder Förderung von Traurigkeit neigen. In den abendländischen Kulturen, insbesondere in den nordischen Ländern, werden Knaben meistens dazu erzogen, keine Traurigkeit – und möglichst auch keine Angst – zu zeigen. «Knaben weinen nicht.» Beide Geschlechter scheinen heute tendenziell vermehrt dazu angehalten zu werden, ihre Gefühle kritisch wahrzunehmen und vor allem mit bindenden Gefühlen wie Traurigkeit, die Zeugnis von der Bindung an einen andern Menschen ablegen, vorsichtig umzugehen.

In diesem Zusammenhang sei v. a. auf die Beziehung aufmerksam gemacht, die zwischen der Einstellung zu sog. negativen Gefühlen und der Individualisierungs- bzw. Bindungstendenz verschiedener Kulturen besteht. Gesellschaften, die Menschen eher in ein Beziehungsnetz einzubinden bzw. von Familien- und Gemeinschaftsstrukturen abhängig zu machen suchen, haben einen anderen Umgang mit Traurigkeit und mit anderen negativen Gefühlen als Kulturen, die zur Individualisierung, Autonomie und Unabhängigkeit der Individuen tendieren. Traurigkeit wird in beziehungs- und gruppenorientierten Gesellschaften wie z. B. in ostasiatischen Staaten oder den pazifischen Inseln eher gefördert, Äußerungen von Ärger eher gehemmt. Umgekehrt bekommt bei extremer Individualisierungstendenz die Durchsetzung des Individuums mittels Ärger und Wutäußerungen einen höheren Stellenwert als die Tröstung erheischende Äußerung von Traurigkeit. So dürfte in den letzten Jahrzehnten und Jahrhunderten in den westlichen Industrienationen mit der Abnahme der Gemeinschaftsbindung auch die Hemmung, Ärger und Wut zu äußern, nachgelassen haben. Besonders eindrücklich ist die Zunahme von Ekelgefühlen im selben Zeitraum, in der die Individualisierungstendenz und Hygienebewegung an Bedeutung gewann. Weil Ekel – wie noch zu zeigen ist – zur Abgrenzung beiträgt, kann die Betonung dieses Gefühlsbereichs zur Individualisierungstendenz beitragen.

Traurigkeit wird generell durch einen Verlust ausgelöst. Der Verlust muss aber, ähnlich wie im Falle der Bedrohung bei Angst, nicht notwendigerweise reflektiert werden. Es genügt die Feststellung oder sogar nur das Gespür dafür, dass etwas, was einem wichtig ist, fehlt. So reagieren bereits Kleinkinder im ersten Lebensjahr mit Traurigkeit. Der bekannte Emotionsforscher Izard meint sogar: «Der erste Anlass für Kummer ist die Geburt selbst, die physische Trennung des Säuglings von der Mutter.»[20]

Andererseits kann der Verlust auch eine persönliche Ambition, eine gedankliche Werthaltung oder einen Glauben betreffen. Um Traurigkeit auszulösen, genügt die Vorstellung eines Verlustes. Der Verlust muss nicht bereits eingetreten sein. Er kann in Gedanken vorweg genommen sein. Ferner kann der Verlust Per-

20 ebd S. 322

sonen, Tiere, Wohnorte, Häuser und viele andere Gegenstände betreffen. Voraussetzung ist nur, dass das Verlorene für den Betroffenen eine besondere Wichtigkeit hat. Manchmal kann auch nur eine Gedankenverbindung zu etwas Verlorenem traurig machen, z. B. wenn ich einen Film sehe, der meiner verstorbenen Frau besonders gefallen hat und mich in Gedanken zu ihr zurückführt.

Traurigkeit drückt sich körperlich in einem traurigen Gesichtsausdruck aus, der bei Menschen aller Kontinente identisch ist, so dass er interkulturell recht gut verstanden wird. Beim Ausdruck von Kummer sind die Augenbrauen nach oben, die Mundwinkel nach unten gezogen. Da sich gleichzeitig der Kinnmuskel nach oben schiebt, wird die mittlere Unterlippe nach oben gedrückt. Zu diesem Gesichtsausdruck gesellt sich häufig eine gebückte, zur Erde geneigte Körperhaltung. Weinen und Schreien sind charakteristische Ausdrucksformen der Traurigkeit. Weinen kann aber auch in Augenblicken großer Freude (Freudentränen) oder bei tiefer Frustration und Zorn auftreten.

Traurigkeit geht im Rahmen einer vegetativen Umstellung mit schnellerem Herzschlag und erniedrigter Hauttemperatur einher. Die Physiologie der Traurigkeit ist aber viel weniger studiert als deren Psychologie, auf die wir schon kurz eingegangen sind. Dieser Mangel hängt auch damit zusammen, dass Traurigkeit bei Tieren viel weniger eindeutig hervorgerufen werden kann als bei Menschen.

Traurigkeit ist übrigens nicht mit Trauer oder Gram (engl. grief) gleichzusetzen. Während Traurigkeit ein Gefühl darstellt, ist Trauer ein Verarbeitungsprozess. Man spricht deshalb seit Sigmund Freud auch von Trauerarbeit. In der Trauer wird ein Verlust verarbeitet. Zu diesem Trauerprozess gehören neben gedanklichen Überlegungen auch andere Emotionen wie Einsamkeitsgefühle, Verzweiflung, Wut und Ärger.

Störungen im Zusammenhang mit Traurigkeit

Interessanterweise kennen Psychologie und Psychiatrie nur Krankheitszustände, in denen angemessene Traurigkeit fehlt, aber keine krankhaften Zustände, in denen Traurigkeit besonders stark zum Ausdruck käme. So ist in der krankhaften Trauerreaktion das Gefühl der Traurigkeit meist abgeschwächt oder gar nicht vorhanden. Im Falle depressiver Erkrankungen wird zwar von «vitaler Traurigkeit» gesprochen, doch ist mit diesem Ausdruck das Darniederliegen leibhafter Gefühle gemeint, also auch das Fehlen tief empfundener Traurigkeit (vergl. die ausführlichere Darstellung in Kap. 7).

Beim Vorliegen einer schweren **Depression** ist ein Mensch in der Regel gerade nicht in der Lage, zu weinen oder eine tiefe (und ansteckende) Traurigkeit zu empfinden. Viele depressiv erkrankte Personen erleben es denn auch als Befreiung, wenn sie erstmals ihren Tränen wieder freien Lauf lassen können. Tatsächlich kann von der Regel ausgegangen werden: Je mehr ein Mensch in der Lage ist, Traurigkeit zu empfinden, desto geringer ist seine depressive Blockade.

Trotz fehlender Hinweise auf eine krankmachende Wirkung der Traurigkeit, scheint Traurigsein in unserer individualisierten Gesellschaft zum Problem zu werden. Das hat aber weniger mit diesem Gefühl an sich zu tun, als mit der Abnahme von Bindungen, in denen das Auftreten von Traurigkeit Sinn macht. Für sozial oder emotional vereinsamte Personen wird der Umgang mit Traurigkeit auch dadurch erschwert, dass sie mit ihrem Gefühl allein gelassen werden. Wo Anteilnahme ausbleibt, fehlt auch der Trost, den die Traurigkeit beim anderen Menschen gewöhnlich hervorruft. Bei sehr individualisierter Lebensführung droht Traurigkeit auf Dauer gleichsam «leer zu laufen», weil sie unbeantwortet bleibt.

Das Zusammentreffen von «leer laufender», unbeantworteter Traurigkeit und Depression scheint kein Zufall zu sein. Wird man heute auch depressiv, weil niemand die Traurigkeit beantwortet? Groß angelegte Bevölkerungsuntersuchungen weisen jedenfalls darauf hin, dass sowohl Frauen wie Männer in Vereinsamungssituationen häufiger an Depressionen erkranken.

> Demgegenüber werden verheiratete Männer seltener depressiv als verheiratete Frauen. Letztere sind v. a. von Depressionen betroffen, wenn sie trotz hoher Haushaltsbelastung und kleinen Kindern keine emotionale Unterstützung durch ihren Partner haben, also emotional einsam leben.[21]

Ich habe im Buch «Welchen Sinn macht Depression?» die Depression als nicht zugelassene Traurigkeit beschrieben und manche Untersuchungsergebnisse zur Unterstützung dieser Ansicht angeführt. Hier sei zusammenfassend nur darauf verwiesen, dass depressiv erkrankte Menschen in der Biographie besonders häufig Verlusterlebnisse aufweisen, in denen sie allein gelassen oder nicht adäquat unterstützt worden sind. Viele depressive Menschen reagieren besonders verletzlich auf neu auftretende Verlustsituationen, die Traurigkeit auslösen. Obwohl depressive Personen im erkrankten Zustand keine oder nur wenig Traurigkeit empfinden können, lässt sich mittels Video unterstützter Analyse von Mimik und Gestik zeigen, dass ihre Gesichtszüge durchaus den Ausdruck von Traurigkeit haben. Aufgrund von Fallbeispielen habe ich im erwähnten Buch aufgezeigt, dass das Traurig-Sein von einzelnen Kranken abgewehrt oder verdrängt wird, weil sie dieses Gefühl stark negativ bewerten.

> Power und Dalgleish weisen in ihrem Buch «Kognition und Emotion» (1997) darauf hin, dass die körperliche Reaktion des Traurig-Seins auch aufgrund konditionierter

---

21 G.W. Brown/T. Harris 1978; vgl. auch D. Hell 2002.

Reizverarbeitungen assoziativ ausgelöst werden kann. Mit anderen Worten ist es möglich, traurig zu sein, ohne dafür eine Ursache zu kennen und ohne einen Trauerprozess zur Verarbeitung eines Verlustes einleiten zu können. Ich gehe davon aus, dass unbegründbare Traurigkeit in besonderer Weise Ärger und Verdruss auslöst, wenn Betroffene in emotionaler oder sozialer Isolation auf sich selbst angewiesen sind und keinen Zuspruch von Drittpersonen erhalten, aber die körperliche Einengung und Verlangsamung des Traurig-Seins an sich selber empfinden.

Die **komplizierte** oder **abnorme Trauerreaktion** hat eine gewisse Ähnlichkeit mit dem depressiven Zustand. Sie unterscheidet sich nach den Kriterien der WHO von einer Depression aber dadurch, dass Selbstvorwürfe, psychomotorische Verlangsamung, apathische Gehemmtheit und andere Kernsymptome der depressiven Blockade häufig fehlen. Hingegen sind typische Trauerreaktionen – wie die Suche nach dem Verstorbenen, der Unglaube an seinen Tod und die anhaltende gedankliche Beschäftigung mit dem Verstorbenen – nach dem Verlust besonders anhaltend und besonders ausgeprägt vorhanden.

Als historisches Beispiel einer komplizierten Trauerreaktion sei das Leben der Königin Viktoria herangezogen. Diese englische Königin verlor mit 42 Jahren ihren geliebten Gatten. Sie schloss sich daraufhin völlig von der Umwelt ab, weigerte sich, die Krone zu tragen und verharrte die meiste Zeit in schwarzen Kleidern. Vor ihrem eigenen Tod, der 40 Jahre später eintrat, ordnete sie an, dass neben andern Utensilien auch ein Gipsabdruck der Hand ihres verstorbenen Mannes in ihr Grab gelegt werde.

Auch weniger extreme Trauerreaktionen haben weitreichende Folgen. So ordnen Überlebende manchmal an, dass im Schlafzimmer der Verstorbenen über Jahrzehnte nichts geändert werde. Sie können auch dazu führen, dass das Weiterleben der Verstorbenen in einem anderen Menschen oder in einem Tier vorgestellt wird.

Wie kommt es zu einer solchen komplizierten oder abnormen Trauerreaktion? Die meisten Trauerforscher[22] gehen davon aus, dass Betroffene vom Tod ihres Partners oder eines anderen Angehörigen so erschüttert sind, dass sie «dem Tod nicht ins Angesicht sehen können». Konsequenterweise versuchen sie, den Verstorbenen in ihren Gedanken am Leben zu halten. Sie tendieren dazu, jeden Gedanken an sein Hinscheiden zu umgehen. Damit sind sie zwar in der Lage, das Gefühl der Traurigkeit zu vermindern oder gar zu vermeiden, doch bezahlen sie diese Beschönigung der Realität mit einer verminderten Fähigkeit, sich mit ihrer realen Situation auseinanderzusetzen. Die Folge eines solchen abnormen Trauerprozesses ist eine verzögerte oder verlängerte Trauerreaktion, die auch zu Suiziden und Depressionen führen kann. Prigerson und Mitarbeitende konnten in

22 Die wissenschaftliche Literatur zur Trauer ist z. B. von J. Littlewood (1992) auf englisch und von H. Goldbrunner (1996) auf deutsch zusammengefasst worden.

einer systematischen Nachuntersuchung von 82 Witwen und Witwern zeigen, dass eine komplizierte Trauerreaktion auf längere Sicht zu deutlichen Leistungseinbußen, Schlafstörungen und depressiven Verstimmungen führt.[23]

In der Therapie von Menschen, die Gefahr laufen, kompliziert oder abnorm zu trauern, scheint es besonders wichtig, dass das Empfinden von Traurigkeit erleichtert wird. Das setzt echte Anteilnahme durch die Betreuenden voraus. Hilfreich kann auch der Hinweis sein, dass Gefühle der Traurigkeit, der Wut und der Abscheu zum Trauerprozess gehören. Traurigkeit wird also im therapeutischen Prozess nicht als schädlich gewertet, sondern als Voraussetzung angesehen, um die eingetretene Situation akzeptieren und sich neu orientieren zu können.

Jenseits dieser eher funktionellen Sichtweise vermittelt Traurig-Sein einem Hinterbliebenen auch das Gefühl persönlicher Identität – in einem Moment des Schreckens, in dem sich alles aufzulösen droht. Dieser Gesichtspunkt wird von Emotionsforschern, die Gefühle vor allem als adaptive Funktionen interpretieren, gerne übersehen. So argumentiert Richard Lazarus[24], Traurigkeit vermittle nur Resignation und sei deshalb für den Überlebenskampf ungeeignet. Wörtlich schreibt er: «Im Traurig-Sein (sadness) scheint keine klare Aktionstendenz vorhanden zu sein – außer Aktionslosigkeit oder Rückzug in sich selbst – was dem Konzept von Gefühlen widerspricht.»[25]

Ist also Traurigkeit kein Gefühl, weil es keine eindeutige Handlungstendenz widerspiegelt? Einmal abgesehen davon, dass Traurigkeit eine sehr starke Botschaft an andere Menschen enthält, übersieht eine ausschließlich außengeleitete funktionelle Verhaltensdeutung, dass objektivierbare Äußerungen von Gefühlen auf einem primären Erleben beruhen. Dieses Fühlen, das nur einer Erstperson-Perspektive zugänglich ist, verhilft einem Menschen sich selber zu spüren, insbesondere auch, wenn ein Verlust ihn in Frage stellt.

Nicht umsonst kennt jede Sprache unzählige Ausdrücke für Traurigkeit, die diese persönliche Note des leiblichen Erlebens widerspiegeln. So stehen in der deutschen Sprache dafür Ausdrücke wie Herzeleid und Herzweh, Bekümmernis und Kummer sowie Jammer. Das mittelhochdeutsche Wort «truren» ist wahrscheinlich verwandt mit drusian (alteng. für «sinken, matt, kraftlos werden»). Seine eigentliche Bedeutung wäre demnach etwa: «den Kopf hängen lassen» oder «die Augen niederschlagen» als typische Trauergebärde des Menschen.

Wie sehr das körperliche Erleben des Traurig-Seins den Menschen versöhnlich stimmt, kann auch damit illustriert werden, dass Tränen im Gegensatz zu allen anderen Körperausscheidungen (wie Speichel und Kot) keine Reaktion des Ekels hervorrufen. Im

23 H. G. Prigerson et al. 1995
24 R. Lazarus 1991
25 ebd S. 251

Gegenteil, Tränen scheinen uns «rein» zu sein. Wir fühlen uns von Tränen instinktiv angezogen. Sie lösen eine Art Schutzreflex aus. So suchen wir weinende Menschen zu trösten. Tränen vermögen uns aber auch gegen uns selber milder zu stimmen, sofern wir sie zulassen. Erst wenn Traurigkeit und Weinen infolge sozial gelernter Abwertung dieses Gefühlsbereichs nicht zugelassen werden, sind wir auch gegen uns selbst hart.

Der Problemkreis des Ekels

Gefühle des Ekels werden selten abgehandelt. Sie sind auch von der Forschung lange Zeit übersehen und kaum untersucht worden. Dabei treten Ekelgefühle sehr früh im Leben eines Menschen auf. Bereits Säuglinge zeigen in bestimmten Situationen den Gesichtsausdruck von Ekel. Im weiteren Leben begleiten uns Ekelgefühle als Widerwille und Abscheu auf Schritt und Tritt. Sie beeinflussen nicht nur unsere Nahrungsaufnahme, sie zeigen uns auch, welche Menschen wir «nicht schmecken» können und welche wir «verabscheuen». Sie halten darüber hinaus unser Denken von Vorstellungen frei, die einem «schlechten Geschmack» entsprechen oder «uns verderben» könnten.

Ist Traurigkeit ein soziales und Angst ein existentielles Gefühl, so entspricht Ekel vielleicht am besten einer Art Selbstgefühl. Überrascht Sie das? Dann sei darauf verwiesen, dass Ekel uns vor allem, was nicht zu uns selber gehört, zurückschrecken lässt. Ekel schafft eine Grenze zwischen mir bzw. meinem Körper und der Außenwelt. Ekel baut eine Ich-Grenze auf. So ekelt uns der eigene Speichel solange nicht, wie wir ihn im Munde haben. Wir haben aber erhebliche Ekelgefühle zu überwinden, wenn wir unseren eigenen Speichel aus einem Glas trinken sollen, in das wir zuvor gespuckt haben. Die gleiche Beobachtung lässt sich in noch verstärktem Ausmaß von anderen Körperausscheidungen machen: von Kot, Urin und Schweiß. Es scheint so, dass das Eigene uns fremd und verdächtig wird, wenn es unseren Körper verlassen hat. Was einmal Teil unseres Leibes war, wird dann zum Gemiedenen. Das ist allerdings nicht immer so. Kleinkinder spielen gerne mit ihrem Kot. Sie werden durch Förderung ihrer Ekelgefühle dazu erzogen, dieses köstliche Spiel zu unterlassen. Indem Eltern etwas als «gruusig» und eklig erklären, wird es zur unreinen Sache, die nicht berührt werden darf. Sobald etwas eklig ist, gehört es nicht mehr zu uns. Das Ekelgefühl sorgt auf basale Weise für einen Trennungs- und Abgrenzungsvorgang, der mit Belehrung niemals so sicher und spontan erzielt werden könnte.

Manches spricht dafür, dass Ekelgefühle nicht nur zur körperlichen Unterscheidung von Eigenem und Fremdem dienen, sondern dass sie auch in unserer Gedankenwelt Grenzen zu schaffen vermögen. So gibt es Vorstellungen, die in uns spontanen Widerwillen hervorrufen, während andere uns vertraut und lieb erscheinen.

Ab einem bestimmten Alter haben wir uns ein Netz aus Gedanken und Vorstellungen gebildet, die unser Weltbild ausmachen. Gleichzeitig haben wir andere Vorstellungen und Gedanken ausgeschieden und reagieren mit Widerwillen, wo immer wir mit ihnen konfrontiert werden. Davon zeugen nicht nur religiöse oder politische Wertvorstellungen, die zu lokalen, nationalen und internationalen Streitigkeiten und Kriegen Anlass geben können. Gleiches gilt auch für unsere ästhetischen Überzeugungen, für sportliche Vorlieben und für alltägliche Verhaltensweisen, die uns entweder anziehen oder Widerwillen auslösen.

Am einfachsten ist der enge Zusammenhang zwischen gedanklichen Vorstellungen und Ekelgefühlen an religiösen Werthaltungen deutlich zu machen. Viele Religionen verbinden innere Werthaltungen mit äußeren Reinheitsgeboten, die u. a. das Verzehren von gewissem Fleisch oder den Genuss von alkoholischen Getränken verbieten. So ist den Muslimen der Konsum von Schweinefleisch und Alkohol verboten, den Juden ist im Leviticus (11–17) genau vorgeschrieben, was sie essen dürfen und welche Speisen sie zu meiden haben. Martin Buber übersetzt beispielsweise das Verbot, Kriechtiere zu essen, mit den ausdrucksstarken Worten:

> «Aller Art Gewimmel, das auf der Erde wimmelt,
> Scheuel ist es, es werde nicht gegessen.
> Alles, was auf dem Bauch geht,
> alles, was auf Vieren geht bis zu allem Vielfüßigen, von allem Gewimmel, das auf der Erde wimmelt, esset sie nicht, denn Scheuel sind sie.
> Verabscheulicht nicht Eure Seelen durch alles wimmelnde Gewimmel, bemakelt Euch nicht durch sie, dass ihr durch sie maklig würdet.[26]

Religionsgeschichtlich lässt sich eine Entwicklung von äußeren Reinheitsgeboten, wie sie die Tora kennt, zu inneren Reinheitsverpflichtungen beobachten. So predigt der Jude Christus: «Es ist nichts außerhalb des Menschen, das ihn könnte unrein machen, so es in ihn geht; sondern was von ihm ausgeht, das ist's, was den Menschen unrein macht.[27] Der Judenchrist Paulus deutet diese Aussage so, dass nicht Essen und Trinken für das Gottesreich wichtig seien, sondern gerechtes und friedfertiges Handeln[28].

Ekel und Abscheu betreffen somit mehr und mehr charakterliche Eigenschaften der Menschen. Sie beschränken sich nicht auf Äußerlichkeiten, von denen man sich als Glaubensgemeinschaft abzugrenzen hat. So sind schon den Psalmen[29] die

26 Leviticus 11. 40–42
27 Lukas 7.15
28 Römer 14.14
29 Psalm 5.7

Lügner, Falschen und Blutgierigen ein Greuel, während sich später Christus vor dem Hochmut der Menschen graut.[30]

Ekelgefühle dürften sich auch im individuellen Leben zuerst auf Nahrungsmittel beziehen, die wir nicht in unseren Körper aufnehmen sollten. Konsequenterweise meint Ekel auf gut deutsch: Es ist zum Kotzen. Nach und nach lösen aber nicht nur Nahrungsmittel Ekelgefühle aus, sondern Verhaltensweisen und schließlich Einstellungen und Gedanken. «Grauslich» und «schiech» sind schließlich nicht mehr nur verdorbene Nahrungsmittel, sondern unliebsame Menschen oder verpönte Vorstellungen.

Auch wenn das Ekelgefühl sich im Laufe des Lebens immer weniger auf Nahrungsmittel beschränkt, bleibt der Ausdruck des Ekels im Gesicht eines Menschen dennoch von Widerwille und Abscheu geprägt, als habe er eine eklige Sache zu sich zu nehmen. Menschen, die sich ekeln, erwecken mimisch den Eindruck, als ob sie würgen oder etwas ausspucken möchten. Dabei wird die Oberlippe hochgezogen und die Nase gerümpft. Steife Oberlippen oder Hochnäsigkeit sind bereits deutliche Zeichen der Unerwünschtheit. Da wäre das eklige Herauswürgen eigentlich nicht mehr nötig, um Abneigung zu zeigen.

Körperlich gehen Ekelgefühle neben Übelkeit oder Brechreiz mit vermehrter Speichelbildung, verlangsamtem Herzschlag und erhöhtem galvanischem Hautreflex einher. Wahrscheinlich basiert psychischer Widerwille auf solchen Körperempfindungen, die bei Kontakt mit einem unverdaubaren Objekt oder entsprechenden Gedanken auftreten.

Evolutionsgeschichtlich wird der Ekel denn auch auf Übelkeit zurückgeführt, auf ein reflexhaftes Herauswürgen einer potentiell giftigen Nahrung. Oft ist auch ein schlechter Geschmack im Spiel. Er verursacht einen schlechten Geschmack im Mund und Übelkeit im Magen. Zudem verweist die mimische Reaktion auf den Versuch, keine schlechten Gerüche ins Körperinnere eindringen zu lassen. Daher der Ausdruck: «Ich kann eine Person oder eine Sache nicht riechen.»

Beim Menschen hat sich ausgerechnet das Riechhirn, das Rhinencephalon, zu einem wichtigen Ort der Reizverarbeitung bzw. -beurteilung entwickelt, als bestünde ein Zusammenhang zwischen der Ich-Entwicklung des Menschen und seiner Fähigkeit, sich mittels des Ekels nach außen abzugrenzen. Einer der wenigen Emotionsforscher, der sich hauptsächlich mit Ekelgefühlen auseinandergesetzt hat, ist Rozin[31]. Er vertritt die Meinung, dass die kulturelle Evolution des Ekelgefühls den Menschen überhaupt erst zum Menschen gemacht habe. «Our

30 Lukas 16,15

31 P. Rozin et al. 1993. Etwas später hat William Jan Miller eine «Anatomy of Disgust» (1997) geschrieben. Die erste umfassende Beschreibung des Ekels aus kulturwissenschaftlicher Sicht hat erst kürzlich Winfried Menninghaus (1999) veröffentlicht.

analysis suggests cultural evolution of disgust brings it to the heart of what it means to be human.»[32]

Ekelgefühle können also zur Distanzierung gegenüber Gegenständen, Personen, Meinungen, Ereignissen und Situationen beitragen. Ich kann mich davor ekeln, von Feinschmeckern hochgelobte Delikatessen wie Heuschrecken oder Schnecken zu essen. Ich kann aber auch Abscheu empfinden, wenn mir das Verhalten oder der Geruch einer Person nicht behagt. Schließlich können in mir filmische Szenen oder reale Erlebnisse (wie die körperliche Bestrafung von Kindern) Abscheu und Widerwillen, ja Brechreiz, auslösen. Karl Moor bringt in Schillers Räuber den Widerwillen vor einer ganzen Epoche in die Worte: «Mich ekelt vor diesem tintenklecksenden Säkulum.» Seinem Ekel entsprechend sucht er sich aus der ganzen sozialen Misere rauszuhalten.

Am schwierigsten ist die Situation zu bewältigen, wenn ein Mensch eine Art existentiellen Ekel empfindet und sich von seiner Existenz zurückziehen möchte. Der französische Philosoph Emanuel Lévinas ist diesem existentiellen Wunsch des Austretens, «De l'évasion» (so der Titel seines Buches, das 1935 erschienen ist, drei Jahre vor Sartres berühmtem Erstlingswerk «la nausée»), in tiefen philosophischen Gedanken nachgegangen.[33] Lévinas bringt die Übelkeit (la nausée), in Zusammenhang mit einer Revolte einer Person gegen sich selber. Die Ekelgefühle, die zuerst helfen, den eigenen Körper von fremden Stoffen und von Äußerem abzugrenzen, können sich schließlich gegen die Person selber richten. «Im Ekel, der eine Unmöglichkeit ist zu sein, was man ist, ist man zugleich an sich selber geschweißt, eingeschlossen in einen Zirkel, der erstickt … es ist die Erfahrung des reinen Seins.» (S. 116) «Die Natur des Ekels ist nichts anderes als ihr Dasein, nichts anderes als die Unfähigkeit, diesem Dasein zu entrinnen.» (S. 119) So sieht Lévinas das Bewusstsein von sich selbst im Grundgefühl der Übelkeit entstehen. Das Ich wird von Ekelgefühlen nicht nur nach außen abgegrenzt; es wird – im individuell empfundenen Ekel – sich selber bewusst, ohne dieser existentiellen Präsenz entrinnen zu können. Nur die Ausrichtungen auf andere Menschen lassen nach Lévinas dieses von Ekel geprägte Selbstbewusstsein überschreiten.

Störungen im Zusammenhang mit Ekel

In den von Lévinas zitierten Sätzen klingt eine Schwermut an, die auch das Erleben depressiver Menschen charakterisiert. Viele depressive Menschen empfinden Ekelgefühle. Sie sind aber selten in der Lage, diesem Ekel auch Ausdruck zu ver-

32 P. Rozin et al. 1993, S. 590

33 E. Lévinas: De l'évasion (1982). Die folgenden Zitate sind unter Seitenangabe dieser Taschenbuchausgabe entnommen. (Übersetzung D. H.)

leihen. Noch seltener vermögen sie die Erfahrung des Selbstekels anzunehmen, ohne daran Kritik zu üben. Demzufolge erfasst der Ekel ihr Dasein, ohne dass sie dazu ja sagen könnten, noch einen Ausweg wüssten. Es ekelt sie nicht nur die Welt, sie ekeln sich auch vor sich selber.

Uneingestandener Ekel macht es aber fast unmöglich zu verstehen, weshalb man vor der Welt zurückweicht. Ekel vor sich selber trägt darüber hinaus zur Selbstabwertung bei, wenn dieses Gefühl nicht als Möglichkeit akzeptiert wird, oder sogar als Voraussetzung gesehen wird, die eigene Selbstbezogenheit «mit der Kraft des Ekels» hinter sich zu lassen.

Denn der Selbstekel setzt das eigene Erleben nicht herab, aber er verhindert, dass am Selbsterleben narzisstisch Gefallen gefunden wird. Wo deshalb Ekelgefühle versteckt vorhanden sind, aber nicht akzeptiert werden, läuft ein Mensch – wie viele depressive Personen – Gefahr, seiner selbst überdrüssig zu werden, ohne einen Weg zu finden, diesen Überdruss zu kreativen, kontemplativen oder karitativen Veränderungen zu benutzen.

> So beschreibt Hans Saner den «kognitiven Melancholiker» als Menschen, der seiner selbst überdrüssig ist, aber eine Gegenwelt aufrichtet, indem er sich nicht mehr präventiv um die Beseitigung des selbstbezogenen Überdrusses sorgt. «Vielleicht gibt es unter den Künstlern und Philosophen deshalb so viele Melancholiker, weil so viele unter diesen sich besser in den non-präventiven Gegenwelten zurechtfinden, als in der präventiven Welt. Ihre Werke, wenn sie gelingen, vereinigen dann das scheinbar Unvereinbare: Sie sind illusionslos durch den Blick in die Abgründlichkeit des Daseins, wahr im Empfinden des Menschlichen, heiter aber in der Gelassenheit und leicht in der Freiheit des Augenblicks.»[34]

Ist es möglich, dass unser Selbstbewusstsein und unsere westliche Kultur so stark und so selbstverständlich auf Abneigung und Ekel, auf dégoût und nausée basieren, dass wir diese wichtigen Quellen unseres Ich-Bewusstseins bis heute übersehen haben? Auf jeden Fall ist der Problemkreis des Ekels bislang in Psychologie und Psychiatrie weitgehend ausgespart geblieben. Deshalb sind Ekelgefühle in der Form von Abscheu und Widerwillen wohl erst noch für das Verständnis psychiatrischer Problemstellungen zu entdecken. Sie dürften nicht nur bei Depressionen, sondern auch bei Phobien und Zwangserkrankungen (im Zusammenhang mit ihrer Abwertung und Abwehr) eine bedeutsame Rolle spielen.

Power und Dalgleish kommt das große Verdienst zu, die letztgenannten Störungsbilder unter Berücksichtigung von Ekelgefühlen und ihrer Bewertung untersucht zu haben.[35] Aufgrund ihres beachtlichen Materials vertreten sie die

---

34 H. Saner 1998, S. 235
35 H. Power/T. Dalgleish 1997

Überzeugung, dass einige **Phobien** weniger mit Angst als mit Ekelgefühlen zu tun haben. So fürchten viele Menschen, die vor Mäusen, Fliegen oder auch Haustieren wie Hunden und Katzen zurückschrecken, kaum einen Angriff von Seiten dieser Tiere. Sie empfinden vielmehr Abscheu vor ihnen und möchten nicht mit diesen «ekligen» Wesen in Berührung kommen. Auch das Vermeiden von Kontakten mit Blut (Blutphobie) geht typischerweise mit physiologischen Veränderungen des Ekels (langsamer Puls und erniedrigter Blutdruck) einher und passt nicht zur physiologischen Angstreaktion (beschleunigter Herzschlag).

Nicht wenige Fälle von **Zwangserkrankungen** äußern sich in umschriebenen Vorstellungen, die vor allem Ekel hervorrufen. So kann die Vorstellung, bei harmlosen Kontakten mit fremden Händen oder Kleidern beschmutzt zu werden, ein Gefühl der Unreinheit und des Ekels auslösen. In andern Fällen verbindet sich die Angst, mit einer Krankheit angesteckt zu werden, mit dem Ekelgefühl, sich schmutzig zu machen. In solchen Fällen löst manchmal weniger die Angst vor einer Krankheit die Zwangshandlung des Waschens aus als das Ekelgefühl, das bei der Berührung mit Schmutz auftritt.

Daraus kann geschlossen werden, dass ein Teil der Zwangserkrankungen ähnlich wie bestimmte Tier- und Blutphobien entgegen der heutigen Diagnostik keine Angsterkrankungen sind, sondern eigentlich «Ekelerkrankungen» darstellen. Auch weitere Störungen wie die soziale Phobie dürften mehr mit Beschämung und abgewertetem Selbstbewusstsein (Selbstekel) zu tun haben als mit Angst. Nicht zuletzt dürfte auch die Hoffnungslosigkeit, die das Hauptmotiv für viele Suizidhandlungen darstellt, mit einem problematischen Umgang mit Selbstekel in Zusammenhang gebracht werden. Hier ist das letzte Wort noch nicht gesprochen. Die Krankheitslehre der Zukunft wird an diesem wichtigen Grundgefühl, auch zum Verständnis einer ungünstigen Depressionsentwicklung, nicht vorbeikommen.

Menschen, die sich tendenziell schneller oder häufiger ekeln, neigen dazu, die unmittelbare Umwelt besonders sauber und ordentlich zu gestalten. Wenn jedoch in der Depression Ekelgefühle ein extremes Maß annehmen und es gleichzeitig aus depressiver Erschöpfung heraus dem Betroffenen nicht mehr möglich ist, seine Umgebung wie gewohnt sauber und ordentlich zu halten, wachsen Unzufriedenheit und Ärger an. Diese Entwicklung unterstützt einen Teufelskreis von sich widerstreitenden Gefühlen und Bewertungen, der zu Ohnmacht und Hilflosigkeit der Betroffenen beiträgt.

Zusammenfassung

Der Begriff «Angststörung» könnte ähnlich wie die Bezeichnung «abnorme Trauerreaktion» dazu verleiten, Angst oder Traurigkeit als Ursache von Störungen oder Krankheiten anzusehen. Aber nicht Angst, Traurigkeit oder andere Grundgefühle machen einen Menschen krank. (Selbst das Erleben großer Angst und Traurigkeit ist an sich nicht krankhaft.) Erst die Verängstigung, die einen Menschen ergreift, wenn Befürchtungen von ihm Besitz nehmen, führt zur Störung und Behinderung seines Lebens.

Verängstigt oder von Panik ergriffen, ist der Mensch von katastrophalen Befürchtungen umgetrieben. Diese Befürchtungen haben zwar mit Angst zu tun. Sie lenken den betroffenen Menschen aber von seinem inneren Erleben ab, indem sie ihn auf vorgestellte äußere Gefahren ausrichten. So berichten Menschen, die an Panikattacken leiden, kaum spontan über Angst, sondern sie klagen über körperliche Empfindungen wie Herzjagen und Atemnot. Auch schätzen sie sich spontan nicht als «angstkrank» ein, sondern befürchten «körperlich krank» zu sein.

In analoger Weise meiden phobische Menschen Situationen wie Menschenansammlungen, hohe Brücken, Tunnels und Lifts, weil sie diese Situationen als übertrieben gefährlich einschätzen. Nicht die Angst macht sie phobisch, sondern die gedankliche Bewertung dieser Konstellationen. Auch Menschen mit «generalisierter Angststörung» kranken im Grunde nicht an der Angst, sondern an der «Furcht vor der Angst».

Nach den Erfahrungen der kognitiven Verhaltenstherapie ist bei «Angststörungen» nicht die Angst zu behandeln, sondern die gedanklichen Befürchtungen, die das Annehmen des Angsterlebens erschweren. In analoger Weise wird hier die Auffassung vertreten, dass bei der «abnormen Trauerreaktion» nicht die Traurigkeit, sondern die Abwehr und das Vermeiden von Traurigkeit zu behandeln ist. Auch bei Phobien und Zwängen, die mit Ekelgefühlen einhergehen, ist nicht der Abscheu in Zweifel zu ziehen. Ziel der Behandlung sind vielmehr die obsessiven Vorstellungen und die Zwangshandlungen, welche die Ekelgefühle abzuwehren suchen. Therapeutisch geht es also darum, das unmittelbare Fühlen und Empfinden aus der Erstperson-Perspektive zu stärken und das problematisierende Bewerten aus der Drittperson-Perspektive in Frage zu stellen. Erst wer sein eigenes Empfinden und Fühlen akzeptieren kann, vermag auch den gedanklichen Befürchtungen besser standzuhalten.

Teil III
Praktische Umsetzung

Wenn ein Mensch nicht spürt,
dass er geliebt und angenommen ist,
nützt alle Weisheit nicht, ihn glücklich zu machen.

Barbara Herzog

Kapitel 6

Ein therapeutisches Grundproblem – Die beschämte Scham

Sinnhaftes Leiden oder schamkrank?

Das vorgestellte Konzept, psychische Problemstellungen in Zusammenhang mit entwertetem Erleben zu bringen, hat praktische Konsequenzen. Sie sollen in diesem dritten Teil diskutiert werden. Damit schließt sich der Kreis. Im ersten Teil dieses Buches bin ich den historischen Bedingungen der heute gängigen Auffassungen von Psyche und Krankheit nachgegangen. Dann habe ich im zweiten Teil versucht, aufgrund neuer biologischer und sozialwissenschaftlicher Erkenntnisse einen aktualisierten Zugang zum Seelen- und Krankheitsverständnis zu entwickeln. Im dritten Teil soll nun von den angeführten konzeptuellen Überlegungen wieder auf den Alltag zurückgeschlossen werden.

Allerdings hat mich der Ansatz dieses Buches dazu gebracht, der Darstellung des subjektiven Erlebens von gesunden und kranken Menschen von Anfang an viel Raum zu geben. Konsequenterweise habe ich bereits in den vorausgegangenen Kapiteln manche Beispiele aus dem klinischen Alltag aufgeführt. Aus diesen Beispielen dürfte bereits eine bestimmte therapeutische Haltung deutlich geworden sein. Sie zeichnet sich dadurch aus, dass ich neben dem Verhalten vor allem dem Erleben der betroffenen Menschen und ihrer Selbstbeurteilung besondere Beachtung schenke. Ich rücke das Erlebte in der Therapie aber nicht in den Vordergrund, um es zu hinterfragen. Vielmehr suche ich das Gewahrwerden des persönlichen Erlebens zu fördern. Es geht also nicht primär darum, eine sozial adäquatere Wertung des Erlebten zu etablieren – wie in der kognitiven Psychotherapie[1] –, sondern gegenüber der erdrückenden Kritik am Erlebten die Erstperson-Perspektive – mithin das Seelische – zu stärken.

Psychische Krankheit wird nach der hier vertretenen Ansicht nicht im primären Empfinden und Fühlen, also auch nicht in unangenehmen Gefühlen, gesehen. Psychisches Kranksein wird vielmehr in Zusammenhang gebracht mit entwerteten Empfindungen und Emotionen, die einen Prozess selbstreflexiver Verurteilungen durchlaufen haben. Ein entwertetes «Leiden», das zur bloßen Gefühlsangelegenheit, zur Sache geworden ist, kann dann für den betroffenen Menschen zu einer sinnentleerten Störung werden. Es bekommt Krankheitscharakter. Allerdings ist zwischen Leiden (vgl. engl. illness) und Krankheit (vgl. engl. disease) klar zu unterscheiden.

Leiden (von althochdeutsch «lidan» für Reisen, Fahren) stellt als Erfahrung ein Phänomen der Erstperson-Perspektive dar. Es wird durch einen unerträglichen körperlichen oder sozialen Umstand hervorgerufen. Eine Person leidet z. B. an körperlichen Schmerzen oder einem sozialen Ausgeliefertsein. Dabei ist das Leiden mit der auslösenden Ursache natürlich nicht identisch und stellt auch selber keine Störung dar.

Anders die Krankheit. Was krank meint, wird sozial definiert und entspricht einer Beurteilung aus der Drittperson-Perspektive. Deshalb ist die Charakterisierung eines Leidens als Krankheit immer ein komplexer Prozess, der soziale Wertungen enthält. Was aber eine «erste Person» selber erleidet, entzieht sich dem Krankheitsbegriff. Es kann erst als krank eingeschätzt werden, wenn es selbstreflexiv beurteilt und z. B. zu einem Gefühlsproblem wird.

Pointiert formuliert: Krankheit als psychische Störung besteht nicht im schmerzhaften Empfinden oder unangenehmen Fühlen. Vielmehr bedeutet psychisch krank, an einem Zustand zu leiden, durch den sich das Individuum erniedrigt, entwertet oder sich selber verlustig erlebt – bzw. von andern als krankhaft verändert eingeschätzt wird.

Diese Unterscheidung zwischen Leiden und Krankheit, zwischen unangenehmem Gefühl und Störung ist keine Wortklauberei, sondern für den therapeutischen Zugang in Psychiatrie und Psychotherapie m. E. fundamental. Das soll in den folgenden Ausführungen deutlich werden: Ich möchte zeigen, wie das vorgestellte Konzept in der Praxis zur Behandlung psychischer Problemstellungen eingesetzt werden kann. Dazu werden zwei Problemstellungen herangezogen,

1 Die kognitive Psychotherapie hat insofern das Grundkonzept der Verhaltenslehre (inkl. das Reiz-Organismus-Reaktion-Schema) übernommen, als sie davon ausgeht, dass eine adäquate Anpassung des Organismus an die Umwelt das Ziel der Behandlung ist. Deshalb trifft sie auch die Unterscheidung von funktionellen («richtigen») und dysfunktionellen («falschen») Gedanken. (vgl. A. T. Beck 1976)

die den psychiatrischen Alltag besonders stark prägen: zum einen das Leiden am Beschämtwerden, zum andern das Leiden an der depressiven Blockade.

Am Beispiel der Beschämung, die zu sozialphobischen Behinderungen führen kann, versuche ich in diesem Kapitel aufzuzeigen, wie aus dem unausweichlichen Gefühl der Scham eine enorme Belastung werden kann, wenn dieses Gefühl zu einem Makel gemacht wird, d.h. wenn die menschliche Möglichkeit des Schamerlebens zur Beschämung und Stigmatisierung benutzt wird. Am Beispiel der Depression möchte ich im anschließenden Kapitel darstellen, wie das Nichterleben-Können von Gefühlen bzw. die Abwertung negativer Gefühle zum krankmachenden Problem werden kann. Während die Scham das verheimlichte Gefühl par excellence darstellt, führt die sicht- und spürbare Depression in eine vermeintliche Gefühlsleere, in der sich aber bei genauerem Hinsehen negative Gefühle wie «Inseln der Schwermut» nachweisen lassen.

Therapeutisch geht es im einen wie im andern Fall darum, den versteckten oder herabgestimmten Gefühlen Raum und Akzeptanz zu geben. Individuelles Schamerleben ist aus der destruktiven Umklammerung durch Beschämungsversuche von Dritten zu befreien. Die schweren Gefühle (der Schwermut) sind aus der depressiven Wertlosigkeit zu retten. Ähnliches gilt für andere Störungen, wenn etwa das Erleben von Angst aus aufgezwungener Verängstigung oder Ekel aus dem Angeekeltwerden frei gemacht werden muss. In allen Fällen gilt es, das zugrundeliegende Fühlen (der «ersten Person») zu schützen und der Instrumentalisierung des Gefühls (durch «dritte Personen») entgegenzutreten.

Während die Sinnhaftigkeit von Angst immer besser erkannt wird und das Angsterleben zum integralen Bestandteil der Behandlungen von Angststörungen geworden ist, gilt Scham immer noch als etwas, das um jeden Preis zu vermeiden ist. Deshalb erscheint es besonders angebracht, dem Umgang mit dem Schamgefühl nachzugehen und der Scham das Beschämende zu nehmen.

Scham und Beschämung

Schon zu Beginn des Buches habe ich hervorgehoben, dass psychische Störungen sehr häufig durch Beschämung verstärkt, wenn nicht sogar dadurch hervorgerufen werden. Viele psychisch Kranke leiden ebenso stark unter dem Eindruck, ein beschämendes (oder schweizerdeutsch: «gschämiges») Problem zu haben, wie unter der psychischen Störung selber. Wie extrem Menschen unter der Scham, eine stigmatisierte Störung zu haben, leiden, zeigt etwa das Beispiel von Frau Ruth X. auf.

Frau Ruth X. wurde in einem Allgemeinspital hospitalisiert, weil sie eine Treppe hinuntergefallen war. Die Art des Sturzes und ihr Verhalten während des Spitalaufenthaltes ließen bei den behandelnden Ärzten den Verdacht aufkommen, dass Frau Ruth X. depressiv sei und sich aus suizidaler Absicht die Treppe hinuntergestürzt hätte. Die Klärung der Situation mit einem psychiatrischen Konsiliararzt ergab zwar, dass sich Frau Ruth X. seit mehreren Wochen zunehmend depressiv blockiert erlebt hatte und sich sowohl als Lehrerin wie bei der Führung ihres kleinen Haushalts massiv überfordert gefühlt hatte. Sie hatte sich aber nicht die Treppe hinuntergestürzt, um sich umzubringen. Dazu wäre die Kellertreppe, die sie hinunterfiel, auch viel zu kurz gewesen. Frau Ruth X. hatte vielmehr die Absicht, sich mit dem Sturz einen Beinbruch oder eine andere Verletzung zuzuziehen, die sie von ihren Verpflichtungen hätte befreien können. Anders konnte sich Frau X. eine Entlastung aus ihrer Not nicht vorstellen. Insbesondere traute sie sich nicht zu, die nötige Beurlaubung wegen einer psychischen Störung zu wünschen. Zu sehr fühlte sie sich als psychisch Kranke beschämt.

Man kann diesen Ausschnitt aus einer Krankengeschichte für außerordentlich halten. Er ist aber nur insofern außergewöhnlich, als die Patientin eine Phantasie, die viele psychiatrische Patientinnen und Patienten mit ihr teilen, in die Tat umgesetzt hat. Wieviele psychisch Kranke haben sich nicht schon einen Armbruch gewünscht, um einen allgemein akzeptierten Grund zu haben, eine Pause einlegen zu können und als körperlich Kranke Verständnis und legitimierte Zuwendung zu bekommen.

Wird aber mit der Umwandlung eines psychischen Problems in ein körperliches auch die Scham beseitigt? Im Falle von Frau Ruth X. war dies nicht der Fall. Auch als sie als körperlich verletzte Person behandelt wurde, litt sie weiterhin unter Schamgefühlen. Sie empfand schamvoll eine Diskrepanz zwischen ihrem innern, versteckten Erleben und ihrem nach außen gerichteten Verhalten. Sie fühlte sich zudem beschämt, dass sie gezwungen war, eine ihr nicht zustehende Rolle zu spielen. Die Scham akzentuierte sich, je mehr sie an diesem Gegensatz zwischen innerem Erleben und äußerer Präsentation litt und ihre Stimmung dadurch weiter gesenkt wurde.

Scham als Türhüter des Selbst

Was aber sind Schamgefühle? Das gewählte Beispiel legt es nahe, Scham hauptsächlich negativ zu charakterisieren. Die meisten wissenschaftlichen Versuche, Scham zu definieren, beschreiben sie denn auch als negatives, ja destruktives Gefühl. So hebt Leon Wurmser in seinem bahnbrechenden Buch «Die Maske der Scham» hervor, dass der «dreifache Makel von Schwäche, Defekt und Schmutzigkeit der Kern des Subjektpols (des subjektiven Gefühls) der Scham» sei.[2] Ein

2 L. Wurmser 1990, S. 60

anderer bedeutender Schamforscher, Tomkins, beschreibt einen Menschen, der Scham empfindet, als jemanden, «der sich nackt fühlt, geschlagen, entfremdet, in Ermangelung von Wert und Würde».[3] Auch die dritte Forscherin, die maßgeblich dazu beigetragen hat, dass Scham in den letzten Jahrzehnten die gebührende Beachtung in Psychologie und Psychiatrie gefunden hat, Helen Block Lewis, hält die Scham für ein unheimliches und selbstdestruktives Gefühl.[4]

Scham scheint also v. a. mit einer Selbstentwertung einherzugehen. Es ist denn auch versucht worden, Scham vom Grundgefühl des Ekels herzuleiten, und im Gefühl der Scham Ekel über die eigene Person zu sehen. Selbstekel ist aber wohl eher Selbstablehnung als Scham. In der Scham schwingen noch andere Momente mit, die in der Selbstverachtung nicht enthalten sind. Auch muss Scham nicht unbedingt zur Selbstablehnung führen. Immer geht aber Scham, wenn sie bewusst empfunden wird, mit einem Gefühl des Nacktseins oder Bloßgestelltwerdens einher. Bloßstellung kann durch den Betroffenen selber erfolgen oder von Dritten hervorgerufen werden. Wer sich schämt, beschäftigt sich kritisch mit sich selbst. Er versucht, sich klein zu machen und zu verstecken. Er möchte am liebsten «in ein Loch kriechen», «in den Boden versinken», oder «vor Scham sterben». Im Gegensatz zur Schuld, die mit Kritik an einer Tat einhergeht, betrifft Scham nicht nur ein Verhalten einer Person, sondern ihr ganzes Selbst. Scham zeigt eine Gefährdung des Selbst an, seine Infragestellung oder Erschütterung.

Das deutsche Wort Scham leitet sich wohl vom indogermanischen Begriff «skem» ab. Skem bedeutet soviel wie «sich verhüllen» oder «sich verstecken».[5] Wer sich schämt, möchte sich schützen. Er möchte verhindern, dass sein Inneres zusätzlich verletzt wird. Deshalb hütet er sich, sein Inneres nach außen zu kehren. Die Schamröte mag ihn verraten. Sie kann aber auch anzeigen, dass der sich Schämende genug mit sich selbst zu tun hat. Sie kann als zwischenmenschliches Zeichen verstanden werden, dass von weiterer Beschämung abzusehen ist. Denn wer sich errötend schämt, zeigt bereits, dass er sich erniedrigt fühlt. Scham hat auch mit der Feststellung zu tun, von anderen nicht so wie erwünscht gesehen zu werden oder in der Gemeinschaft an Rang bzw. Attraktivität einzubüßen. Insofern ist Scham ein sozial vermitteltes und vermittelndes Gefühl.

Scham setzt aber Selbstbeurteilung voraus. Es genügt nicht, von anderen abgewertet zu werden. Ich muss diese Abwertung in meiner Selbsteinschätzung übernehmen, um Scham zu erleben. Auch wenn äußerlich ausgelöst, setzt Scham einen inneren Prozess in Gang.

---

3 S. Tomkins 1963, S. 118

4 H. B. Lewis 1987

5 Wahrscheinlich haben Scham, Hülle und Haut die gleiche Sprachwurzel. Interessanterweise hat also Scham auch etymologisch mit der Haut als Grenze zwischen Innen und Außen zu tun. (B. Pfau 1998)

Zudem muss Scham nicht in jedem Fall einen äußeren Auslöser haben. Ich kann mich vor mir selber schämen, z. B. weil ich – von anderen völlig unbemerkt – etwas unterlassen habe und ich kann dies still für mich in einer Ecke tun. Es scheint deshalb nicht obligat zu sein, dass ich äußerlich in einem kritischen Beziehungsverhältnis stehe, um mich zu schämen. Zur Scham gehört vielmehr, dass ich mich kritisch zu mir selber verhalte.

Der französische Philosoph Emmanuel Lévinas analysiert sehr feinsinnig: «Man stellt an der Scham den sozialen Gesichtspunkt in den Vordergrund, man vergisst, dass sie in ihren tiefsten Erscheinungsformen eine streng persönliche Angelegenheit ist. Wenn die Scham da ist, kann man nicht verstecken, was man verstecken wollte. Die Notwendigkeit zu fliehen, um sich zu verstecken, leidet Schiffbruch durch die Unmöglichkeit zu fliehen. Was in der Scham erscheint, ist also genau die Tatsache, auf sich selber bezogen zu sein, die radikale Unmöglichkeit, zu fliehen, um sich vor sich selber zu verstecken, die unvermeidbare Präsenz des Ich vor sich selber (du moi à soi-même) … Es ist also unsere Intimität, d. h. unsere Präsenz vor uns selber, die schamvoll ist. Sie enthüllt nicht unser Nichts, sondern die Totalität unserer Existenz.»[6] Deshalb verliert die Scham in der Einsamkeit nicht ihren kompromittierenden Charakter, sondern tritt erst in ihrer ganzen Eigenart hervor. Die Scham hängt mit der schuldhaften Nötigung zusammen, für uns selbst die Verantwortung zu übernehmen.

Scham setzt ein Selbstverhältnis – ein inneres Verhältnis zu sich selber – voraus. Wer in sich keinen symbolischen Raum, kein Selbst, verspürt, sondern sich wie Narziss nur spiegelbildlich und äußerlich liebt, kann sich auch nicht schamhaft erleben. Er hat kein inneres Gegenüber und vermag sich selber nur wie andere Menschen als äußeres Gegenüber zu sehen. Ähnlich kann ein Mensch, der in einer symbiotisch-verschmelzenden Beziehung z. B. mit einem Elternteil lebt, Scham nur in Momenten erleben, in denen er sich innerlich von der Elternfigur lossagt. Erst die innerlich vollzogene Trennung lässt die Verletzung des eigenen Selbst verspüren. Solange die Symbiose besteht, schützt sie vor schamhafter Selbsterfahrung.

Diese Verhältnisse mögen auf den ersten Blick kompliziert erscheinen. Sie sind aber im Alltag immer wieder zu beobachten und können dann beispielhaft die Zusammenhänge deutlich machen.

Besonders eindrücklich hat mir Frau Rosemarie C. diese Verhältnisse aufgezeigt. Sie hat insofern ein außergewöhnliches Leben geführt, als sie sich als Jugendliche nie verselbständigen musste, sondern mit 14 Jahren aus einem behütenden Elternhaus in eine zunächst sehr verwöhnende Beziehung zu einem älteren Mann überwechselte. Aufgrund ihrer besonderen Lebensumstände löste sich so ihre kindlich Verknüpfung mit

6 E. Lévinas 1982, S. 112 f. (Übersetzung D. H.)

einer Elternfigur nie auf. Es blieb eine Art «siamesisches Zwillingsselbst» bestehen, das zuerst aus ihr und ihrer Mutter, später aus ihr und ihrem Partner bestand. Nach Schulabschluss ehelichte sie sehr früh (ohne Berufsausbildung) ihren älteren Partner, mit dem sie anschließend 20 Jahre lang zusammenlebte. Trotz äußerer Spannung und auch schwerwiegender Übergriffe blieb ihre innere Verbundenheit zu diesem Mann bestehen. Als er sich nach 20-jähriger Ehe von ihr trennte und Rosemarie C. gezwungen war, für sich allein zu leben, vermochte sie ihre Bindung an ihren Mann nicht aufzugeben. Sie fühlte sich weiter mit ihm eins, obwohl sie äußerlich von ihm getrennt lebte. Als Rosemarie C. in meine Behandlung kam, war nach jahrelanger gerichtlicher Trennung gegen den Wunsch der Patientin die Scheidung ausgesprochen worden. Frau C. war inzwischen 40 Jahre alt. Äußerer Anlass für die Behandlung bildete die Verschlechterung einer chronifizierten Depression. Die depressive Problematik war früher schon an anderen Orten psychiatrisch behandelt worden.

In den therapeutischen Gesprächen lernte ich Frau C. als Patientin kennen, die zwar ein schwerwiegendes emotionales Problem aufwies, aber ihre Gedanken sehr präzis in Worte zu fassen wusste. Sie schilderte mir, wie nur schon der Gedanke, geschieden zu sein, für sie unerträglich sei. Es gebe für sie nur ein Leben in Zweisamkeit. Sie könne innerlich nie akzeptieren, nur ein Teil eines zerstörten ehelichen Ganzen zu sein. Wenn sie gezwungen sei, an ihre Scheidung zu denken, so erlebe sie dies als vernichtende Blamage. Es führe dazu, dass sie Suizidimpulse habe. Deshalb habe sie auch noch mit niemandem über das ihr zugestellte Scheidungsurteil gesprochen. Sie lebe in der Gewissheit, dass die vollzogene Trennung und die ausgesprochene Scheidung einmal wieder rückgängig gemacht werden könnten.

Auf solche Weise versuchte Frau Rosemarie C. die Vorstellung einer inneren Verbundenheit mit ihrem geschiedenen Mann gegen alle äußeren Widerstände aufrecht zu erhalten. Ihr Kampf war um so erschütternder, als sie in keine Wahnwelt floh, sondern das Scheidungsurteil als Realität akzeptierte.

In der Therapie traten Schamgefühle immer dann auf, wenn Frau Rosemarie C. einen Moment lang die Vorstellung einer inneren Loslösung von ihrem Mann zuließ. Das dabei auftretende Schamerleben war aber anfänglich so überwältigend, dass sich Frau C. gegenüber einer solchen Vorstellung gleich wieder verschloss. Sich allein und vom Mann entblößt zu denken, löste in ihr das Gefühl aus, innerlich «an Scham zu verbluten» (was in mir Vorstellungen einer blutigen Trennungsoperation von siamesischen Zwillingen auslöste).

Etwas einfacher war es für Frau C., Schamerfahrungen, die nicht im Zusammenhang mit ihrem Mann standen, anzunehmen. Deshalb versuchte ich, in der Therapie zuerst Trennungserfahrungen aus dem klinischen Alltag (etwa von Mitpatienten oder Therapeuten), die weniger eingreifend waren, und die dabei andeutungsweise auftretenden Gefühle von Scham und Entblößung zu besprechen und als Voraussetzung ihrer inneren Verselbständigung verstehen zu lernen.

Ich habe das obige Beispiel ausgewählt, um aufzuzeigen, wie die Auflösung einer inneren Fusion – oder bildlich gesprochen: die Trennung eines «siamesischen Zwillingsselbst» – mit Scham einhergeht. Scham ist denn auch als «Selbstgefühl» bezeichnet worden, als «ein Gefühlszustand, der damit zusammenhängt, dass wir bewusst auf uns selbst achten». (M. Lewis, 1993, S. 91).

Scham scheint der Preis zu sein, der für die Vertreibung aus einem alles umfassenden Zusammengehörigkeitsgefühl bezahlt werden muss. Man kann den Hinauswurf in die Einsamkeit des Ich wie Frau C. negativ werten. Man kann aber die Vertreibung aus dem Paradies auch als Voraussetzung dafür sehen, dass ein Mensch selbstverantwortlich und personal handeln kann.

Das Auftreten von Scham ist nicht ein Fall – oder gar ein Sündenfall –, sondern zeugt von einem Entwicklungsschritt. Er verweist auf ein Erwachen gegenüber sich selber. Voraussetzung zu diesem Entwicklungsschritt ist der Entzug des Andern. Der Andere wird zum Gegenüber, zum Antlitz, das Antwort verlangt und zur Verantwortung zwingt.

Missbrauchte Scham

Schamempfinden ist keine Schande. Es macht einem Menschen aber deutlich, dass er in seinem Selbst verletzlich und abhängig ist und nur über den Anruf eines andern Menschen zu sich selber findet. Scham kann auch missbraucht werden. Weil der Mensch ein Gefühl für seine Verletzlichkeit hat, kann er beschämt werden. Beschämung ist Schande. Sie benützt die Verletzlichkeit und Verletztheit eines Menschen, um ihn ins Abseits zu stellen oder willfährig zu machen. Spott und Hohn sind die Mittel der Beschämung. Sie wirken auf einen schamfähigen Menschen wie ein Schlag ins Gesicht. Der Schock dieses Schlages löscht das Selbstgefühl vorübergehend aus. Das unbegreifliche Geschehen zerreißt den persönlichen Bedeutungszusammenhang. Indem die Beschämung das Schamerleben benützt, vermag sie das Selbstgefühl zugleich zu Boden zu strecken. Das Trauma hinterlässt ein Loch im Selbstgefüge. Erst wo die Scham wieder erwacht, kann das Geschehen nachträglich Bedeutung erhalten. Dann widersteht das leibliche Schamempfinden der Schande der Beschämung, die einen verletzlichen Menschen zur Selbstaufgabe zwingen bzw. zum benützbaren Gesellschaftsobjekt machen wollte.

Leider ist die Beschämung nicht nur ein Geschehen von außen, das seine Wirkung im Innern entfaltet. Das höhnische Vorurteil der Beschämung kann auch von einem Menschen in seinem Innern, in seiner Selbstvorstellung, Besitz ergreifen. Dann greift die Beschämung von innen an. Sie verkehrt das verletzliche Gefühl der Scham, das von der Entwicklung eines eigenen Selbst zeugt, zum destruktiven Eindruck, selber schändlich zu sein. In einem solchen Fall ist die Person als Ganzes bedroht. Die Scham hat einer Beschämung Platz gemacht, deren vernichtendes Vorurteil kein Leben als unabhängiges und selbstverantwortliches

Ich ermöglicht. Jede Verselbständigung, die mit Schamempfinden einhergeht, ruft die Schmach der Beschämung wach. Nur eine narzisstische Lebensführung, ohne inneren Bezug zu sich selber, oder ein Leben in Symbiose scheint lebbar.

Wie im Beispiel von Frau C. kann das Sträuben eines Menschen, sich innerlich zu verselbständigen, mit der überwältigenden Erfahrung zu tun haben, durch diese Individuation beschämt zu werden. Solange Scham aber nicht zugelassen werden kann, ist auch keine leibliche Verankerung des Selbstgefühls möglich, die das verletzliche Selbst in unvermeidlichen Traumen überleben lässt.

Schon 1913 hat Max Scheler in der Arbeit «Über Scham und Schamgefühl» darauf hingewiesen, dass der Scham als Schutzaffekt ein schützenswerter, also positiver Wert zu Grunde liegt. Er schrieb: «In einem Sinne des Wortes aber gehört es wesenhaft zur Scham, dass sie eine Form des Gefühles von uns selbst ist, also insofern zu der Sphäre der Selbstgefühle gehört. In aller Scham nämlich findet ein Actus statt, den ich «Rückwendung auf ein Selbst» nennen möchte.»[7] Ohne die «Rückwendung auf ein Selbst», d. h. ohne die Wahrnehmung der eigenen Person als innere Vorstellung erscheint Scham unmöglich. Das erklärt auch, weshalb narzisstische und symbiotisch strukturierte Menschen kaum Scham empfinden. Scheler illustriert das Gemeinte mit vielen Beispielen. Unter anderem stellt er sich eine sehr schamhafte Frau vor. Sie kann sich zwar ohne ausgeprägte Scham vor einem Arzt entkleiden, solange sie in dieser Situation nicht als individuelle Person auftreten muss, sondern eine Rolle als Patientin spielen kann. Kommt es aber dazu, dass die schamhafte Frau vom Arzt mit einer gewissen Begierde als Individuum wahrgenommen wird, reagiert sie mit heftiger Scham, weil sie auf ihr Selbst zurückgeworfen wird (oder in der Sprache Schelers: die «Rückwendung auf ein Selbst» vollzieht).

Der Psychoanalytiker Günter H. Seidler hat in einem tiefsinnigen, aber auch sehr komplexen Buch (mit dem Titel «Der Blick des Andern») die Dynamik der Scham mehrschichtig herausgearbeitet.[8] Er geht von einer inneren Differenzierung des Selbsterlebens aus, die Scham erst möglich macht. Dabei widerspiegle Scham die Bruchstelle zwischen eigener Erwartung und erfahrener Realität: «Die Scham manifestiert sich dann, wenn eine Suchbewegung des Subjekts auf Übereinstimmung ausgerichtet ist, Fremdes vorfindet und auf ihren Ursprung zurückgewiesen wird. Die Scham selbst differenziert «fremd» und «vertraut» voneinander; ihr kommt eine grenzbildende Funktion zwischen äußerer und innerer Welt zu».[9] Und an anderer Stelle: «Aus der äußeren Bruchlinie zwischen dem intentionalen Ich des Subjekts und dem Anderen wird eine innere: zwischen dem Ich und dem Selbst. An dieser Bruchlinie, an dieser Schnittstelle manifestiert sich die Scham.»

7 zit. nach G. H. Seidler 1995, S. 32
8 ebd
9 ebd, S. 320

Wenn das Ekelgefühl eine Grenze markiert zwischen dem, was körperlich zum Innern des Organismus gehört, und dem, was außerhalb des Körpers liegt (vgl. Kapitel 5, S. 172 f.), so zieht das Schamempfinden im seelischen Bereich eine Grenze zwischen den äußeren Erwartungen und dem Innenraum der Selbstvorstellung. Wird eine einmal entwickelte Selbstvorstellung in Frage gestellt, ist also das «Selbstgefühl» in Gefahr, macht das Schamgefühl auf diese innere Bedrohung aufmerksam. Deshalb habe ich die Scham auch als «Türhüter des Selbst» bezeichnet.

Auch entwicklungspsychologische Hinweise deuten darauf hin, dass Scham eine innere Vorstellung von sich selbst voraussetzt. Michael Lewis hat als Kinderarzt und Psychiater in aufwendigen Studien nachgewiesen, dass Kleinkinder sich erst ab ca. 15 Monaten im Spiegel erkennen.[10] Wenn Kinder vor einen Spiegel gesetzt werden, nachdem sie zuvor im Gesicht mit einem Zeichen markiert worden sind, beginnen sie diese Markierung erst ab einem Alter von ca. 15 Monaten zu berühren, während jüngere Kinder die Markierung nicht beachten. In ähnlicher Weise beginnen Kinder erst ungefähr im Alter von 15 bis 18 Monaten ihr Gesicht im Spiegel nachzuahmen, indem sie Gesichter schneiden, die Zunge herausstrecken oder beobachten, wie sie an der Seite des Spiegels verschwinden und wieder auftauchen. Diese Verhaltensweisen scheinen auf die Entwicklung einer objektivierenden Selbsterkenntnis zu verweisen, d. h. auf ein sich Erkennen vom Standort eines andern. Scham macht allerdings einen weiteren Entwicklungsschritt nötig und tritt erst einige Zeit später auf, nachdem sich die Vorstellung eines eigenen Selbst verinnerlicht hat. So haben schon Darwins Beobachtungen darauf hingewiesen, dass Erröten ungefähr ab $2^1/_2$ Lebensjahren vorkommt. Michael Lewis konnte mit seinem Team am «Institute for the Study of Child Development» in New Jersey belegen, dass dreijährige Kinder Scham zeigen, wenn sie leichte Aufgaben (genauer: Aufgaben, deren Lösung sie sich selber zugemutet hätten) nicht lösen konnten. Umgekehrt zeigten diese Kinder Stolz, wenn sie bei besonders schwierigen Aufgaben erfolgreich waren.[11]

Aus diesen kurzen Hinweisen zur Selbst- und Schamentwicklung kann geschlossen werden, dass Scham ein differenzierendes Gefühl ist, das ein objektives Selbstbewusstsein voraussetzt und auf dessen Gefährdung aufmerksam macht. Schon in der biblischen Genesis wird die Scham in Zusammenhang gebracht mit der differenzierenden Erkenntnis von Mann und Frau, von Gut und Böse sowie von Selbst und Anderen. Adam und Eva erkennen, nachdem sie vom Baum der Erkenntnis gegessen haben, erstens ihre eigene Nacktheit, zweitens dass sie voreinander nackt sind und drittens, dass sie auch vor Gott als dem Dritten nackt

10 M. Lewis 1992
11 ebd

sind. Die Scham, die sie erfahren, führt wie jede Scham zum Selbsterleben: Ich schäme mich meiner vor anderen.

Die Scham ist ein grundlegend menschliches Gefühl. Sie hat mit der Selbsterfahrung zu tun, die ein vorpersonales Einheitserleben, wie es wohl Tiere haben, ausschließt. Die Scham verweist auf die Fähigkeit der Selbstreflexion, ohne aber in einem rein geistigen oder intentionalen Akt aufzugehen. Vielmehr erlebt sich der Mensch im Schamgefühl selber als eine Art Doppelnatur: Er erfährt sich zum einen emotional, d. h. seelisch-leiblich. Zum andern betrifft die Scham die Selbstvorstellung, d. h. kognitive Aspekte. Die Scham setzt somit ein reflektiertes Selbst voraus, bindet diese Selbstvorstellung aber in ein seelisch-leibliches Erleben ein. Der Schamaffekt wird damit zu einem «affektlogischen» Geschehen, indem sich Erkennen und Fühlen verbinden: Ich erkenne mich vor mir selber und vor den anderen. Und ich fühle, dass zwischen meiner Selbstvorstellung und den Erwartungen der andern oder von mir selbst eine Differenz ist.

Weil somit die Scham ein Gefühl der differenzierenden Selbsterfahrung darstellt, darf sie nicht nur negativ gewertet werden. Anders als die Beschämung durch stigmatisierende Drittpersonen, die die menschliche Fähigkeit zum Schamerleben als Mittel einsetzen, um eine Person gefügig zu machen und zu instrumentalisieren, verhilft die Scham dem Menschen dazu, sich seines verletzlichen oder bedrohten Selbst bewusst zu werden. Deshalb macht es einen Unterschied, ob Scham von einem Menschen als subjektives Gefühl erfahren und angenommen werden kann, oder ob sie, zum Objekt gemacht, im Zusammenhang mit einer herabsetzenden Beschämung als erniedrigend erfahren und abgelehnt werden muss. Im letzteren Fall verkehrt sich das schamvolle Selbsterleben zu einer beschämenden und abgewerteten Sache. Die Scham wird als Blamage beurteilt, so dass es zu einer Art «inneren Beschämung über die Scham» kommt. In einem solchen Fall wird dem eigenen Schamerleben die Berechtigung entzogen. Eine Person ist durch das Schamerleben nicht nur aufgeweckt oder alarmiert, sondern wird durch die gleichzeitig auftretende Beschämung in ihrem Kern in Frage gestellt.

Wer sich äußerlich beschämt oder verhöhnt fühlt, kann versuchen, sich zur Wehr zu setzen. Sein Widerstand wird um so erfolgreicher sein, je weniger er die äußere Beschämung zur eigenen Sache macht. Wenn aber Beschämung und Scham ineinander übergehen und die innere Scham zum Objekt der Beschämung wird, ist, wie wir gesehen haben, der Gegner nicht mehr nur äußerlich. Er hat sich in die Person eingeschlichen und greift von innen her an. Damit eröffnet sich nicht nur die bereits behandelte Möglichkeit, dass das innere Schamerleben durch die beschämende Bewertung der Scham erstickt wird. Es kann auch der Fall eintreten, dass sich Scham und beschämende Bewertung in einem Teufelskreis gegenseitig hochschaukeln, indem die Abwertung der Scham neue Scham auslöst. Dieser Teufelskreis ist deshalb so destruktiv, weil er das Selbstgefühl untergräbt und das innere Gespür eines Menschen für sich selbst zerstört. Ich vertrete die

Ansicht, dass eher die Beschämung bzw. die abwertende Einschätzung der Scham selbstdestruktiv wirkt als das Schamerleben für sich genommen.

Vielleicht hat der Dichter Antoine de Saint- Exupéry Ähnliches im Sinne gehabt, als er in seinem Meisterwerk «Le petit prince» den Teufelskreis zwischen Scham und Beschämung in poetische Worte fasste: In dieser Geschichte trifft der Kleine Prinz auf einen Trinker, der schweigend vor einer Sammlung von Flaschen sitzt:[12]

«Was machst Du da?», fragte er den Säufer, den er stumm vor einer Reihe leerer und einer Reihe voller Flaschen sitzend antraf.
«Ich trinke», antwortete der Säufer mit düsterer Mine.
«Warum trinkst Du?», fragte ihn der kleine Prinz.
«Um zu vergessen», antwortete der Säufer.
«Um was zu vergessen?», erkundigte sich der kleine Prinz, der ihn schon bedauerte.
«Um zu vergessen, dass ich mich schäme», gestand der Säufer und senkte den Kopf.
«Weshalb schämst Du Dich?», fragte der kleine Prinz, der den Wunsch hatte, ihm zu helfen.
«Weil ich saufe!» schloss der Säufer und hüllte sich endgültig in Schweigen.
Und der kleine Prinz verschwand bestürzt.

In dieser kurzen Geschichte schämt sich der Trinker seines Alkoholmissbrauchs und sucht sich seiner Beschämung mit erneutem Trinken zu entledigen. Wie in dieser Erzählung von Saint-Exupéry wird die Entwicklung eines Teufelskreises oft erleichtert, wenn zwischen Schamerleben und Beschämung ein Zwischenglied eingeschaltet wird, das – wie im Falle des Alkoholmissbrauchs – die Grundlage für die Selbstbeschämung liefert. Die Beschämung liegt dann im eigenen Handeln, das sozial verurteilt wird. Damit sind derjenige, der sich schämt, und derjenige, der beschämt, eins. Scham und Beschämung, leibliches Empfinden und abwertende Beurteilung finden in der gleichen Person statt. Während aber die Schamempfindung direkt erlebt werden kann, spiegelt die Beschämung eine sozial übernommene Wertung wider. Erstperson-Perspektive und Urteil eines allgemeinen Dritten verknüpfen sich in der gleichen Person zu einem destruktiven Zirkel. Dabei wird das Schamempfinden im Gegensatz zur narzisstischen oder symbiotischen Problematik nicht vernichtet, sondern bleibt als schmerzhaftes Selbstgefühl erhalten. Es ist gerade der Sensor der Scham, der dem billigen Ausweg, der Beschämung mit einem Suchtmittel Einhalt zu gebieten, Widerstand leistet.

Am Anfang eines solchen Teufelskreises von Beschämung und Scham steht lebensgeschichtlich oft ein eingreifendes Trauma, das so beschämend wirkt, dass es einen Menschen aus seinem bisherigen Sinnzusammenhang reißt. Wo aber das symbolische Gewebe, aus dem die Geschichte des Subjekts besteht, durch eine

12 A. Saint-Exupéry, übersetzt von G. und J. Leitgeb 2000, S. 42 f.

heftige oder langanhaltende Traumatisierung eingerissen wird, besteht die Gefahr, dieser beschämenden Ohnmacht mit zudeckenden oder euphorisierenden Mitteln zu begegnen. Solange aber das Selbstgefühl in seiner Verletztheit und Verletzlichkeit weiterbesteht, wird auch die Scham über diesen Vorgang, der das Selbst zu vernichten droht, weiterbestehen.

Substanzabhängigkeiten gehen fast regelhaft mit Schamproblemen einher, auch weil die Unfähigkeit, mit dem Konsum eines Genussmittels oder einer Droge aufhören zu können, als individuell schamvoll erlebt wird. Ähnliches gilt mit anderer Begründung für die Mager- oder Fettsucht, bei der Schamprozesse unumgänglich sind. Aber auch weitere psychische Störungen (wie sexuelle Funktionsstörungen, soziale Phobien, Persönlichkeitsstörungen, insbesondere vom Borderlinetypus, Depressionen und Psychosen) lösen Schamprobleme aus oder sind damit entstehungsgeschichtlich verknüpft.

Aus meiner klinischen Erfahrungen schließe ich, dass Beschämungserlebnisse und ein beschämender Umgang mit Scham zu den wichtigsten psychiatrischen Alltagsproblemen zählen.[13] Dass diese Problematik häufig übersehen wird, dürfte darin begründet sein, dass sie sich selten offen zeigt, sondern meist indirekt zum Ausdruck kommt, z. B. in Erniedrigungsgefühlen, in abwehrenden Wutausbrüchen, aber auch in Schuldgefühlen, hinter denen sich Beschämtsein versteckt. Oft ist ein therapeutisches Vertrauensverhältnis nötig, um den schamvollen Erfahrungen auf die Spur zu kommen.

Besonders traumatisierend und beschämend sind sexuelle Missbrauchserfahrungen. Dabei wird eine Person in ihrer körperlichen und seelischen Integrität verletzt. Das Geschehen ist so eingreifend, dass es zuerst weniger Scham denn ein Gefühl der Ohnmacht auslösen kann. Dadurch verliert aber die missbrauchte Person ein Stück weit den Zugang zu ihrer eigenen Gefühlswelt. Sie muss sich ihrer selbst unsicher fühlen.

Angesichts einer solchen Verunsicherung kann eine missbrauchte Person versuchen, ihr Selbstgefühl mit anderen Mitteln wieder zurückzugewinnen. Sie kann sich z. B. für die Tat, deren Opfer sie wurde, selber verantwortlich machen. Tatsächlich ist bei schwer traumatisierten Menschen immer wieder zu beobachten, dass sie nach Hinweisen suchen, womit sie das traumatische Geschehen ermöglicht oder erleichtert haben. So werfen sich Opfer von Sexualdelikten häufig vor, zum Delikt beigetragen zu haben, indem sie z. B. auf einer dunklen Straße gegangen sind, beim Überfall nicht genügend laut geschrien hätten, oder sich bei der ersten Begegnung mit dem Täter unvorsichtig verhalten hätten.

---

13 P. Fink und A. Tasman haben in «Stigma and Mental Illness» (1991) geschichtliche Hintergründe und aktuelle gesellschaftliche Voraussetzungen aufgezeigt, die Beschämungserlebnisse für psychisch Kranke alltäglich machen. P. Gilbert (1997) sieht im Verlust sozialer Attraktivität den Hauptgrund für Beschämungsphänomene.

> Indem sich die Opfer zu Tätern machen, gelingt es ihnen um den Preis der Selbstanklage, ein Stück Autonomie und Selbstverfügbarkeit für sich zu retten. Ihre Selbstvorwürfe und Schuldideen widerspiegeln deshalb in der Regel keine vorbestehenden krankhaften Persönlichkeitszüge. Indem sie sich (in der Phantasie) für die Tat mitverantwortlich machen, gelingt es ihnen, so paradox es klingt, weniger Beschämung und mehr Scham und Schuld zu erleben. Diese Selbstgefühle geben der gewaltsam eingebrochenen Sinnlosigkeit Bedeutung und lassen sie mitten im Unvorstellbaren sich selber spüren.[14]

Um so wichtiger ist es, im Umgang mit Opfern, die missbraucht oder auf andere Weise traumatisiert wurden, zwischen destruktiver Beschämung und schützendem Schamerleben zu unterscheiden. Die deutsche Sprache macht diese Differenzierung schwierig. Während der Unterschied zwischen Demütigung und Demut ins Auge sticht, geht die analoge Differenz von Beschämung (die passiv erlitten wird) und Scham (die aktiv erlebt wird) unter. Gerade traumatisierte Menschen leiden aber darunter, dass ihre Scham – auch im leiblichen Wortsinn der Intimsphäre – beschämend missbraucht worden ist. Sie finden oft erst wieder zu sich, wenn sie ihrer Wut über die erlebte Beschämung Ausdruck geben können und durch diesen Befreiungsschlag auch wieder Scham empfinden können, ohne ihr inneres Erleben abwerten zu müssen.

Man kann sich fragen, was letztlich dazu verhilft, eine schwere Traumatisierung ohne seelische Schädigung oder anhaltende Symptombildung zu überstehen. Ist es die Erfahrung, nicht nur seelisch verwundet zu sein, sondern sich auch wider den eigenen Willen verwundbar fühlen zu können? Ist es das Erleben, kein seelenloser Apparat zu sein, kein reines Bewusstsein, sondern selbst als Opfer leiblich empfinden und fühlen zu können? Ist die widerwillig angenommene Scham kein Zeichen der Kapitulation vor den Mächtigen, sondern Ausdruck eines Selbstgefühls, das verletzt, aber nicht zerstört worden ist? Ist es dem Umstand zu verdanken, dass die wiedergewonnene Scham die Verhältnisse insofern umkehrt, als derjenige, der sich schämt, dem Elend desjenigen, der beschämt, begegnet?

14 Die Vielfalt der Publikationen, die den Themen Vergewaltigung und Inzest gewidmet sind, können nicht darüber hinweg täuschen, dass die komplexe Gefühlslage der betroffenen Menschen kaum studiert oder gar verstanden ist. Besonders schwierig ist die Auseinandersetzung mit dem Zusammenhang von Schauder und Erregung (vgl. G. H. Seidler, 1995).

Ein Beispiel: verinnerlichte Beschämung und notwendende Scham

Frau Marianne M., eine heute 40-jährige alleinstehende Apothekerin, hat mich im Verlauf einer längeren psychiatrischen, psychotherapeutischen Behandlung sehr viel über Beschämung und Scham gelehrt, obwohl sie wegen einer ganz anderen Symptomatik in meine Behandlung kam. Ihre Leidens- und Krankengeschichte soll im Folgenden nur soweit Erwähnung finden, wie es zur Darstellung ihrer Schamdynamik nötig ist.

Marianne M. wurde im Alter von 9 Jahren mehrfach von einem älteren Nachbarjungen sexuell missbraucht. Er drohte mit Totschlag, wenn sie «ihr Geheimnis» bekanntmachen würde. Als der Missbrauch trotzdem herauskam, wurde zwar über Marianne, aber nicht mit ihr gesprochen. Sie wurde von ihrer Umgebung wie eine Person mit einer ansteckenden Krankheit behandelt. Sie durfte in der Freizeit nicht mehr im Hof mit anderen Kindern spielen, sondern hatte in der Wohnung zu bleiben. Auch wurde sie «wegen schlechterer Schulleistungen» in eine Spieltherapie geschickt. Doch kamen die traumatisierenden Ereignisse weder zuhause noch in der Therapie zur Sprache. Offenbar waren Eltern und Lehrer vom Geschehen so überfordert, dass sie Marianne nur durch Isolation vor weiteren Missbrauchserfahrungen zu schützen suchten.

Marianne fühlte sich in dieser Zeit tief beschämt, zum einem durch die Ohnmacht, die sie beim sexuellen Missbrauch erlebt hatte, zum andern durch das Ausgeschlossen-Sein, das sie im Alltag erlebte. Sie konnte mit niemandem über ihre Gefühle reden. So stand sie unter dem Eindruck, dass ihre Eltern sie «wie ein böses Kind» behandelten. Es blieb ihr versagt, sich einer verlässlichen Person anzuvertrauen und sich mit ihrem Trauma und mit den damit zusammenhängenden Schamgefühlen auseinanderzusetzen. Umso mehr versuchte Marianne ihre Scham zu verheimlichen und ihre seelische Wunde vor sich selbst zu verstecken. Sie hatte das Gefühl «unrein geworden zu sein», wehrte aber diesen Eindruck mit ihrem «Ehrenkodex einer Kriegerin» ab. Als junges Mädchen war Marianne vor allem durch ihre Eigenwilligkeit und ihren trotzigen Mut aufgefallen. Sie ließ sich so schnell nicht unterkriegen. Nach dem Trauma behielt sie zwar ihr Kämpfertum, rang nun aber vor allem mit sich selber und der verinnerlichten Beschämung. Im Gegensatz zu früher traute sie sich nicht mehr trotzig aufzubegehren, sondern begann die Akzeptanz durch Eltern, Lehrer und Vorgesetzte mit überdurchschnittlichen Leistungen und äußerlicher Angepasstheit zu erringen. Dieses kompensatorische Vorgehen hatte insofern Erfolg, als sie sich schulisch immer mehr auszeichnete. Sie schloss die Schule mit der besten Matur und das nachfolgende Pharmaziestudium mit der höchsten Auszeichnung ab. Dennoch blieb ihr versagt, was sie sich insgeheim von ihren Leistungen erhofft hatte. Die schulischen und beruflichen Auszeichnungen vermochten ihre verinnerlichte Beschämung nicht zu beseitigen. Im Gegenteil erlebte sie, dass auch kleine Misserfolge an ihre Schamwunde rührten und sie zwangen, sich noch mehr zusammenzunehmen, um mittels äußerer Erfolge gegen die eigene Abwertung anzukämpfen.

Als ihr Leistungsvermögen schließlich an eine Grenze stieß und sich nach Jahren übergroßer Anstrengung erschöpfte, brach das Selbstwertgefühl von Marianne völlig ein. Sie wurde im Alter von 25 Jahren schwer depressiv. Die depressive Entwicklung konnte zwar anfänglich mit medikamentöser antidepressiver Therapie aufgefangen werden, doch blieben Marianne M. weitere depressive Zeiten nicht erspart. Ihre Verletzlichkeit wurde dadurch eher größer. Der Eindruck, vor ihren Mitmenschen das Gesicht verloren zu haben und durch die Depression tief gedemütigt zu sein, ließ sie auch suizidal werden. Zeitweise ging sie davon aus, dass nur der Tod sie den vorwurfsvollen Blicken der Mitmenschen und der Selbstverurteilung entziehen könne.

Es brauchte eine längere psychiatrisch-psychotherapeutische Zusammenarbeit, bis Marianne sich im Gespräch langsam öffnen konnte. Als sie erstmals in ihrem Leben zaghaft über den durchgemachten sexuellen Missbrauch zu berichten begann, wurde ihr stockender Bericht von Befürchtungen unterbrochen, sie könnte vom Therapeuten nicht ernst genommen, ja verlacht werden. Die Erinnerung an ihr schlimmes Kindheitstrauma schien unlösbar verknüpft mit einer umfassenden Abwertung ihrer ganzen Person. So war für Marianne M. nicht nur das im Detail erinnerte Ereignis schamvoll, sondern die erfahrene Beschämung hatte weitere Kreise gezogen und war von ihrem persönlichen Leben kaum mehr zu trennen.

Es half deshalb Marianne M. nur beschränkt, den erfahrenen sexuellen Missbrauch endlich jemandem anvertrauen zu können. Sie fühlte sich zwar durch das «Geständnis» von einem Druck befreit. Doch die rhizomartigen Verästelungen der Beschämung, die sie tief durchdrungen hatten, ließen sie sich weiterhin als Versagerin erleben. Ihre Selbstinfragestellung blieb so groß, dass sich Marianne M. mit phobischem Vermeidungsverhalten und zwanghaften Kontrollen zu schützen hatte.

Ihre anhaltende Selbstverurteilung, gepaart mit einem unerhörten Leistungswillen, ließ sie auch in der Therapie eine Auszeichnung anstreben. Nur über einen besonderen Leistungsausweis glaubte sie die Zuneigung des Therapeuten zu verdienen und Anerkennung zu erhalten. Deshalb bestand für sie in der Therapie die stete Gefahr, neu beschämt zu werden, sollte sie die von ihr angestrebten Fortschritte nicht erreichen oder gar Rückschritte in Kauf nehmen müssen.

Erst die Erfahrung, bei Einbrüchen ihres Leistungsvermögens vom Therapeuten nicht abgelehnt zu werden und als schamhafte Person akzeptiert zu sein, erlaubte Marianne eine vorsichtige Neubewertung ihrer Schamgefühle. Mit einiger Überraschung und fast Unglauben stellte sie fest, dass das Besprechen ihrer Schamgefühle sie entlastete und das Zulassen ihrer Schamgefühle ihre Selbstsicherheit nicht schwächte, sondern stärkte. Je mehr sie aber auch ihren sogenannt negativen Gefühlen zu vertrauen lernte, desto mehr war sie imstande, bisher abgelehnte körperliche Empfindungen wahrzunehmen. Diese Entwicklung erlaubte ihr, auch ihren sozialen Panzer etwas zu durchbrechen und ihren bisher praktizierten Rückzug vorsichtig aufzugeben. Sie nahm vereinzelt Kontakte mit ehemaligen Bekannten auf, widmete sich ihren Nichten und nahm – auch für mich überraschend – an Selbsterfahrungsgruppen und körperorientierten Meditationskursen teil. Von Krisen unterbrochen entwickelte sie langsam ein stärkeres Leib- und Selbstgefühl.

Doch wäre es falsch, die Therapie als abgeschlossen und die Wunde der Beschämung als geheilt zu betrachten. So lässt jede Erinnerung an ihr Trauma Marianne so stark zusammenschrecken, als stünde der erlebte Missbrauch unmittelbar bevor. Dennoch hat sich Wesentliches verändert. Frau M. fühlt sich durch ihre unangenehmen Emotionen nicht mehr so stark in Frage gestellt. Sie versteht z. B. ihr Schamempfinden weit mehr, als dies früher der Fall war, als eine persönliche (und auch leibliche) Reaktion, die der durchgemachten Beschämung entgegenwirkt. Dadurch erlebt sie sich weniger als Objekt, das aktuell beschämt wird, denn als Subjekt, das von einer schamauslösenden Erinnerung heimgesucht wird. So bleibt das Schamerleben ihre individuelle Erfahrung und wird nicht zu einer Sache, die ihr beschämend aufgedrängt wird und fremde Züge hat. Oder wie sie selber einmal sagte: «Ich schäme mich jetzt als Marianne, und ich schäme mich dafür, was man mir angetan hat.» Früher schien sie zu denken: «Ich darf mich nicht schämen, da ich sonst zu einem Objekt der Beschämung werde. Die Beschämung liefert mich der Verachtung aus. Sie macht mich zu einer Sklavin, die rechtlos ist und immer nachgeben muss.» Das Unrecht der Beschämung von Frau M. ist nicht gesühnt. Aber es kann das Schamgefühl von Frau M. nicht mehr so blenden, dass es im Elend der Beschämung untergeht.

In der Behandlung von Marianne M. habe ich eindrücklich miterlebt, wie im Offenlegen der Scham und im Annehmen des Schamerlebens eine befreiende Kraft stecken kann. Für die Psychotherapeutin Helen Block Lewis wurde eine analoge therapeutische Erfahrung so zentral, dass sie die Besprechung der Schamgefühle zum Angelpunkt der psychotherapeutischen Behandlung gemacht hat.[15] Lewis wurde aufgrund ihrer Erfahrungen davon überzeugt, dass viele psychiatrische Störungen durch verborgene Scham aufrecht erhalten werden. Auch viele psychotherapeutische Prozesse kommen nach ihrer Überzeugung nicht voran, weil sie die versteckte Schamproblematik übersehen. Konsequenterweise sieht

15 H. B. Lewis 1987

H. B. Lewis viele Widerstände in der Psychiatrie als schambedingt an. Sie schreibt: «In den letzten Jahren bin ich zur Überzeugung gelangt, dass Widerstand ein falscher Name für Scham und Schuld ist.»[16] Sie betrachtet deshalb die Bearbeitung von versteckter Scham als zentrale Aufgabe jeder tiefenpsychologischen Behandlung. Dieser Fokus sei wichtiger als die Rekonstruktion unterdrückter Erinnerungen. «Die traumatische Vergangenheit soll zwar als Ursache von Neurosen nicht unterschätzt werden, aber ihre Macht beruht in der Verknüpfung mit ungelösten Scham- und Schuldzuständen, die durch die traumatischen Ereignisse oder durch chronische Misshandlungen in der Kindheit ausgelöst wurden.»[17]

Um die Scham im therapeutischen Prozess zu ihrem Recht kommen zu lassen, sei es wichtig, auch zu beachten, dass die Therapie selber Scham auslösen könne. In der Tat ist es für viele psychisch Kranke bereits schamvoll, sich eingestehen zu müssen, eine Therapie zu benötigen. So tauchen gerade in therapeutischen Erstkontakten oftmals Schamgefühle auf. Diese Schamgefühle können durchaus einen Sinn haben. Sie können z. B. davor schützen, allzu viele Probleme auf einmal anzusprechen und dadurch emotional überwältigt zu werden.

Im weiteren Therapieverlauf kann das Gefühl, vom Therapeuten durchschaut zu werden oder von der Therapeutin abhängig zu sein (oder sein zu wollen), schamvoll erlebt werden. Auch das künstliche Arrangement einer Therapie, für die man auch noch bezahlen muss, kann Schamgefühle auslösen. Oder noch schlimmer: Es kann den beschämenden Eindruck wecken, sich zu betrügen oder betrogen zu werden.

Ein schambewusster Umgang mit psychisch Kranken erscheint um so wichtiger, als sich Scham auch interindividuell auswirkt. Scham irritiert. Besonders wenn Scham versteckt oder abgewehrt wird, kann der therapeutische Partner vom Schamerleben des Kranken angesteckt werden. Daraus können sich unbesehen gegenseitige Beschämungstendenzen entwickeln. Anstelle von emotionaler Offenheit tritt dann möglicherweise ein gegenseitiger Abwehrkampf auf, weil jeder Gesprächspartner sich vom andern direkt oder indirekt beschämt fühlt.

In einer solchen Situation können auch therapeutische Ratschläge wie Schläge wirken, wenn der Hilfesuchende unter dem Eindruck steht, kritisch beurteilt zu werden. Erst recht können defensive Aussagen von Therapeuten – etwa: «Sie müssen sich in dieser Sache selbst entscheiden» – vom Patienten als beschämende Hinweise auf eigene Unentschlossenheit bzw. Abhängigkeit verstanden werden.

Ein akzeptierender Umgang mit der Scham von psychisch Kranken setzt bei den therapeutischen Partnern eine Art «Schamstärke» voraus. Damit meine ich,

16 ebd S. 24 (Übersetzung D. H.)
17 ebd S. 25 (Übersetzung D. H.)

dass die therapeutischen Partner nicht mit ihrer eigenen Scham hadern, sondern im Rahmen des Möglichen selber in der Lage sein sollten, sich zu schämen. Therapeutisches Ziel ist nicht Schamlosigkeit, sondern ein bewusstes Annehmen von Schamempfindungen und ein gezieltes Vermeiden von Beschämungen.

Scham und Stigma

Bisher bin ich auf der individuellen Ebene dem Unterschied von Scham und Beschämung nachgegangen. Die Beschämung hat aber auch eine gesellschaftliche Dimension, die dem psychisch Kranken zu schaffen macht.[18] Psychische Störungen sind zweitrangige Krankheiten. Sie markieren ihren Träger oftmals mit dem Etikett «nicht ganz für voll zu nehmen».

Um diesem Stigma entgegen zu wirken, haben sich Betroffene in Selbsthilfegruppen und Vereinigungen von Psychiatrieerfahrenen zusammengetan. Angehörige haben Organisationen gebildet, um sich für die Rechte der psychisch Kranken einzusetzen. Auch Fachleute aus der Psychiatrie haben sich gegen die Vorurteile gegenüber psychisch Kranken zur Wehr gesetzt. Sie alle eint die Hoffnung, durch Bekämpfung der beschämenden Einschätzung von psychiatrischen Störungen der Schamproblematik entgegenwirken zu können. Mit dem Wegfall des Makels, mit der Entstigmatisierung psychiatrischer Störungen, soll auch das individuelle Leiden an der Scham verringert werden. Wie aber hängen Scham und Stigma zusammen? Diese Frage scheint mir für die erfolgreiche Umsetzung der Entstigmatisierungsbemühungen entscheidend. Sie soll uns zum Schluss dieses Kapitels beschäftigen.

Stigmatisierung leitet sich vom griechischen Wort «Stigma» her, das so viel wie «Markierung», «mit einem Zeichen versehen» bedeutet. In der Antike wurde das Wort Stigma nicht ausschließlich mit negativer Bedeutung behaftet. So fiel eine Tätowierung zu einem dekorativen oder religiösen Zweck ebenso unter diesen Begriff wie das Kriegsmal, das einen Helden auszeichnet. Auch die Wunden Christi sind von Paulus (im Brief an die Galater) als Stigmata bezeichnet worden. Erst in spätrömischer Zeit bekam das Wort Stigma mehr und mehr den Beige-

---

18 Die Beschämung hat mit der Verletzung einer Norm zu tun. Deshalb hängt das Gefühl der Scham auch eng mit dem Sehen und Betrachtetwerden zusammen. Beschämt möchte man sich dem Blickfeld der andern entziehen. Dieser Zusammenhang, der philosophisch von Aristoteles bis Sartre behandelt wurde, hat religiöse Wurzeln, wie Christine von Braun in ihrem großen «Versuch über den Schwindel» (2001) gezeigt hat.

schmack eines Makels. Stigma wurde nun mit dem Markierungszeichen von Verbrechern und Sklaven gleichgesetzt und damit zum Schandmal. [19]

Heute hat sich der Begriff in den europäischen Sprachen vor allem in einem negativen Sinne eingebürgert. Von der Soziologie übernommen, bedeutet er eine unerwünschte Abweichung von der Norm bzw. eine soziale Diskreditierung. Die Abweichung von der Norm muss aber nicht immer ein Stigma bleiben. So gelang es Bürgerrechtsbewegungen wiederholt, einen zuerst stigmatisierenden Begriff vom Negativen ins Positive zu kehren. Eindrucksvoll ist die bewusste Übernahme von Spottworten wie «schwul» und «gay» durch die Homosexuellenbewegung. Hier wurden die beschämend gemeinten Worte zum Markenzeichen, indem ihre negative Wertung zurückgewiesen wurde. Ähnlich hat die Frauenbewegung Spottnamen wie «Blaustrümpfe» und «Emanzen» übernommen und der ihnen anhaftenden Beschämung einen schamerfahrenen Stolz entgegengesetzt.

Im Falle der psychischen Störung scheint ein solches Vorgehen nur sehr begrenzt möglich. Es setzt voraus, dass ein mehrheitlich als krank oder gestört eingeschätztes Verhalten statt negativ positiv gewertet wird (wie dies das Heidelberger Kollektiv in Deutschland sowie Laing und Cooper in England ohne durchschlagenden Erfolg versucht haben). Ein Hauptproblem dieses Ansatzes liegt darin, dass psychische Probleme nicht nur durch Stigmatisierungsprozesse hervorgerufen werden. Sie haben neben sozialen Gründen noch viele andere Ursachen.

Zudem beseelt die meisten psychisch Leidenden nicht nur der Wunsch, das Stigma los zu werden, sondern auch gesund zu werden. Gesundheit wird aber heute immer häufiger als Abwesenheit von Leiden definiert. So setzt auch die Weltgesundheitsorganisation WHO Gesundheit weitgehend mit Wohlbefinden gleich (vgl. Kapitel 3, Seite 92 f.). Da psychisch Kranke in der Regel erheblich leiden, bleibt ihnen, weil sie nicht als gesund eingeschätzt werden können, nur die Alternative, wenigstens eine ehrbare Krankheit zu haben. Es gibt zwar – wie eingangs dieses Kapitels ausgeführt – gute Gründe, Leiden nicht mit Krankheit gleichzusetzen, sondern im Leiden – wie im Mitleiden – das Erleben einer Person «aus erster Instanz» zu sehen. Bei einer solchen Abgrenzung des Leidens von Krankheit ist allerdings auch Gesundheit anders zu definieren, als es heute üblich ist.

Ein solcher Ansatz müsste sich aber gegen das heute im Abendland vorherrschende Gegensatzdenken von leidloser Gesundheit und leidvollem Kranksein zuerst durchsetzen. Zur Zeit wird Gesundheit (im Sinne von Wohlbefinden) eher als Heilswort, Krankheit eher als Schreckenswort gebraucht. Konsequenterweise findet der Kranke nicht Achtung um seines Zustands willen, sondern er findet Anerkennung für seinen Willen, wieder gesund und funktionsfähig zu werden

19 Die Geschichte des Stigmabegriffes handelt B. Simon ab in: P. Fink und A. Tasman 1991.

und sich behandeln zu lassen. Er ist als Kranker gleichsam «beurlaubt», als Gesunder aber «im Recht».[20]

In dieser Situation ist es nur verständlich, wenn die Hauptströmung innerhalb der Psychiatrie versucht, den «psychisch Kranken» von seinem Makel oder Stigma zu befreien, indem sie psychische Störungen als behandelbar darstellt und sie mit organischen Störungen gleichsetzt. Diese Gleichstellung von psychischen und organischen Störungen beschränkt sich heute nicht mehr ausschließlich auf rechtliche und soziale Gleichbehandlung. Vielmehr wird die Gleichsetzung wörtlich gemeint, d. h. psychische Krankheiten sind organische Störungen. Als solche sind sie gleich zu behandeln, wie auch alle Kranken Anrecht auf die gleichen Privilegien haben.

Die Problematik dieses Entstigmatisierungsansatzes ist mindestens zweifach. Zum einen gehen psychische Probleme nicht einfach in körperlichen auf. Es macht einen Unterschied, ob ein Organ krank ist oder die Psyche zum Problem wird. Die Gleichstellung von Gehirn und Psyche funktioniert für den Einzelnen, der psychische Probleme hat, nicht. Er erlebt sich als Person mit eigenen Erinnerungen, Vorstellungen und Plänen. Wenn ihm eine Erinnerung oder eine Vorstellung Leiden verursacht, so ist das etwas anderes, als wenn er Kopfweh hat. Im Falle einer psychischen Problematik fühlt sich ein Betroffener für sein Selbsterleben in anderer Weise verantwortlich als für das Funktionieren eines Organs. Letzteres ist ihm voraussetzungslos gegeben, ersteres hat eine persönliche Geschichte, die sich zu einem Gewebe von symbolischen Beziehungen – zu seinem «Selbst» – entwickelt hat. Gerade die Möglichkeit, unter gesellschaftlicher Stigmatisierung zu leiden, zeigt die Macht des kulturellen Einflusses auf, aber auch die unumgängliche Stellungnahme des Einzelnen zum zwischenmenschlichen Geschehen.

Was die Gleichsetzung von psychischem Leiden mit organischen Störungen andererseits problematisch macht, ist ihre Konsequenz: Sie nimmt dem Menschen die Erstperson-Perspektive und betrachtet ihn ausschließlich wie einen Gegenstand aus der Drittperson-Perspektive. Damit droht das psychische Leiden – wenigstens nach dem gängigen Verständnis von Materie – zur bestimmbaren Sache zu werden. Diese Konsequenz wird zwar kaum je so offen ausgedrückt. Vielmehr wird nach einer Form der Versachlichung der psychischen Problematik gesucht, die das Selbst des einzelnen Menschen weniger offensichtlich entmachtet.

---

20 Dieser Gedanke wird von H. L. Goldschmidt (1976, S. 161 f.) weiter ausgeführt. Ähnlich grundlegend setzt sich C. F. von Weizsäcker (1984, S. 320 f.) mit Gesundheit und Krankheit auseinander. Im Leiden kann auch der Widerstand einer Person gegen Unrecht und Gewalt Ausdruck finden.

Sanfte Verdinglichung

So ist heute in den Medien eine Entstigmatisierungskampagne zu verfolgen, die zwischen gesunden und kranken Gefühlen, bzw. zwischen maßvollen und exzessiven Ausdrucksformen von Gefühlen unterscheidet. Dieses medizinische Konzept erklärt, grob gesagt, ausgeprägte negative Gefühle zu körperlichen Störungen, während es maßvolle, positiv bewertete Gefühle nicht weiter auf ihre physiologische Grundlage zurückführt. Diese sanfte Form der Verdinglichung hat in der Praxis großen Erfolg. Indem das psychische Leiden einer krankhaften körperlichen Veränderung zugeordnet wird, können sich Menschen, die sich vorher selber in Frage gestellt haben, von Schuldgefühlen befreien. Weil sie zudem vom Bonus der körperlichen Krankheitsauffassung unserer Gesellschaft profitieren, wird es ihnen leichter gemacht, ihre momentane Behinderung anzunehmen.

So kann z. B. die Gleichsetzung der Depression mit einer Gehirnstörung den depressiven Menschen im akuten Erkrankungsstadium sehr entlasten. Die Somatisierung seines Leidens kann es ihm einfacher machen, seine Arbeits- und Beziehungseinschränkung vorübergehend zu akzeptieren und sich weniger gegen die depressive Blockade zur Wehr zu setzen. Wenn seine depressive Verstimmung mit einer Funktionsstörung bestimmter Hirnareale erklärt wird, muss er sich weniger schuldig fühlen. Zudem kann die biologische Erklärung das Verständnis von Angehörigen und Bekannten für seine Situation fördern. Man könnte sich vorstellen, dass die eingangs erwähnte Frau X. unter der Voraussetzung eines solchen Krankheitsverständnisses nicht hätte die Treppe hinunterstürzen müssen, um den Status einer «richtigen Kranken» zu erringen.

Trotzdem scheint mir die Gleichung der sanften Verdinglichung nicht aufzugehen. Die Somatisierung funktioneller psychischer Störungen zeitigt ihre Erfolge vor allem dank psychosozialer Effekte. Sie gleicht Belastungen aus, die sich zuvor durch eine unsachgemäße Psychologisierung depressiver und anderer Störungen verbreitet haben. So ist in der Anwendung tiefenpsychologischer Konzepte vielfach die kognitive und emotionale Blockierung depressiver Menschen unterschätzt worden. Es wurden auch schwerer depressiven Menschen Aufgaben zugemutet, denen sie nicht gewachsen waren. Zudem ist auch zu wenig gesehen worden, dass psychodynamische Erklärungen von schwereren depressiven Leidensformen als Vorwurf verstanden werden können, für die eigene Not selber verantwortlich zu sein.

Die verbreitete Somatisierung des depressiven Leidens kann also als Korrekturbewegung gegen eine falsch verstandene Psychologisierung des depressiven Erlebens gesehen werden. Sie erlaubt den Leidenden, die negative Bewertung vom Ich-Erleben weg auf den körperlichen Zustand zu lenken, d. h. den körperlichen Zustand statt sich selbst negativ zu bewerten.

Allerdings liegt darin auch Zündstoff. Die ausschließliche Rückführung unangenehmer Affekte auf körperliche Vorgänge setzt eine Person mit ihren körperlichen Funktionen gleich. Bei Übernahme eines solchen Verständnisses scheint ein psychisch kranker Mensch nichts anderes als ein falsch funktionierendes Gehirn zu sein. Diese Identifizierung lässt den eigenen Standort in Geschichte und Kultur verlieren. Der kranke Mensch fällt in gewisser Weise aus dem symbolischen Gewebe seiner Biographie und seines Selbstseins heraus.

Aus einer solchen reduktionistischen Krankheitsauffassung wächst die Gefahr, dass er den eigenen Gefühlen misstraut. Statt mit den Gefühlen zu leben, beginnt er, sich gegen sie zu stellen. Zwar kann er so von der Selbstverantwortung für negative Gefühle und von Schuld entlastet werden. Doch verliert er an gefühlhafter Verwurzelung, indem er die Selbstverständlichkeit der Emotionen hinterfragt.

Eine solche Entwurzelung beobachte ich vermehrt bei Menschen, die als depressiv diagnostiziert worden sind und einen ungünstigen Krankheitsverlauf haben. Diese Personen scheinen bestimmten Gefühlen, wie Traurigkeit und Ärger, nicht mehr zu trauen. Sie tendieren dazu, ihre Gefühle vermehrt zu kontrollieren. Dadurch verlieren sie aber an natürlicher Sicherheit. Trotz anfänglichen Behandlungserfolgen mit medikamentösen Therapien erfahren sie eine Einengung ihrer Gefühlswelt. Es ist versucht worden, diese Einschränkung als Nebenwirkung der medikamentösen Langzeittherapie zu erklären. Bei vielen depressiven Menschen mit ungünstigem Krankheitsverlauf ist jedoch auffällig, dass sie vor allem negativen Gefühlen misstrauen. Sie scheinen sie nicht nur als unangenehm, sondern als zentralnervöse Störung zu beurteilen. Dadurch engt sich aber ihre Erlebensbreite weiter ein.

Andere beginnen ihre Gefühle zu hinterfragen, bevor sie sie richtig zugelassen haben. Statt mitzuerleben, wie sich etwas anfühlt, versuchen sie, ihren Gefühlen durch eine Beurteilung zuvorzukommen. Eine Beurteilung kann aber nie ganz persönlich sein. Sie ist meist geprägt durch kulturelle Vorstellungen oder Gesundheitstheorien. Konsequenterweise wirken diese Menschen, die sich nicht auf ihre Gefühle verlassen, in besonderer Weise von äußeren Bestätigungen abhängig. Weil sie sich legitimieren wollen, geraten sie unter Druck, den gängigen Krankheitsvorstellungen zu entsprechen.

So hilfreich also die Rückführung eines schweren Leidenszustandes auf eine organische Funktionsstörung zu Behandlungsbeginn auch ist, so wichtig erscheint es, im weiteren Verlauf nicht bei dieser vereinfachenden Erklärung zu bleiben. Sonst droht das Risiko, depressive Menschen und andere psychisch Kranke aus ihrer basalen Verankerung im Gefühlserleben zu lösen und ihre Befürchtung zu unterstützen, bestimmte Gefühle könnten Ausdruck einer Erkrankung sein. Deshalb gilt es gerade gegenüber depressiven Menschen hervorzuheben, was im nächsten Kapitel näher ausgeführt wird: Depressionen zeichnen sich nicht durch ein Zuviel, sondern durch ein Zuwenig an gefühlhaftem Erleben aus.

Auch dürfen die biologischen Ansätze in der Psychiatrie nicht dazu verleiten, die neuronalen Bedingungen, die Empfinden und Fühlen ermöglichen, mit der Entwicklung und der Auslösung bestimmter Empfindungen und Gefühle gleichzusetzen. Sonst schließt man zu schnell von Gehirnfunktionen auf Emotionen und blendet die sozialen Bedingungen und psychologischen Einflüsse aus. Gerade die Entlastung von Schuldgefühlen durch ein solches reduktionistisches Modell verweist aber auf die Bedeutung psychologischer Faktoren. Je mehr eine Person ihren Gefühlszustand ausschließlich mit neuronalen Vorgängen in Zusammenhang bringt, desto mehr macht sie sich abhängig von der medizinischen Beurteilung ihres Funktionszustandes. Eine solche Abhängigkeit kann nur kurzfristig oder punktuell der Stigmatisierung entgegenwirken. Wird mein Leiden chronisch, verändert sich meine Situation grundlegend. Als Betroffener bin ich nun nicht nur partiell und momentan von einer äußeren Beurteilung abhängig, sondern bin es kontinuierlich und umfassend. Zudem laufe ich Gefahr, der reparativen Medizin nicht zu genügen und als Versager des medizinischen Systems beurteilt zu werden.

Aus einem guten erfolgreichen Akutpatienten kann ich zu einem erfolglosen Chronischkranken werden. Damit sinkt meine Attraktivität auch im medizinischen System und parallel dazu im ökonomisch orientierten Verwaltungssystem der Krankenkassen. Dieser Positionsverlust ist geeignet, gerade jene Schamgefühle wieder hervorzurufen, die ich vorher durch die Verdinglichung der Problemlage überwunden glaubte. Anders ausgedrückt: Der Vorteil der vorübergehenden Versachlichung im akuten Krankheitszustand wird möglicherweise zum Nachteil der anhaltenden Verdinglichung. Der Chronischkranke kann stigmatisiert werden, weil er dem Anspruch der reparativen Medizin nicht genügt.

> Konsequenterweise versuchen insbesondere Palliativmediziner – also jene Mediziner, die sich mit chronisch Kranken auseinandersetzen – ein reduktionistisches Krankheitsmodell in der Medizin zu vermeiden. Sie halten in der Nachfolge von Victor von Weizsäcker die Konzeption einer medizinischen Anthropologie aufrecht, was nichts anderes bedeutet als das Festhalten am Subjekt in der Medizin.[21]

Eine alternative Antwort auf das Stigmatisierungsproblem ist das Ernstnehmen des subjektiven Erlebens. Echte Entstigmatisierung ist – so glaube ich – nur möglich, wenn Beschämung vermieden, aber erlebte Scham akzeptiert wird. Es kann nicht darum gehen, die Beschämung zusammen mit der Scham zu bekämpfen, gleichsam das Kind mit dem Bade auszuschütten. Das scheint mir aber der Fall zu sein, wenn in Entstigmatisierungskampagnen, die von Pharmaindustrien bezahlt werden, nur lachende Menschen gezeigt werden (oder weinende in lachende ver-

21 vgl. J. Rattner/G. Danzer 1997

wandelt werden), als ob Scham, Traurigkeit und Wut nicht erlaubt wären. Beschämend ist es für psychisch Kranke, wenn aus ihrem leidvollen Kampf um das Glück ein Feldzug für das «Happytum» gemacht wird.

Entstigmatisierung ist ein heikles Geschäft. Sie setzt voraus, dass Kranksein und Behinderung akzeptiert werden. Sie darf aber diese Zustände nicht idealisieren. Umgekehrt hat sie Genussfähigkeit und Gesundheit als Ziele vorzugeben, ohne in ihnen das einzig Wünschbare zu sehen.

Entstigmatisierung hat mit Gewahrsein zu tun. Das psychische Leiden darf weder verleugnet noch beschönigt werden. Gewahrsein bedingt aber auch, dass wir uns von psychisch Kranken kein Bildnis machen, das festlegt und fixiert. Der Erfolg der Entstigmatisierungsbemühungen scheint von unserer Bereitschaft abzuhängen, uns dem Leiden immer wieder zu stellen, ohne uns auf soziale Rangordnungen abzustützen und den betroffenen Menschen ihre personale Würde zu nehmen. Nur so scheinen Beschämungen, die mit sozialer Bindung und Bewertung zu tun haben, vermindert werden zu können.

Es ist wohl illusionär anzunehmen, dass eine anonyme Gesellschaft diesen Weg generell beschreiten kann. Die Erwartung hat sich vielleicht zuerst auf jene Berufsgruppen zu beschränken, die Menschen mit psychischen Problemen begleiten. Martin Buber hat kurz vor seinem Tod in einem Vortrag vor Ärzten die Psychiatrie aufgefordert, ihre Patienten zu lehren, die Scham als etwas, das Grenzen überschreiten lässt, zu akzeptieren.[22] Er hat damit gemeint, dass eine akzeptierte Lebensscham zur Selbstbefreiung und zum Frieden mit sich selbst führen kann.

Scham kann aber leichter akzeptiert werden, wenn Aussicht besteht, von einem glaubwürdigen Anderen verstanden und angenommen zu werden. Scham, «das versteckte Gefühl»[23], das seine Wirkung heimlich (aber unheimlich) entfaltet, ist ein Hüter des Ichs. Darauf verweist auch die Geschichte von Kain. Nach dieser biblischen Erzählung hat Gott Kain mit einem Mal versehen, nicht um ihn zu beschämen, sondern um ihn vor Übergriffen zu schützen[24]. Wenn das Kainsmal, wie Leopold Szondi meint, als Ausdruck der Scham verstanden werden kann, zeugt die biblische Überlieferung davon, dass Scham nicht zur Beschämung, sondern zum Schutze des Menschen geschaffen wurde.

22 M. Buber 1962

23 H. B. Lewis 1987

24 Und der Herr machte ein Zeichen an Kain, dass ihn niemand erschlüge, wer ihn fände. (1. Mose 4.15)

Zusammenfassung

Scham ist kein einfaches Gefühl. Anders als die Grundgefühle von Angst oder Freude setzt Scham ein Bewusstsein von sich selbst voraus. Man freut sich über einen Erfolg oder fürchtet sich vor einer Prüfung, aber man schämt sich seiner selbst. Deshalb kann Scham auch als Selbstgefühl bezeichnet werden. Ähnlich wie Schuld setzt Scham ein Wissen um sich selbst voraus, doch ist nur, wer sich schämt, umfassend auf sich selbst verwiesen. Wer sich schuldig fühlt, verurteilt sich hinsichtlich einer Handlung. Wer sich schämt, erlebt sich selber in Frage gestellt. Man möchte sich verhüllen und verstecken und kann dem eigenen Urteil im Spiegel der anderen doch nicht entrinnen.

Während Neid und Eifersucht dadurch hervorgerufen werden, dass man anderen Personen etwas missgönnt, was man für sich selber begehrt, macht Scham auf die eigene Verletzlichkeit aufwerksam. Sie alarmiert, wenn die eigene Selbstvorstellung durch äußere Ereignisse erschüttert wird. Deshalb habe ich Scham auch als «Türhüterin des Selbst» bezeichnet. Sie grenzt den sich Schämenden schützend ab und verbindet ihn dennoch wachsam mit der sozialen Beurteilung (vgl. **Abbildung 6**).

Scham und Beschämung im vereinfachten Überblick

	Individuelle Ebene	Zwischenmenschliche Ebene
Bedingung:	Selbst-Bewusstsein (inkl. Entwicklung einer bestimmten Selbst-Vorstellung)	Anerkennung (d. h. An-Erkannt-Werden als Kind) durch nahe Bezugspersonen)
Auslösung:	Verletzung der gebildeten Selbst-Vorstellung	Liebesentzug, Positionsverlust (bzw. Bedrohung des sozialen Status)
Folge:	Schamgefühl (als Hinweis auf Gefährdung des Selbst)	Beschämung (als Mittel, um z.B. eine Person gefügig zu machen)
Komplikation:	beschämte Scham (oder verinnerlichte Beschämung)	

Abbildung 6

In diesem Doppelaspekt liegt Zündstoff: Scham kann mit einer abschätzigen, beschämenden Bewertung einhergehen. Wird eine Person immer wieder sozial beschämt oder hat sie frühere Beschämung so in sich aufgenommen, dass die eigene Scham mit einer destruktiv bewertenden Beschämung gleichgesetzt wird, vermag sie das Schamerleben nur schwer zu akzeptieren. Das kann zur Folge haben, dass das eigene Selbstgefühl behindert und gefährdet wird.

Beschämung und Scham sind so verschiedenartige Vorgänge wie Demütigung und Demut. Die Beschämung kann über Entwertungs- und Ausgrenzungsprozesse als Instrument eingesetzt werden, Menschen sozial zu unterwerfen. In einem solchen Fall wird das individuelle Selbstgefühl der Scham als Mittel eingesetzt, um jemanden zur Anpassung zu zwingen oder außer Gefecht zu setzen.

Deshalb müssen wir in der therapeutischen Praxis wie im Alltag jegliche Form der Beschämung und Stigmatisierung bekämpfen und gleichzeitig dem Schamerleben anteilnehmendes Verständnis entgegenbringen. Wirksame Entstigmatisierung setzt voraus, dass Scham nicht negativ, d. h. beschämend, bewertet wird. Entstigmatisierung ohne Akzeptanz der Scham entfremdet und entmündigt die Menschen. Akzeptanz der Scham ohne Ablehnung von Beschämung und Stigmatisierung liefert die betroffenen Menschen der Selbstdestruktion aus. Annahme der Scham und Bekämpfung der Stigmatisierung gehören zusammen.

Es entspricht einer Notwendigkeit, der Stigmatisierung psychisch Kranker mit Hilfe von Aufklärungskampagnen entgegenzutreten. Ebenso wichtig, aber ungleich schwieriger ist es, die sich beschämt fühlenden Menschen in ihrem Schamerleben zu akzeptieren.

In diesem Herbst ist die Zeit fast
ohne mich vergangen
und mein Leben stand so still wie damals
als ich aus Missmut Schreibmaschine
lernen wollte
und abends in dem fensterlosen
Vorraum auf den Beginn
des Kurses wartete …
Ich hatte kein Selbstgefühl und kein Gefühl
für etwas anderes
Ich ging und stand unentschieden herum
wechselte oft den Schritt und die Richtung
Ein Tagebuch das ich schreiben wollte
bestand aus einem einzigen Satz …

Peter Handke

Kapitel 7
Depression – Das entmutigte Gemüt

Depressionen sind Störungen der Affektivität. Sie wurden früher prägnant als Gemütskrankheiten bezeichnet. Daraus darf aber nicht geschlossen werden, dass im depressiven Zustand krankhafte oder abartige Affekte bzw. Gefühle auftreten. Vielmehr verhält es sich so, dass im depressiven Zustand das Empfinden von Gefühlen erschwert ist. Weil in der depressiven Blockade gleichsam «das Gemüt darnieder liegt», lässt sich an diesem Beispiel besonders eindrücklich zeigen, welche Folgen es nach sich zieht, wenn die Fähigkeit zu empfinden, fühlen und wollen eingeschränkt wird und die grüblerische Bewertung des Lebens in den Vordergrund rückt.

Im ersten Teil dieses Kapitels wird die Depression als herabgestimmte Gemütslage charakterisiert und auf die enorme praktische und therapeutische Bedeutung der nur noch abgeschwächt vorhandenen Gefühlsanteile verwiesen. Der zweite Teil ist dem Umgang mit der depressiven Blockade und den «niedergeschlagenen Gefühlen» gewidmet. Statt die verbliebenen, meist missachteten und schmerzhaften Gefühle in Frage zu stellen, werden sie zum Angelpunkt der Selbsthilfe und der Therapie gemacht. Der abschließende dritte Teil stellt einen integrativen Ansatz vor, welcher das passive Erleiden der depressiven Blockade mit einer aktiven Auseinandersetzung mit leidvollen Gefühlen und Belastungen verbindet.

Inseln des Gemüts im depressiven Vakuum

Die depressive Gestimmtheit entspricht keinem einheitlichen Gefühl. Depressivsein ist weder mit einem Zustand tiefer Traurigkeit gleichzusetzen, noch ist es einfach durch überwältigende Angst oder Wut zu charakterisieren. Auch Selbstekel, Scham und Schuld sind nicht mit depressiver Verstimmtheit identisch. Versuche früherer Jahrzehnte, depressives Leiden mit einem einzelnen (primären oder sekundären) Gefühl kurzzuschliessen, haben sich nicht bestätigen lassen.

Viel häufiger kommt vor, dass verschiedenartige Gefühle wie Angst, Ekel und Wut ein schwer auflösbares Konglomerat bilden, das einen Menschen in Unruhe versetzt und ihm seine klare Position nimmt, ihm aber keinen erkennbaren Gegner entgegen stellt.

Charakteristischer als das Vorherrschen eines bestimmten Gefühls ist der Verlust an Erlebensreichtum und Vitalität. Depressive Menschen fühlen sich niedergeschlagen und bedrückt. Ihr Gemüt ist herabgestimmt. Alles erscheint grau in grau. Das Leben ist nicht mehr, wie es einmal war. «Das Dunkel oder die Leere ist die einzige Wahrheit, die man noch hat. Wahrheiten, die man sonst im Leben hatte, bleiben verhüllt», schreibt der Medienschaffende Ruedi Josuran aus eigener Betroffenheit.[1] In einem afrikanischen Stamm wird die depressive Gestimmtheit mit dem treffenden Ausdruck umschrieben: «Mein Herz ist in einer hölzernen Schachtel.» Darin drückt sich ein Verlust des gemüthaften (bzw. herzlichen) Empfindens aus, den die Betroffenen meist schmerzhaft wahrnehmen.

Es ist immer wieder versucht worden, die Depression mittels positiver Kriterien (wie Schuldgefühlen und Traurigkeit) zu definieren. Die Depression ist jedoch gerade nicht eine Ansammlung einzelner Beschwerden, sondern eine tiefgehende Veränderung des Erlebens. Den depressiven Menschen fehlt etwas, das ihnen sonst selbstverständlich ist. Sie stellen oft erschrocken fest, dass sie nicht mehr wie früher wahrnehmen, empfinden und denken können. Während die moderne psychiatrische Diagnostik einzelne Symptome zu erfassen sucht, greifen depressive Menschen oft zu Bildern, um ihr verändertes Erleben im Gegensatz zum sonstigen Leben darzustellen. Depression wird beschrieben als eine Art «aufgezwungenes Wüstenerlebnis» (mitten unter Menschen), eine Form von «dunkler Nacht» (trotz hellem Tageslicht), als «Eingefrorensein» (umgeben von Wärme) oder als Ausdruck «seelischer Lähmung» (ohne körperliche Lähmungserscheinungen). Diese Bilder umfassen Raum und Zeit. Sie zeugen davon, dass in einer schweren Depression nichts mehr ist, wie es vorher war. Doch kann das Neue nicht positiv gefasst werden. Deshalb hat der Wiener Psychiater Hans Lenz von der «Krankheit der Losigkeiten»[2] gesprochen. Depressive Menschen erfahren sich als interesse- und konzentrationslos, als schlaf- und appetitlos, als kraft- und gefühllos.

Das Erleben der «Losigkeit» führt dazu, dass es äußerst schwierig wird, zu sich selbst zu stehen. Auch tritt Entscheidungsunfähigkeit auf. In schweren Depressionsfällen kann das Denken zudem verlangsamt und eingeengt sein. Erinnerungen können nicht mehr wie gewohnt abgerufen werden. Romano Guardini hat dieses Erleben in ein prägnantes Bild gefasst: «Eine innere Fessel legt sich vom Gemüt her auf alles, was sonst frei springt, sich rührt und wirkt. … Der Mensch

---

1 R. Josuran et al. 2001, S. 53

2 ebd

meistert das Leben nicht mehr, er kommt im drängenden Voran nicht mehr mit. Die Ereignisse knäueln sich um ihn; er sieht nicht mehr durch. Mit einem Erlebnis wird er nicht mehr fertig. Die Aufgabe türmt sich vor ihm wie ein Berg, unübersteiglich.»[3]

Ich selbst habe im Buch «Welchen Sinn macht Depression?» von einer «depressiven Blockade» gesprochen und das Angehaltenwerden in der Depression mit einem widerständischen und Reibung verursachenden Bremsmanöver verglichen: «Die Bremse ist angezogen». Der bekannte Schweizer Filmemacher Rolf Lyssy beschreibt die Folgen dieser Ausbremsung in seinem autobiographischen Bericht «Swiss Paradise» in eindrücklichen Worten:

> «Die Tage waren nach wie vor von Lustlosigkeit, Antriebslosigkeit und Entscheidungsunfähigkeit geprägt. Immer wieder überfielen mich Verzweiflung und Suizidphantasien. Die einzigen erträglichen Augenblicke erlebte ich jeweils kurz vor dem Einschlafen, wenn die Medikamente zu wirken begannen. In den letzten wachen Minuten zu wissen, dass die ewig kreisenden, quälenden, zermürbenden Grübeleien für die nächsten Stunden aufhören würden, tat gut. … Aber dann kam der Morgen und mit ihm ein neuer Tag. … Ich kämpfte gleichzeitig gegen das Nicht-aufstehen-wollen wie gegen das Nicht-aufstehen-können an. Ich lag da wie ein dahin vegetierendes Stück Mensch ohne jegliche Willenskraft. … Aufstehen bedeutete nichts anderes, als sich erneut einem völlig sinnlosen Tag auszuliefern. Diese Folter endete erst, wenn der Körper bzw. die volle Blase rebellierte und der Gang zur Toilette der Quälerei im Bett ein Ende setzte. Nach der Dusche folgte die nächste Tortur. Was anziehen? Ich war absolut nicht in der Lage, mich zu entscheiden, welche Hose und welches Hemd ich anziehen wollte. … Es muss wohl irgend einen Kulminationspunkt der Verzweiflung gegeben haben, der mich schließlich nach einer Hose und einem Hemd greifen ließ. Das ging so jeden Morgen, ohne Ausnahme.
>
> … Beim Telefonieren erging es mir nicht besser. … Das Lächerlichste auf der Welt: Hörer abheben, Nummer wählen, warten, bis sich am andern Ende der Leitung eine Stimme meldet. Es ging nicht. Es ging einfach nicht. Und das zu realisieren, war die reinste seelische Folter.»[4]

Wie von Rolf Lyssy drastisch dargestellt, verliert der depressiv erkrankte Mensch die Fähigkeit, von einem sicheren Platz aus das Leben in Angriff zu nehmen. Sein Tun ist blockiert, seine Entscheidungsfähigkeit gehemmt. Diese Unfähigkeit, sich auf ein Ziel hin in Bewegung zu setzen, gleichsam «sich selber zu starten», hängt mit dem Verlust einer gemüthaften Verankerung im Leben zusammen. Die emotionale Entleerung macht es fast unmöglich, einen eigenen Standpunkt zu vertreten und dem eigenen Handeln einen Sinn zu geben. Angesichts der inneren Leere

3 R. Guardini 1996, S. 24 f.

4 R. Lyssy 2001, S. 123

bekommt das Äußere – und damit auch das Faktische und Vergangene – ein Übergewicht. Insbesondere Menschen, die schon immer gewissenhaft oder leistungsorientiert waren, fühlen sich nun als Versager. Sie sind dem äußeren Druck oder den moralischen Erwartungen ausgeliefert, ohne ihnen etwas Eigenes entgegensetzen zu können. Nahe Bekannte und Verwandte werden in ihren Augen übermächtig, während sie sich klein und unwichtig vorkommen. Selbstvorwürfe können in diesem Zusammenhang auch als Versuch verstanden werden, der empfundenen inneren Leere etwas Selbstbezogenes entgegenzusetzen, auch wenn dies im Vergleich zu den andern Menschen nur Selbstkritik sein kann.

Die Auflösung der gemüthaften Verwurzelung im depressiven Zustand erklärt auch die Einschätzung vieler Betroffener, hilflos zu sein. Hilflosigkeit und Abhängigkeit wurde zuerst von psychoanalytischer Seite als zentrales Element der Depression herausgearbeitet.[5] «Gelernte Hilflosigkeit» wurde später auch von verhaltenstherapeutischer Seite zur Erklärung depressiver Zustände herangezogen.[6] Depressive Hilflosigkeit ist aber mehr als eine gedankliche Vorstellung oder ein sozial inkompetentes Verhalten. Depressive Hilflosigkeit widerspiegelt einen Verlust der Selbstkompetenz, der durch die Herabgestimmtheit der leiblichen Erlebensbasis begründet ist. Depressive Menschen erfahren sich entwurzelt, in die Tiefe fallend, ohne Grund, weil sie sich nicht mehr im gewohnten Maße zu spüren vermögen.

Dieser Verlust der inneren Sicherheit hat auch damit zu tun, dass ihre Gefühle an Prägnanz verlieren: Traurigkeit wird zum konturlosen Kummer, Ekel zum fahlen Überdruss, Wut zum formlosen Missfallen, Angst zu unscharfer Bangigkeit. Scham wird als Beschämung, Schuld als Beschuldigung erfahren. Nur Freud- und Interesselosigkeit bleiben unverstellt. Indem die innere Gefühlslage herabgestimmt und eingeebnet wird, fehlt das «sichere Gespür».

Um so wichtiger erscheint in der Behandlung depressiver Menschen, dass sie ihre abgeschwächt oder versteckt vorhandenen Gefühle neu entdecken und so ihre innere Orientierung zurückgewinnen können. Dabei mögen von Fall zu Fall ganz unterschiedliche Gefühle wahrnehmbar sein. Im einen Fall spielt eine hintergründige Traurigkeit mit, im andern Fall angedeutete Ekelgefühle, beim dritten versteckte Wut und Scham. Häufig gehen die Gefühle ineinander über oder lösen einander ab.

Das Gewahrwerden dieser Gefühle ist einerseits durch den grauen Schleier der depressiven Erstarrung erschwert. So ist der Ausdruck von Angst, Wut und Traurigkeit im Gesicht von depressiven Menschen zwar bei Anwendung von hochent-

---

5 S. Rado 1928

6 M. E. P. Seligman 1975. Die Entwicklung dieser Konzeption ist bei I. H. Gotlib und C. L. Hammen 1992 beschrieben.

wickelten Videoanalysen nachweisbar, doch kommen diese Gefühle im Alltag wenig zur Geltung, weil die mimische Beweglichkeit bei depressiven Menschen generell eingeschränkt ist. Andererseits kann das Bewusstwerden solcher versteckten Gefühle noch zusätzlich erschwert sein, wenn sie infolge negativer Bewertung unerwünscht sind. In einem solchen Fall verknüpfen sich depressive Herabgestimmtheit und negative Gefühlsbewertungen zu einem schwer entwirrbaren Knäuel. Die «Losigkeit» bietet dann noch weniger Angriffspunkte. Konsequenterweise können dann die noch vorhandenen, abgeschwächten und verschlungenen Gefühle nur schwer entdeckt werden. Oftmals können sie erst wahrgenommen werden, wenn zunächst davon ausgegangen wird, dass das Gefühlsleben generell herabgestimmt ist. Ohne eine solche Akzeptanz der depressiven Leere fallen die verbliebenen Gefühlsreste noch weniger auf. Erst das Eingeständnis des Gefühlsverlustes macht es leichter möglich, mitten im depressiven Vakuum früher übersehene «Inseln des Gemüts» zu entdecken und mit dem «Mut zur Schwere» aufzusuchen.

Ist das Gegenteil der Fall und kann der Zustand der Losigkeit bzw. das «Meer der Gefühllosigkeit» nicht angenommen werden, ist die Gefahr groß, dass sich eine depressive Person ausschließlich negativ definiert. Das hängt damit zusammen, dass in der empfundenen Leere das Eigene nur negativ – als Verlust früherer Möglichkeiten – charakterisiert werden kann. Gleichzeitig wirkt sich die Negativität der versteckten Gefühle auch abwertend auf die Selbstbeurteilung aus, so dass sich depressive Menschen nicht nur als herabgestimmt und unausgefüllt einschätzen können, sondern auch als falsch gestimmt und schäbig.

Dadurch öffnet sich aber eine Eingangspforte für Beschämung, Verängstigung und Verärgerung über sich selber. Aus den versteckt vorhandenen Gefühlen der Scham, der Angst oder der Wut werden destruktive Eindringlinge, die nicht als eigene Gefühle wahrgenommen werden können, sondern als berechtigte soziale Verurteilungen wahrgenommen werden. Zur Hilflosigkeit gesellt sich das Entsetzen und die Verzweiflung über die eigene Person.

Das ist weit mehr, als was Aaron T. Beck, der Begründer der kognitiven Psychotherapie, als die depressive Trias von negativer Selbsteinschätzung, negativer Einschätzung der Zukunft und negativen Erwartungen gegenüber der Umwelt herausgearbeitet hat.[7] Denn diese depressive Trias spiegelt nur die gedankliche Einstellung depressiv erkrankter Menschen wider, ohne ihre Gefühlswertung zu berücksichtigen. Es bleibt offen, inwieweit diese negativen gedanklichen Einschätzungen auch schützenden Charakter haben. Dafür könnte sprechen, dass sie weniger die Person als den Zustand charakterisieren und nach Aufhellung der Depression wieder abklingen. Entscheidender als die negative Einschätzung der äußeren Wirklichkeit könnte die Abwertung der eigenen Gefühle sein.

---

7 A. T. Beck 1976. Dessen Aufsatz über die «Kognitive Therapie der Depression» (1997) wurde von M. Hautzinger modifiziert in Deutschland verbreitet.

Desillusionierung statt Selbstentwertung

In diesem Zusammenhang hat der Schweizer Philosoph Hans Saner eine interessante Unterscheidung vorgeschlagen.[8] Er differenziert zwischen einer kognitiven und einer sentimentalen Melancholie. Die «kognitive Melancholie» versteht er als eine Art desillusionierenden Erkenntnisprozess. Sie ist insofern schmerzhaft, als sie mit Enttäuschung einhergeht. Erkennen trägt stets einen negativen Charakter in sich. Es beruht immer auf Bestimmung und Unterscheidung. Ein alter Satz der Logik heißt: «Omnis determinatio est negatio» («Alle Bestimmung ist Negation»). Das Gegenteil des Erkennens heißt insofern «Positiv»-Denken. Es ist die Krankheit eines vor sich selbst fliehenden Zeitalters, selber die Depression, die es kurieren möchte.»[9]

Demgegenüber sieht Hans Saner die «sentimentale Depression» als «Bitternis des Gemüts». Das bittere Gemüt stellt insofern einen Verdunkelungsprozess dar, als es zur «Entfremdung von der Lebenswelt und sich selber» führt. Die sentimentale Melancholie – unschwer als klinische Depressionsform zu erkennen – unterscheidet sich von der kognitiven Melancholie dadurch, dass sie sich dem schmerzhaften Verlust verschließt und die bitteren Früchte der Erkenntnis von sich weist.

H. Saner schränkt allerdings ein: «Diese Unterscheidung hat indes nur eine idealtypische Bedeutung. Wo das Denken über das objektive Erkennen hinaus existentiell wird, geschieht in dem, der es denkt, etwas – und dann ist er integral von einem Gedanken ergriffen. Auch ein kognitiver Desillusionierungsprozess kann dann als katastrophaler Verlustprozess empfunden werden und in eine sentimentale Melancholie münden. So verhielt es sich bei Kleist nach seiner Kant-Lektüre. Die Einsicht, dass es absolute Wahrheit nicht gibt, erschütterte ihn zutiefst und trieb ihn förmlich in den Selbstmord.»[10]

Im Umgang mit depressiven Zuständen und in der Behandlung von depressiv erkrankten Menschen kann die von Hans Saner getroffene Unterscheidung, sofern sie nicht absolut verstanden wird, hilfreich sein. Geht es in der Tat doch darum, der Selbstabwertung depressiver Menschen entgegenzuwirken, sei es mit der Kraft der Reflexion, sei es mit dem Mut zum gefühlhaften Erleben. Das soll im Folgenden an einer historischen Persönlichkeit illustriert werden.

8 H. Saner 1998, S. 8
9 ebd S. 230
10 ebd S. 229 f.

Von Depression und Schwermut: ein literarisches Beispiel

Sören Kierkegaard, der dänische Philosoph des 19. Jahrhunderts, von dem die Existenzphilosophie des 20. Jahrhunderts entscheidend beeinflusst ist, war seit seiner Kindheit tief schwermütig. Er hat das psychologische Verständnis von Angst und Verzweiflung erweitert.

1844 schreibt Kierkegaard in sein Tagebuch: «Es waren einmal ein Vater und ein Sohn. Beide geistig sehr begabt, beide witzig, insbesondere der Vater … Im Allgemeinen disputierten sie und unterhielten sich miteinander nur wie zwei gute Köpfe, und nicht als Vater und Sohn. Ganz selten einmal, wenn der Vater den Sohn betrachtete und sah, dass er sehr kummervoll war, da stand er still vor ihm und sagte: «Armes Kind! Du steckst in einer stillen Verzweiflung. (Aber er befragte ihn niemals näher, ach! Das konnte er nicht, denn er steckte selber in einer stillen Verzweiflung.) Sonst wurden niemals zwei Worte über diese Angelegenheit gewechselt. Aber der Vater und der Sohn waren vielleicht zwei der schwermütigsten Menschen, die seit Menschengedenken gelebt haben ….

Und der Vater glaubte, er habe die Schwermut des Sohnes verschuldet, und der Sohn glaubte, er habe die Schwermut des Vaters verschuldet, darum sprachen sie nie miteinander. Und jener Ausruf des Vaters war ein Ausruf seiner eigenen Schwermut, so dass er, als er es sagte, mehr zu sich selber sprach als zu dem Sohne.»[11]

An anderer Stelle beschreibt Kierkegaard sein schweres Los mit einem einzigen Satz: «Es kommt mir vor, als wäre ich ein Galeerensklave, zusammengekettet mit dem Tode; jedesmal, wenn das Leben sich rührt, rasselt die Kette, und der Tod lässt alles hinwelken – und das geschieht in jeder Minute.»[12]

In vielen weiteren Aufzeichnungen hat sich Sören Kierkegaard über seine Schwermut geäußert. Es besteht kein Zweifel, dass er nach unserem heutigen Sprachgebrauch an schweren depressiven Zuständen litt. Einmal hat er auch einen Arzt aufgesucht, «um die menschliche Instanz nicht zu umgehen», wie Karl Jaspers schreibt, «auch in dem Drang, klar und zwingend als krank anerkennen zu dürfen, was ihm Sünde war. Er war begreiflicherweise tief enttäuscht. Die ärztlichen Kategorien verhielten sich vermutlich zu seinen Erfahrungen wie die Sprache der Botokuden zur platonischen Philosophie. Aber auch wenn das höchste Niveau psychopathologischer Auffassung ihm entgegengetreten wäre, es wäre im Prinzip nicht anders geworden.»[13]

11 zit. nach P. Rohde 1959, S. 17
12 Tagebuch 1, 83, zit. nach R. Guardini 1996, S. 9 f.
13 K. Jaspers 1973, S. 355

Sören Kierkegaard hat eine eigene, philosophisch und religiös geprägte Auseinandersetzung mit seinem Leiden gesucht. Er hat es zum Ausgangspunkt eines vertieften Verständnisses seines eigenen Lebens wie seines Denkens gemacht. Indem Sören Kierkegaard die depressiven Erfahrungen selbstreflexiv zu umkreisen und existentiell einzubinden suchte, hat er das philosophische Verständnis von Angst und Verzweiflung erweitert. Er fand gleichzeitig einen denkerischen und gemütsorientierten Umgang mit der depressiven Problematik.

Denkerisch war Sören Kierkegaard äußerst wach. Er hat sich selber mit einer unerhörten Schärfe im Auge behalten; «wiederum auf jenen spähend, der das beobachtet; diesen beiden als Dritter zur Seite, den Blick auf sie geheftet, und so fort in die grelle Reflexreihe der gegeneinander gestellten schlaflosen Spiegel des Ich und Wider-Ich ...»[14] Mit dieser sich selber durchsichtig machenden gedanklichen Anstrengung versuchte Kierkegaard gegen die Bedrohung, sich selber zu verlieren, anzugehen. Er beschrieb den erfahrenen Angriff auf seinen Lebenskern als «Krankheit zum Tode»[15], wohl auch in Anspielung auf seine depressiven Zustände, die er als ein Leben am Abgrund wahrnahm. Aber er begegnete diesen ihm auferlegten Zuständen der Losigkeit, indem er ihnen ins verschleierte Gesicht zu schauen suchte. Dabei deutete er sie nicht positiv um, sondern suchte das nur negativ zu Bestimmende in aller logischen Schärfe zu fassen, um sich gerade dadurch aus der Negation zu befreien. Kierkegaard haderte nicht mit seiner Lebenslage, sondern suchte seine Not möglichst eindeutig zu bestimmen. So entging er einer sentimentalen Beurteilung seiner Lebensschwierigkeiten. Im niederdrückenden Gewicht seiner Leidenszustände sah er eine existentielle Verankerung, die sein analytischer Verstand nicht aufzulösen imstande war. Die Schwermut band ihn im Gegenteil an seinen Leib und an sein inneres Erleben.

«Tod und Hölle, ich kann abstrahieren von allem, aber nicht von mir selbst; ich kann nicht einmal mich selbst vergessen, wenn ich schlafe.»[16] Auf diese Weise verlieh Kierkegaard dem Begriff der Existenz seine spezifisch philosophische Bedeutung. Er verband analytisches Denken mit innerem Erleben. Er rang um die Frage, wie er sich selber verwirklichen könne, im vollen Wissen um die Schwere seines Gemüts.

Kierkegaard dachte aus heutiger Sicht «affektlogisch»[17], wachsam fühlend, existentiell. Deshalb bekommt sein Leiden für ihn auch einen besonderen Innerlichkeitscharakter, etwas, das den innersten Nerv trifft. Dieses Erleben hat ihn nicht

14 R. Guardini 1996, S. 73
15 vgl. seine Schrift von 1849 mit dem gleichnamigen Titel
16 Tagebuch 1, 49, zit. nach R. Guardini 1996, S. 11
17 Der Sozialpsychiater Luc Ciompi hat Denken und Fühlen, Logik und Affekte als Einheit zusammengedacht und unter den Begriff «Affektlogik» gebracht (1982+1997)

losgelassen. Er hat es bewusst auf sich genommen als Ausgangspunkt für sein philosophisches Ringen, bis hin zu seinem Jubelruf: «Es ist meine Überzeugung, mein Sieg über die Welt, dass ein Mensch, der die Bitterkeit der Verzweiflung noch nicht geschmeckt hat, die Bedeutung des Lebens verfehlt hat.» [18]

Er wusste aber auch um eine destruktive Schwermut, in welcher der Mensch sich selber aufgibt, indem er an sich verzweifelt. Dieser zerstörerischen «Krankheit zum Tode» hat Kierkegaard mit den feinsten Waffen der Logik eine paradoxale Hoffnung und einen existentiellen Mut entgegengesetzt.

Das Besondere jenseits des Krankhaften

Aus einer solchen denkerischen und existentiellen Auseinandersetzung mit dem depressiven Leiden, wie ich es exemplarisch an Sören Kierkegaard dargestellt habe, ist ein «therapeutischer Umgang» hervorgegangen, der dem naturwissenschaftlich-medizinischen Denken fremd ist. Dieser Umgang begnügt sich nicht mit der Feststellung, dass ein depressiver Zustand ein kranker Zustand ist. Er beschränkt sich nicht auf ein passives Erleiden der depressiven Blockade, sondern sucht im depressiven Leiden auch nach dem Besonderen, das über das Krankhafte hinausweist. Dieses Besondere ist die (von Kierkegaard beschriebene) Erfahrung, dass schwer zu ertragende Gefühle auch Haltepunkte bilden. Wer gleichsam seelisch zu ertrinken droht, weil ihm der Bezug zur Welt entzogen ist und der Reichtum des Lebens abhanden kommt, kann sich nur noch am Negativen und Leid, das er empfindet, festklammern. Ein solcher Mensch, der von Fühl- und Entscheidungslosigkeit erfasst wird und im Erlebensvakuum verloren zu gehen droht, ist auf solche Widerhaken angewiesen. Doch ist der rettende Zugriff erschwert, wenn im widerständigen Fühlen des Leids kein rettender Halt, sondern eine weitere Bedrohung der depressiven Erkrankung gesehen wird. Belastende Gefühle wie Kummer, Bangigkeit, Ekel, Schuld und Scham sind aber keine Symptome der depressiven Störung. Vielmehr stehen sie der depressiven Empfindungslosigkeit entgegen und sind Zeugen gesunden Lebens inmitten von kranker Leere. Wo sie aber als gefährliche Krankheitskeime missverstanden und abgewehrt werden, verkehrt sich die Möglichkeit, einen rettenden Zugriff zu finden in die Gefahr, das depressive Geschehen mit einer beschämenden und entwürdigenden Beurteilung zu verbinden. Denn wo Scham, Wut und Ekelgefühle nicht aktiv gelebt werden können, rufen sie bei einem Menschen leicht den Eindruck hervor, passives Opfer der Beschämung, der Aggression oder des Angeekeltwerdens zu sein. In einem solchen Fall ist das depressive Geschehen aber kaum mehr als gravierende oder

18 zit. nach U. Horstmann 1985, S. 83

behindernde Blockade anzunehmen und achtsam zu behandeln. Vielmehr mischt sich in die Beurteilung der Depression ein persönliches Element der Entwürdigung, das Widerstand oder Ergebenheit hervorruft. Beides verstärkt die Tendenz, vom eigenen Erleben abzusehen und die Aufmerksamkeit auf das zu richten, was entwürdigt. Damit kehrt aber die Stigmatisierung der depressiven Problematik, die mit der Einschätzung als medizinische Krankheit gelöst schien, über die unbesehene Rückkehr abgewehrter negativer Gefühle wieder zurück. Um so wichtiger erscheint es, die notwendigerweise negative Beschreibung depressiven Erlebens nicht mit einer abwertenden Beurteilung erlebter Gefühle zu verknüpfen. Vielmehr kann ein Achthaben auf herabgestimmte Gefühle – als Inseln der Schwermut – den Weg aus der Depression unterstützen.

Ein solcher Weg soll im Folgenden näher beschrieben werden. Er hat, wie aus der bisherigen Darstellung hervorgeht, manche Widerstände zu überwinden. So darf nicht vorausgesetzt werden, dass eine depressive Verstimmung in jedem Fall unverfälscht zum Ausdruck kommt oder gar unabhängig von den Lebensumständen als Faktum angenommen werden kann.

Wie also kann es gelingen, dass die herabgestimmten Gefühle von betroffenen Menschen trotz allem angenommen werden? Und wie kann dieser Weg von therapeutischer Seite achtsam gefördert werden?

Therapeutischer Umgang mit herabgestimmten Gefühlen

Man könnte denken, dass der therapeutische Umgang mit depressiven Menschen von der richtigen Diagnosestellung abhängt, d. h. dass die Frage der Therapie eine Frage der Diagnose ist. In gewisser Weise ist das auch richtig. Nur ist das eine vom andern nicht so strikt zu trennen. Diagnostische Abklärungen können bereits therapeutisch wirksam sein und ein therapeutisches Fortschreiten kann zu neuen diagnostischen Erkenntnissen führen. So beginnt auch im Falle depressiver Menschen die Therapie nicht erst mit der definitiven Diagnosestellung, sondern schon mit dem ersten Kontakt zwischen Arzt und Patient. Denn wie der Arzt auf das Leiden des Kranken eingeht, bestimmt schon mit, inwieweit der depressive Mensch sein Erleben zur Sprache bringen kann. Davon hängt es wiederum ab, wie mit dem Leiden umgegangen werden kann.

So ist der Zusammenhang und das Setting, in dem eine Depressionsdiagnose gestellt wird, von grundsätzlicher Bedeutung für die weitere therapeutische Zusammenarbeit. Wird nämlich die Diagnosestellung einer Depression aus ihrem mitmenschlichen und therapeutischen Zusammenhang herausgenommen, und steht die Diagnose «Depression» bloß für ein formalisierbares Geschehen (gemäß den Kriterien der WHO), so wird auch dem depressiven Menschen das eig den als etwas Fremdes vorgeführt. Je leichter das Wort Depression über die Lippen geht und je mehr Menschen mit einer selbst zugeschriebenen «Depression» zum Arzt gehen, desto größer wird auch das Risiko, dass der Begriff «Depression» keinen persönlichen Zugang zum eigenen Leiden mehr finden lässt. Um so wichtiger erscheint es, dass im Verlaufe der ärztlichen oder psychologischen Abklärungen das leidvolle Erleben hilfesuchender Personen nicht durch eine Diagnose ersetzt wird, sondern dass die Diagnose dazu dient, dem Erleben eine gemeinsame Sprache zu geben. Die Diagnose soll also nicht dazu verleiten, einen depressiven Menschen von seinem Erleben weg zu führen. Vielmehr soll das gezielte Fragen im ärztlichen oder psychologischen Abklärungsgespräch dazu beitragen, dass sich ein depressiver Mensch in seinem Erleben ein Stück weit verstanden fühlt und erfahren kann, dass ein Therapeut an seinem Erleben auch dann Interesse hat, wenn es vom klassischen Fall des Lehrbuches abweicht.

Es kann in diesem Zusammenhang nicht genügend betont werden, dass die Diagnose einer Depression letztlich auf dem depressiv veränderten Erleben eines Menschen beruht und die Erhebung körperlicher Befunde «nur» der weiteren Klärung der Depressionsursache dient. Auch diagnostisch hat also eine möglichst uneingeschränkte Anteilnahme am Erleben des hilfesuchenden Menschen Vorrang vor einer Reduzierung des Leidens auf isolierte Symptome – so wichtig diese auch sind.

Gerade die therapeutische Anteilnahme ist aber leicht irritierbar. Sie kann durch viele Einflüsse eingeschränkt werden. Neben Zeitdruck, Ermüdung und persönlicher Überforderung des Therapeuten vergrößert vor allem eine theoretische Voreingenommenheit den blinden Fleck in seinem Auge. So kann die theoretisch begründete Absicht des Therapeuten, problemorientiert oder psychodynamisch zu arbeiten, dazu verführen, die aktuellen Möglichkeiten des depressiv erkrankten Menschen zu überschätzen. Im schlimmsten Falle wird dann das depressive Unvermögen als Widerstand gedeutet. Umgekehrt kann eine biologische Sichtweise es erleichtern, die aktuell vorliegende Behinderung eines depressiv blockierten Menschen zu erkennen. Gleichzeitig kann sie es aber auch erschweren, dem verbliebenen Erlebens- und Handlungsraum einer depressiven Person gerecht zu werden.

Theoretische Voreingenommenheit der einen oder andern Weise macht sich bei Therapeuten vor allem dann störend bemerkbar, wenn sie sich in Frage gestellt fühlen und sich gegenüber den Kranken selber zu behaupten suchen. Theoretische Konzeptionen dienen dann weniger als Orientierungshilfen denn als Schilder und Mauern, die im Beziehungskampf mit dem depressiven Menschen Schutz bieten sollen. Die theoretische Abgrenzung behindert das Eingehen auf den leidenden Menschen und verleitet zu übermäßigen Gegenmaßnahmen, die bei größerer Gelassenheit vermeidbar wären.

Das Hauptproblem in der Depressionsbehandlung scheint mir denn auch darin zu liegen, dass es gegenüber depressiven Menschen oft besonders schwer ist, auf unverkrampfte Weise achtsam zu bleiben. Depressive Verstimmtheit kann auf (therapeutische) Gesprächspartner und Angehörige wie ein Sog wirken, der sie ins depressive Erleben hineinzieht.[19] Die Gefahr einer «depressiven Ansteckung» droht die Achtsamkeit einzuschränken. Aber auch die Verunsicherung, die eine depressive Problematik zwischenmenschlich regelhaft auslöst, kann eine therapeutische Beziehung nicht nur belasten, sondern zum therapeutischen Stolperstein werden. So verführt die Verunsicherung einen Therapeuten, der um Harmonie bemüht ist, nicht selten dazu, den depressiv erkrankten Patienten übermäßig vorsichtig, gleichsam wie ein rohes Ei, zu behandeln. Es schleicht sich dann in seine Haltung eine Nachgiebigkeit ein, die ein Aufmerksamwerden für die durchaus vorhandenen, kritischen Gefühle des depressiven Menschen behindert. Besonders Wut und Enttäuschung, aber auch Scham- und Ekelgefühle werden in einem solchen Fall vom Therapeuten leicht übersehen oder totgeschwiegen.

Umgekehrt kann ein zwanghafter Therapeut, der zur Formalisierung des Vorgehens und zur stacheligen Abwehr eigener unangenehmer Gefühle neigt, aus der erlebten Verunsicherung heraus zum Gegenangriff übergehen und für einen depressiven Patienten einen Therapieplan festlegen, der nicht individuell abgestimmt ist und das Erleben des Patienten ungenügend berücksichtigt. In dieser angespannten Situation ist es fast unmöglich, der Herabgestimmtheit des depressiven Menschen therapeutisch zu entsprechen und auf seine versteckten Gefühle im Dialog einzugehen. Indem das Zusammenfinden im Gespräch misslingt, wird aber auch die «innere Sammlung» der Gesprächspartner erschwert. Der depressive Mensch fühlt sich mangels Anteilnahme unverstanden und bleibt innerlich zerrissen und leer.

In diesem Zusammenhang ist aufschlussreich, dass im Wort Sammlung die Wurzel «Zusammenbringen» steckt. Innere Sammlung und äusseres Zusammenbringen hängen zusammen. Wo es dem Therapeuten gelingt, sich innerlich zu sammeln und für die Empfindungen des anderen achtsam zu bleiben, vergrößert sich auch die Chance, dass der depressiv erkrankte Mensch sich innerlich auf seine herabgestimmten Gefühle ausrichten kann.

Voraussetzung zu einer solchen Sammlung ist aber die Fähigkeit, sich dem depressiven Sog zu widersetzen und gegenüber dem leidenden Menschen behutsam und achtsam zu bleiben. Die innere Sammlung des Therapeuten bildet dann eine Voraussetzung dafür, dass auch der Patient seine verbliebenen Gefühle besser

---

19 Dieser Dynamik bin ich in meiner Schrift «Ehen depressiver und schizophrener Menschen» (1998) wissenschaftlich und in meinem Buch «Welchen Sinn macht Depression?» (2002) in allgemein verständlicher Weise nachgegangen.

wahrnehmen kann. Sie schafft einen Raum, der sowohl den eigenen Gefühlen wie denjenigen des anderen Resonanz gibt. Dadurch lassen sich auch abgewertete oder überhörte Gefühle leichter vernehmen. Das diffuse Gefühl der Unlust kann sich dann in Andeutungen von Ärger und Scham ausdifferenzieren. Der Eindruck des Gehetztseins, der Hatz oder des Hasses, kann sich zu innerlich spürbarer Wut wandeln. Aus dem hilflosen Eindruck, gejagt und benachteiligt zu sein, kann ein eigenes Gefühl der Empörung werden. Mit dem Verspüren von Angst und Wut verkehrt sich das passive Erleiden in ein aktives Fühlen. Aus Heteronomie wird ein Stück weit Autonomie. Mitten im Fremdbestimmten entstehen Enklaven der Selbsterfahrung. Im Getriebensein wird auch das eigene Treiben wahrgenommen, aus bloßem Erleiden wird eigenes Leiden.

Diese Umkehr vom Fremderleben zum Selbsterleben, vom depressiven Ausgeliefertsein zum Erleben der eigenen Schwere geschieht nicht plötzlich und abrupt. Wo immer aber eine solche Entwicklung einsetzt, sind «negative» Gefühle nicht in Frage zu stellen. Aufkeimende Wut und einsetzende Traurigkeit sind vielmehr Zeichen dafür, dass ein depressiver Mensch zu sich selber findet und die depressive Erstarrung sich löst.

Für dieses vorurteilslose Annehmen schwerer Gefühle hat Leo Tolstoi ein einprägsames Bild geschaffen. Er schreibt in seinen Tagebüchern, dass ein passives Erleiden nicht durch Ablenkung, sondern durch Einkehr und Hinwendung gelindert werden kann: «Wenn man leidet, muss man Einkehr halten, nicht nach Streichhölzern suchen, sondern das Licht löschen, das gerade leuchtet und (uns) darin hindert, unser wahres Ich zu erkennen. Man muss das Stehaufmännchen, das auf dem Kopf stand, herumdrehen und es auf seinen Bleifuss stellen, dann wird alles klar, dann schwindet ein großer Teil des Leidens; jener ganze Teil, der nicht körperlicher Natur ist.»[20]

Dieses Bild Tolstois trifft insofern auf das depressive Geschehen zu, als die Akzeptanz der depressiven Schwere es eher erlaubt, wieder vorsichtig aufzustehen, als dies ein widerständisches Kopfstehen gegen die depressive Blockade ermöglicht. Es gilt allerdings auch den Zusatz Tolstois zu beachten, dass eine körperliche Störung das Aufstehen behindern kann. Auf die depressive Problematik übertragen, gilt es zu berücksichtigen, dass bei depressiven Menschen auch in körperlicher Hinsicht «die Bremse angezogen» sein kann. Das depressive Leiden ist nicht immer ein rein psychisches Leiden. In vielen Fällen kommt zur mentalen Blockade ein Leiden am eigenen Körper hinzu. Nahezu regelhaft treten Störungen des Appetits, der Verdauung, der Sexualität und – besonders störend – des Schlafs auf. Darüber hinaus ist auch die körperliche Beweglichkeit vielfach eingeschränkt. So haben eigene Untersuchungen an der Psychiatrischen Universitätsklinik be-

20 L. Tolstoi, Tagebücher 2/293

legt, dass die Muskelkraft und die Schrittlänge depressiver Menschen (gegenüber einer Kontrollgruppe und gegenüber dem gebesserten Zustand der Betroffenen) im statistischen Durchschnitt signifikant herabgesetzt sind.[21]

Wenn aber die körperliche Störung überhand nimmt und die mentale Funktionseinschränkung einen Menschen hilflos macht, stößt auch das Aufstehen aus eigenem Antrieb an eine biologische Grenze. Dann sind körperliche Behandlungsmaßnahmen meist unumgänglich. Sie reichen von medikamentösen Behandlungsverfahren bis hin zu Lichttherapie und Schlafentzug. Es ist hier nicht der Ort, diese weit verbreiteten biologischen Behandlungsformen ausführlicher darzustellen. Ich bin an anderer Stelle[22] detailliert auf diese Möglichkeiten eingegangen und habe versucht, biologische und psychotherapeutische Behandlungsansätze allgemeinverständlich in ein integratives Depressionsverständnis einzuordnen. Gerade bei Anwendung eingreifender körperlicher Behandlungsmethoden ist es besonders bedeutsam, um die zwischenmenschliche Dynamik, die eine Depression auslöst, zu wissen. Sonst erhöht sich die Gefahr, dass der Therapeut von der depressiven Verzweiflung beeinflusst wird, die Achtsamkeit und innere Sammlung verliert und aus seiner Verunsicherung heraus den depressiven Patienten maßlos behandelt. Im Falle einer solchen Gegenreaktion können Therapieverfahren so aggressiv angewendet werden, als gelte es einen Feind zu bezwingen. Noch schlimmer: Das wiederholte Scheitern der eingeleiteten Therapiemaßnahmen kann zur Einstellung verführen, dem Patienten sei nicht zu helfen.

Hilfe zur Selbsthilfe

Die Gefühlswelt ist eine bewegte und bewegende Welt. Wo Gefühle in der Depression nicht mehr in gewohnter Weise erlebt werden können, ist der betroffene Mensch in besonderer Weise auf eine behutsame Unterstützung der Mitmenschen angewiesen. Vertröstungen («Alles hat auch eine gute Seite», «Nach Regen kommt wieder Sonnenschein») helfen ihm in dieser Situation nicht weiter. Ratschläge («Reiß dich zusammen», «Lass doch einfach los») sind meistens Schläge. Auch vorzeitige Deutungen können das Drama der Depression nicht durchbrechen. Vielmehr laufen sie Gefahr, die kreisenden Gedanken und die tödliche Verzweiflung eines schwer depressiven Menschen noch zu fördern. Wenn eine Person eine Depression wie eine Lawine erlebt, die ihn zudeckt und ihm den Atem

21 J.-P. Bader et al. (1999)

22 D. Hell, «Welchen Sinn macht Depression?», 2002 oder in R. Josuran et al. 2001, vgl. auch M. Wolfersdorf 2002 und U. Nuber 2001.

nimmt, dann kann jeder Hinweis, er habe das Unglück selber ausgelöst, gefährlich sein. Ein sich traumatisiert fühlender Mensch braucht vor allem die Gewissheit, dass die Verbindung zur Außenwelt nicht abgebrochen ist und tatkräftige Helfer nahe sind.

Die meisten depressiven Menschen machen aber auch die Erfahrung, dass – um beim selben Bilde zu bleiben – die Rettung aus Schnee und Eis nicht sofort möglich ist. Sie erfordert Geduld und Ausdauer. Deshalb ist es für sie so wichtig, dass die begleitenden Menschen und Therapeuten beharrlich sind und die Hoffnung nicht fahren lassen.

Manchmal kann ein depressiver Mensch eine erste zögerliche Distanz zum Geschehen finden, wenn er sein Unglück beklagt. Allerdings laufen Klagen Gefahr, vom Gegenüber als Anklagen verstanden zu werden. Klagen eines depressiven Menschen können aber auch als Lebenszeichen verstanden werden, als Aufschrei, der darauf hinweist, dass sich ein Mensch in bedrohlicher Lage befindet.

Die Behandlung eines solchen Menschen hat im Wissen zu erfolgen, dass eine depressive Verzweiflung nicht nur durch akute und anhaltende Belastungen hervorgerufen worden ist, sondern dass sich eine betroffene Person auch durch die Depression selbst traumatisiert fühlen kann. Deshalb ist es gefährlich, in der Therapie eines depressiven Menschen nur auf die biographischen und biosozialen Umstände, die zur Depression geführt haben, einzugehen und nicht zu beachten, dass viele depressive Menschen ihren eigenen Zustand als traumatisierend erfahren. Wo aber das aktuelle Trauma der Depression die vorausgegangenen traumatisierenden Erfahrungen zudeckt, muss in der Behandlung ein Weg gefunden werden, der diesem aktuellen Trauma Vorrang lässt, ohne die Geschichte, in die dieses Trauma eingebettet ist, zu vernachlässigen.

Diese therapeutische Herausforderung ist nicht immer einfach zu bestehen. Sie hat die bisherige Lebensgestaltung des depressiven Menschen achtsam zur Kenntnis zu nehmen, ohne sie auf den Kulminationspunkt der aktuellen Depression auszurichten und damit den depressiven Menschen für das «Trauma Depression» verantwortlich zu machen. Sie hat «Hilfe zur Selbsthilfe» zu sein und sich gleichzeitig der Begrenzung dieser Möglichkeiten immer bewusst zu bleiben. Dabei kann ein therapeutischer Ansatz hilfreich sein, der zunächst im «Jetzt und Hier» verbleibt und damit dem depressiven Menschen anzeigt, dass die Depression als traumatische Erfahrung vom Therapeuten angenommen und verstanden wird. Nach und nach kann das Eingehen auf die Lebensgeschichte dem aktuellen Geschehen einen Hintergrund geben, vor dem sich die Depression zugleich abhebt und besser verstehen lässt.

Ein solches Vorgehen, das auch medikamentöse Hilfe umfasst, ist immer dann ratsam, wenn die depressive Person weniger an dem leidet, was diesen Zustand ausgelöst hat, als an der Behinderung und Erschöpfung, die dieser Zustand mit sich bringt. Viele depressive Menschen haben mit der bedrohlichen Vorstellung fertig zu werden, infolge der Depression das eigene Leben nicht mehr meistern zu können. Wenn der Alltag zur scheinbar endlosen Qual wird, weil auch die einfachste Beschäftigung nicht mehr routiniert von der Hand geht, wird jeder Moment zur Herausforderung. Es steht dann nicht mehr die Bewältigung des Lebens zur Diskussion, sondern das Überleben des heutigen Tages, der angebrochenen Stunde oder der nächsten Minuten. In solchen schweren Depressionsfällen hat es sich bewährt, sich auch therapeutisch dem scheinbar sinnlosen Alltag depressiver Menschen zu stellen und den aus der Bahn geworfenen Menschen (mit psychosozialer und pharmakotherapeutischer Hilfe) darin zu unterstützen, den momentanen Zustand zu bestehen.

Der bereits zitierte Schweizer Filmregisseur Rolf Lyssy, Schöpfer der Komödie «Die Schweizermacher», schildert in seinem Buch «Swiss Paradise», wie er einen solchen therapeutischen Zugang in unserer Klinik erlebt hat. Rolf Lyssy befand sich zu Behandlungsbeginn in einer Verfassung, die es ihm unmöglich machte, einen Film anzusehen, geschweige denn zu lesen oder gar zu schreiben. Er stand unter dem Eindruck, sich selber abhanden gekommen zu sein.

> «Es war, als ob ich ständig über die eigene Schulter schauen und jede Sekunde von neuem über mich selbst erschrecken würde.» In diesem gleichzeitig hellwachen und völlig entscheidungsunfähigen Zustand erlebte er an der Psychiatrischen Universitätsklinik Zürich eine Gesprächsführung als hilfreich, die praktisch ausschließlich sein momentanes Erleben ins Zentrum rückte und davon absah, in der Vergangenheit zu bohren. Doktor V. «erkundigte sich nach nichts anderem als nach meinem ganz gewöhnlichen Tagesablauf, wollte alles genauestens wissen, meine Gedanken, die mich tagsüber beschäftigten und wie ich darauf reagierte. Ich verstand nicht, was das für einen Sinn machen sollte, denn die Ansammlung von Bedeutungslosigkeiten, die meinen Alltag seit Monaten prägten, schien mir nicht erwähnenswert. Doktor V. interessierte sich nur für die unmittelbare Gegenwart, für das Jetzt und wie ich mich darin zurechtfand oder eben nicht. Nichts, was mit der Vergangenheit, geschweige denn mit der Zukunft zu tun hatte. In meinem Kopf sah es aus wie in einer Telefonzentrale, in der alle Kabel herausgerissen sind und frei in der Luft herumhängen. Ich war orientierungslos und absolut nicht in der Lage, Prioritäten zu setzen. Alles war für mich gleich bedeutend und umgekehrt. Doktor V. begann nun mit mir zusammen, Schritt für Schritt jedes Kabel wieder in die entsprechende Buchse zu stecken. Ich kam mir vor wie ein Erstklässler, dem das Einmaleins geduldig beigebracht wird. Und mir fiel ein Bild aus meiner Kindheit ein, als ich keine neun Jahre alt und offensichtlich schwer von Begriff an einem Abend mit meinem Vater am Küchentisch saß und er mir mit mehreren Joghurtbechern geduldig eine simple Rechenaufgabe zu erklären versuchte. Und nun saß Dr. V. in lockerer Sommerkleidung mir gegenüber und tat im übertragenen Sinn nicht viel anderes als mein Vater vor fünfzig Jahren. Das ist wichtig, das ist nicht wichtig, das kann warten, da würde er mir empfehlen zu reagieren, da sollte ich mir kein Gewissen machen. Ich hatte den Eindruck, als ob er nicht nur die Kabel in meinem Hirn an den richtigen Ort zurückversetzen würde, sondern auch die einzelnen Klötzchen, an denen die Kabel befestigt waren, wieder dorthin schob, wo sie sich ursprünglich befun-

den hatten. Schon nach vier Therapiestunden begann ich durch seine logischen, einfachen, einleuchtenden Argumente und den daraus resultierenden kleinen, aber doch spürbaren Erfolgserlebnissen, langsam wieder Vertrauen zu mir zu fassen. Zaghaft, aber doch deutlich spürbar, der erste Anflug eines positiven Lebensgefühls. Ich wollte es zuerst nicht glauben, aber es war so.» [23]

Auf den ersten Blick scheint ein solcher nüchterner Therapieansatz, von dem auch die kognitive Verhaltenstherapie Gebrauch macht, die versteckten Gefühle der depressiven Menschen beiseite zu lassen. Dem ist aber nicht so. Denn gerade das Ernstnehmen des Alltagsgeschehens verweist auf den Zusammenhang zwischen eigener Gestimmtheit und alltäglichen Ereignissen (und den dabei auftretenden Gedanken). In dem von Rolf Lyssy gewählten Bild einer Telefonzentrale, deren Kabel neu zu ordnen sind, geht es nicht nur um eine Entwirrung der Gedanken, sondern ebenso um die Verbindung von Gedanken mit Gefühlen, so schwach diese auch sein mögen. Die Gedanken sind gleichsam Kabel, die in den entsprechenden Steckdosen Gefühle auslösen. Deshalb setzt ein solcher Therapieansatz voraus, dass eigene Vorstellungen mit dem gefühlsmäßigen Erleben verbunden werden. Indem der Alltag Beachtung findet, wird auch der Zusammenhang zwischen Gefühlen und ereignisbedingten Gedanken unübersehbar. Dieser Zusammenhang löst viele Fragen aus: Welche Erlebnisse lassen meine Stimmung weiter absinken? Welche Vorstellungen bedrücken oder ärgern mich? Gibt es Handlungen, die meine Stimmung eher heben? Gibt es Kontakte, die zusätzlichen Druck auf mich ausüben?

Ein solches Fragen macht eine Person für ihre Gefühle nicht verantwortlich. Es verlangt auch nicht, dass leidvolle Gefühle willentlich unterdrückt oder ins Positive gewendet werden. Vielmehr verhilft es, die eigenen Gefühle als spontane Reaktionen zu sehen, die bei bestimmten Gedanken und Ereignissen auftreten. Dadurch werden Gefühle zu dem, was sie sind: Grundelemente des Lebens, die die Gedanken und Handlungen eines Menschen begleiten und den Lebensereignissen eine persönliche Bedeutung geben.

Gerade weil das Erleben von Gefühlen und Leidenschaften sich der Selbstkontrolle entzieht, kann die Erfahrung des Depressivseins auch als «dunkle Nacht» verstanden werden, die aufzeigt, welcher Wert dem lebhaften Empfinden und Fühlen zukommt und wie kostbar nicht-depressives Leben ist. Sie kann im günstigen Fall als eine angedeutete Todeserfahrung die Achtsamkeit für das Alltagsleben und die eigenen Empfindungen stärken.

So schreibt Rolf Lyssy nach durchgemachter Depression und nachdem er wieder lebhaft empfinden und fühlen kann: «Ich habe etwas durchgemacht, das mich stärker gemacht hat. Und ich habe ein Sensorium bekommen, das ich vorher nicht hatte .... Ich habe die

23 R. Lyssy 2001, S. 201 f.

Depression überstanden und bin sensibilisiert.» Und er fügt erklärend bei, worüber er bewusster geworden sei: «Es gibt drei Grundelemente, die uns entscheidend prägen: das Alleinsein, der Hunger und die Angst. Je älter wir werden, desto stärker werden wir uns des Alleinseins bewusst. Der Hunger beinhaltet alles, den Hunger nach Liebe, nach Sinnlichkeit, nach ewigem Leben, nach Anerkennung, nach Macht. Und dann die Angst. Die Angst zu versagen, die Angst zu erkranken, die Angst zu sterben. Das sind die drei Elemente, die mir jetzt nach der Depression, sehr stark und prägend ins Bewusstsein gekommen sind. Heute akzeptiere ich, allein zu sein; es macht mir keine Angst. Was den Hunger betrifft, fühle ich mich im Gleichgewicht. Und ich stehe zu meinen Ängsten.»[24] Diese Einschätzung ist um so bemerkenswerter, als sich Rolf Lyssy in seinem Buch gegen den Vergleich von C. G. Jung wendet, die Depression als Dame in Schwarz zu sehen, der man zuhören solle, was sie zu sagen hat. «Nein, die Depression ist keine Dame in Schwarz, sie ist vielmehr ein Krake, der plötzlich aus der Tiefe emporsteigt, die Seele von Körper und Geist abkoppelt, alle Gefühlszugänge blockiert, sich mit seinen Fangarmen festsaugt, einen umschlingt und zu ersticken droht. Man schnappt hilflos nach Luft, zappelt, will reden, aber es geht nicht. Gelingt es einem, sich irgendwo festzuhalten, bevor man von diesem Monster in die Tiefe gezogen wird, dann besteht Hoffnung auf Rettung.»[25]

Nach meiner Erfahrung vermag sich ein Mensch im depressiven Versinken weder an bestimmten Gedanken noch an bildhaften Vorstellungen, ja nicht einmal an seinem religiösen Glauben festzuhalten. Für die Theologin Ingrid Weber-Gast, die eine schwere Depression durchgemacht hat, hat der Glaube in den allerschwersten Stunden «überhaupt keine Rolle mehr gespielt. Mein Verstand und mein Wille mochten ihn wohl weiterhin bejahen, aber für mein Herz war er unerreichbar. Er war kein Trost, keine Antwort auf verzweifelnd quälende Fragen, keine Hilfe, wenn ich nicht weiter wusste. Ja, im Gegenteil: Nicht der Glaube trug mich, sondern ich musste noch den Glauben tragen.»[26]

Was beim Sturz in die Depression ein Festhalten allenfalls noch ermöglicht, ist einzig die Erfahrung, dass da noch emotionale Widerhaken sind, die, so bitter und schmerzhaft sie auch sein mögen, dem Menschen ein leidvolles Erleben ermöglichen.

Deshalb kann es bei ungünstigen Depressionsentwicklungen so gefährlich sein, wenn aufkommende Gefühle von Angst, Traurigkeit oder Ekel als «krank» eingeschätzt und mit allen (auch medikamentösen) Mitteln abgewehrt werden. Setzt sich diese Unterdrückung unangenehmer Gefühle im Leben eines rezidivierend oder chronisch depressiven Menschen fest, dann droht ein immer größer werdender Lebensbereich als unbegehbar eingeschätzt zu werden – wie von feindlichen

24 Sonntagszeitung 25.2.01, S. 31: «Sonntagsgespräch»
25 R. Lyssy 2001, S. 199 f.
26 I. Weber-Gast 1989, S. 32 f.

Eindringlingen besetzt. Schließlich kann ein Zustand auftreten, der dem Menschen keinen «inneren Raum» mehr lässt, weil der Kontakt mit den eigenen Empfindungen abgebrochen ist. Dieser Zustand wird als besonders erbarmungslos erlebt und führt nicht selten zu einer ernsthaften suizidalen Entwicklung, die Bilanzcharakter hat.

Eine gegensätzliche Entwicklung beschreibt Ruedi Josuran im Buch «Mittendrin und nicht dabei». Als es ihm nach längerer Zeit gelingt, seinen depressiven Zustand und einen Teil seiner verbliebenen negativen Gefühle zu akzeptieren, scheint der Bann gebrochen. Je aufmerksamer und offener er sich selber als depressiv wahrnimmt und in seiner depressiven Blockade auch Wut empfindet, desto mehr büßt das depressive Geschehen an Schrecken und Macht ein. Eine solche scheinbar paradoxe Erfahrung setzt voraus, dass keine irreparable Störung des Gehirngewebes vorliegt und sich der psychische Schmerz in Grenzen hält.

Heilsame Ressourcen

Bisher bin ich der Frage nachgegangen, wie der Umgang mit herabgestimmten Gefühlen im Sinne der Hilfe zur Selbsthilfe therapeutisch unterstützt werden kann. Die Frage der Selbsthilfe ist aber nicht nur an therapeutische Bemühungen geknüpft. Sie stellt sich für viele Menschen auch außerhalb ärztlicher oder psychologischer Behandlungen. Die Gefahr dieser selbständigen Selbsthilfe liegt in der Überschätzung der eigenen Möglichkeiten, trägt doch eine zu hohe Erwartung nicht wenig zu einem erschwerten Umgang mit der depressiven Blockade bei. Es kann deshalb nicht genügend betont werden, dass eine Intensivierung des Gefühlslebens bzw. ein Abklingen der depressiven Erstarrung nicht willentlich herbeigeführt werden kann. Trotzdem kommt der autonomen Selbsthilfe ein enormer Stellenwert zu. Gerade in leichteren Fällen kann sie die fachliche Hilfe ergänzen oder sogar ersetzen.

In den letzten 30 Jahren vollzieht sich in der Medizin und der klinischen Psychologie ein eindrucksvoller Paradigmawechsel. Er kann schlagwortartig unter den Titel «von der Pathogenese zur Salutogenese» gesetzt werden. Das Konzept der Salutogenese (von Salus, griech. für Wohl, Gesundheit) versteht Krankheit nicht in erster Linie als Folge krankmachender bzw. gesundheitsstörender Einflüsse wie die Pathogenese (von Pathos, griech. für Schmerz, Leiden), sondern als Ergebnis unzulänglicher gesundheitserhaltender Ressourcen.[27] Zu den Vorläufern

27 Ein früher Vertreter dieser Richtung ist der Medizinsoziologe Aaron Antonovsky. Sein Hauptwerk erschien auch deutsch: «Salutogenese – Zur Entmystifizierung der Gesundheit», 1997

dieser Konzeption zählt Viktor von Weizsäcker, der bereits 1930 formuliert hat: «Die Gesundheit ist eben nicht ein Kapital, das man aufzehren kann, sondern sie ist überhaupt nur dort vorhanden, wo sie in jedem Augenblick des Lebens erzeugt wird. Wird sie nicht erzeugt, dann ist der Mensch bereits krank.»[28] Dieser Wechsel der Sichtweise hat zur Folge, dass der Kranke weniger als Empfänger medizinischer Leistungen denn als Partner im Bemühen um Gesundheit gesehen wird. Damit wird aber auch in der Behandlungssituation seine subjektive Erlebensseite wichtiger, während die medizinische Fokussierung auf eine objektivierbare Pathologie relativiert wird. Eine weitere Konsequenz dieses Paradigmawechsels besteht darin, dass auch in der psychiatrischen und psychologischen Forschung nicht mehr nur nach Krankheitsursachen und Stressfaktoren gesucht wird, sondern die Frage der Bewältigung von Krankheit und Belastung vermehrt in den Vordergrund rückt. Dabei interessiert zum einen, wie mit Belastungen und Stressfaktoren umgegangen werden kann, ohne das Wohlbefinden wesentlich einzubüßen, und zum andern, wie bereits eingetretene Erkrankungen und ihre Folgen bewältigt werden können. An dieser Stelle soll es um die zweite Fragestellung gehen.

Die englische Psychologin Vicky Rippere führte bereits in den siebziger Jahren pionierhafte Untersuchungen durch, mit denen sie ein «antidepressives Verhaltensmuster» zu entwickeln suchte.[29] Zunächst zeigte sie, dass in der Bevölkerung antidepressive Strategien weit verbreitet sind und die meisten Menschen eine Vorstellung haben, wie depressive Verstimmungen bekämpft werden sollen. Allerdings zeigten nachfolgende Untersuchungen, dass der Einsatz antidepressiver Strategien stark von der Depressionstiefe und der Depressionsdauer abhängt.[30] Was dem leicht Deprimierten noch möglich ist, ist dem schwer Depressiven verbaut. Jahrzehntelange Forschungsbemühungen haben deutlich gemacht, dass die Bewältigungsformen stark von der Art und dem Stadium einer Erkrankung sowie von der jeweiligen Situation des Betroffenen abhängig zu machen sind. Generell hat sich aber gezeigt, dass je einförmiger die Bewältigungsversuche sind und je rigider ihr Einsatz erfolgt – etwa: «Nur das Gespräch mit Freunden kann helfen» – desto geringer auch ihr Effekt ausfällt. Deshalb ist es hilfreich, wenn depressive Personen z. B. in Selbsthilfegruppen auf unterschiedliche Bewältigungsmöglichkeiten hingewiesen werden, so dass sie das eine oder andere Vorgehen für sich selber ausprobieren können.

Grundsätzlich lassen sich die Bewältigungsversuche, die sich nach eingehenden Befragungen vieler depressiver Patienten bewährt haben, in drei Gruppen einteilen: gedankliche Einstellungen, emotionale Haltungen und konkrete Verhaltensweisen.

---

28 siehe V. v. Weizsäcker, 1949
29 V. Rippere 1976
30 Übersicht bei D. Hell, 1983

Bezüglich der gedanklichen Einstellungen erscheint vor allem eine bewusste Annahme des depressiven Zustandes günstig. Zwar gelingt es depressiven Menschen im Vergleich zu körperlich Kranken, z. B. zu Patientinnen mit Brustkrebs, schlechter, ihre Erkrankung und deren Folgen zu akzeptieren. Aber wenn es gelingt, den depressiven Zustand anzunehmen, empfinden depressive Personen eine eindrückliche Entlastung.

Belastendes Hadern

Das Gegenteil einer akzeptierenden Haltung ist der Versuch, das Leiden von sich zu weisen. «Was nicht sein darf, kann nicht sein.» Es ist einer der bestüberprüften Befunde der Coping-Forschung, dass der anhaltende Versuch, grübelnd und hadernd die eingetretene depressive Verstimmung wegzudenken, mit einer schwereren Depression und einer ungünstigeren Prognose einhergeht.[31] Wer grübelt, fragt sich immer wieder: «Warum gerade ich? Warum musste dieses Unglück gerade mir geschehen? Was wäre passiert, wenn ich mich anders verhalten hätte? Wie kann ich das Rad der Zeit zurückdrehen, um den früheren Zustand wieder zu erreichen?» Grübelnd versucht ein Mensch, was geschehen ist, ungeschehen zu machen. Statt dem Erleben Raum zu geben, wird in der Vorstellung nach einer alternativen Realität gesucht. Dazu wird der Lauf der Zeit umgekehrt. Nicht was gestern war, bestimmt das Heute, sondern was heute nicht sein darf, bestimmt die Einschätzung des Gestern. Damit wird aber auch die eigene Person in Frage gestellt. «Warum gerade ich?» meint im Grunde: «Ich suche nach einer andern Wirklichkeit, als die, die ich erlebe und die ich bin.»

Es ist ein besonderes Verdienst der amerikanischen Forschergruppe um Susan Nolen-Hoeksema, in vielen methodisch bestechenden Studien aufgezeigt zu haben, dass ein solches grüblerisches Hadern bei Verlustsituationen besonders häufig mit Depressionen einhergeht und dass dieser Hader den depressiven Zustand verlängert.[32] Susan Nolen-Hoeksema grenzt zu Recht dieses hadernde Grübeln, das als «rumination» bezeichnet wird, von einer selbstkritischen Beschäftigung mit eigenen Schwächen ab. Mit «rumination» ist also nicht die kritische Auseinandersetzung mit eigenen, vielfach überhöhten Idealvorstellungen gemeint. Haderndes Grübeln darf auch nicht einfach mit Klagen gleichgesetzt werden. Im Klagen macht sich eine Person Luft und erheischt gleichzeitig Hilfe. Erst wenn Klagen an Kraft verlieren und zur selbstmitleidigen Klagsamkeit werden, kommt dies einem grübelnden Hadern nahe.

«Rumination» beinhaltet in erster Linie ein Abwerten des eigenen Erlebens. Was eine Person erlebt, wird gedanklich in Frage gestellt, weil es mit Leiden einhergeht. Doch

31 S. Nolen-Hoeksema et al. 1993, 1994, 1997
32 ebd

vermag alles Grübeln das eingetretene Unglück nicht wegzuschaffen. Aber das Hadern mit der Realität birgt die Gefahr in sich, zu den eigenen Gefühlen den Kontakt zu verlieren – oder in der Sprache Rolf Lyssys: Die Kabel (Gedanken) nicht mehr in die richtige Steckdose (Gefühle) zu stecken.

Weil haderndes Grübeln die Gefühle verunsichert und das Selbsterleben einer Person schwächt, sind im depressiven Zustand Bewältigungsversuche günstig, die das Nachgrübeln eindämmen. Dazu gehört ein problemanalysierendes Vorgehen, das im Rahmen der kognitiven Verhaltenstherapie (siehe unten) zur Sprache kommen soll. Aber auch gedankliche Ablenkungen – im Sinne eines Konzentrationsversuchs auf Fernseh- oder Radiosendungen, auf Zeitschriften oder Bücher, oder gar auf Routinetätigkeiten – werden von Personen, die nicht allzu schwer depressiv sind, als hilfreich hervorgehoben.

Auch ein bewusster Umgang mit der herabgestimmten Gemütslage und den darin enthaltenen Gefühlsinseln kann hilfreich sein. Je mehr verbliebene Gefühle ausgedrückt werden können, desto weniger ist eine Vertiefung der Depression zu befürchten. Umgekehrt kann eine Gefühlsunterdrückung nach einer Untersuchung von Beckham und Leber (1985) an 100 hospitalisierten depressiven Patientinnen und Patienten zu einer Verstärkung der Depression beitragen.[33] Auch Betroffene berichten autobiographisch immer wieder davon, dass das Äußern von Gefühlen ihnen gut getan hat. So schreibt Ruedi Josuran im Buch «Mittendrin und nicht dabei»: «Es ist gut, dass es Entfaltungsorte gibt, wo man Wut und Trauer loswerden kann, wo Tränen fließen dürfen ...»

Die Bewältigung depressiver Verstimmung mittels konkreter Verhaltensweisen nimmt im Schrifttum breiten Raum ein. Schon Vicky Rippere konnte in ihren Untersuchungen zeigen, dass die verschiedensten, meist ablenkenden Tätigkeiten von depressiven Menschen als hilfreich eingeschätzt werden.

Besonders hilfreich wurde empfunden: etwas unternehmen, um auf andere Gedanken zu kommen, etwas machen, was einem angenehm ist, und sich mit Freunden treffen.[34] M. Hautzinger konnte später diese Befunde an deutschen Patientinnen und Patienten bestätigen. Der renommierte australische Psychiater, Gorden B. Parker, suchte den Vorhersagewert des Bewältigungsverhaltens für den Depressionsverlauf zu bestimmen und entwickelte dafür ein spezielles Instrumentarium.[35] Damit konnte zwar bestätigt werden, dass das Wahrnehmen und Ausdrücken von Gefühlen mit einem günstigeren Depressionsverlauf assoziiert ist, doch war es in dieser Untersuchung nicht möglich, einen ähnlich günstigen Effekt für selbsttröstende und ablenkende Aktivitäten zu bestätigen.

33 zit. in E. E. Beckham/W. R. Leber 1985
34 V. Rippere 1976 und D. Hell 1983
35 G. B. Parker/L. B. Brown 1979

Als verhältnismäßig wirksam wurden von den untersuchten Personen folgende Verhaltensweisen eingeschätzt: Wärme suchen, Musik hören, sich mit einer Arbeit beschäftigen, mit Freunden Zeit verbringen und Probleme diskutieren. Darin bildet sich die klinische Erfahrung ab, dass es selbst in schwereren Depressionszuständen noch hilfreich sein kann, ein warmes Bad zu nehmen, sich massieren zu lassen, oder Musikkassetten anzuhören. Auf diese Weise können einzelne Sinne ohne große Anstrengung stimuliert und den kreisenden Gedanken sinnliche Erlebensweisen entgegengesetzt werden.

Als höchstens kurzfristig entlastend, aber langfristig ungünstig entpuppen sich nach den vorliegenden Studien Verhaltensweisen, die mit Rücksichts- und Sorglosigkeit einhergehen. So erweist sich der Versuch, mit Alkohol, Medikamenten oder Drogen das unangenehme Erleben zuzudecken, als wenig hilfreich und längerfristig als eher belastend.

Insgesamt entsteht aufgrund größerer Literaturübersichten[36] der Eindruck, dass Entspannung, Ablenkung, Problemlösungsversuche und Gespräche mit Freunden zwar günstig sind, aber krankheitsbedingt von depressiven Menschen eher selten eingesetzt werden. Demgegenüber stehen sozialer Rückzug und passives Sich-Anpassen im Vordergrund depressiven Verhaltens.

Neuerdings finden auch religiöse Einstellungen vermehrt Beachtung. Religiöse Denkweisen und spirituelle Praktiken (wie Meditation und Beten) spielen im Alltag bei vielen depressiven Menschen eine wichtige Rolle, auch wenn dies in psychiatrischen Therapien und psychologischen Untersuchungen lange Zeit nicht zur Kenntnis genommen worden ist. Depressionen sind von Betroffenen vor allem auszuhalten und durchzustehen. Dabei macht es einen Unterschied, ob betroffene Personen das Leben hauptsächlich als Quelle der Lust und als Möglichkeit zur Selbstverwirklichung sehen, oder ob sie – biblisch gesprochen – sich als «Fremdlinge auf Erden» verstehen, die u. U. «ein Jammertal» zu durchschreiten haben.

Die religiöse Tradition verfügt über einen großen Fundus an Leidenserfahrungen und deren Bewältigung. Man kann die biblischen Schriften zu großen Teilen – vom Buch Hiob über die Psalmen bis hin zu den Passionsgeschichten – auch als Anleitungen lesen, wie mit Not und Leid umzugehen ist. Schon früh hat sich die christliche Literatur auch in spezifischer Weise dem Umgang mit bestimmten Depressionsformen zugewandt.

In der christlichen Frühgeschichte ist von den sog. Wüstenvätern – Eremiten, die im 3. und 4. Jh. in der ägyptischen Wüste lebten – eine Pathologie der spirituellen Trägheit,

36 D. Hell 1983 und J. Gotlib/C.Hammen 1996

Akedia genannt, beschrieben worden.[37] Dem Umgang mit dieser Akedia sind viele Erbauungsbücher und theologische Abhandlungen gewidmet worden. Interessanterweise machte schon Evagrius Pontikus, ein Eremit aus dem 4. Jh. n. Chr., die Empfehlung, den Zustand der Akedia möglichst auszuhalten und dabei auf das innere Erleben zu achten: «Nimm einfach an, was die Versuchung über dich bringt. Vor allem sieh dieser Versuchung der Akedia ins Auge, denn sie ist die schlimmste von allen, sie hat aber auch die größte Reinigung der Seele zur Folge. Vor solchen Konflikten zu fliehen oder sie zu scheuen, macht den Geist ungeschickt, feige und furchtsam.»[38] Demgegenüber verführe ein Nachgeben dazu, der Vergangenheit nachzuhängen. So warnte Evagrius vor allem davor, aus der Gegenwart in die Vergangenheit zu fliehen, und sich an etwas zu halten, was endgültig vorbei ist und nie mehr wirklich werden kann. Konsequenterweise empfahl Evagrius den Menschen, die von der Unlust und den kreisenden Gedanken der Akedia ergriffen sind, vor Ort auszuhalten und die Sehnsucht nach dem Vergangenen als verführerisch abzuwehren. Um auf andere Gedanken zu kommen, soll sich «der vom Mittagsdämon ergriffene Mensch» einfachen Arbeiten zuwenden und bestimmte Texte der Heiligen Schrift zu lesen versuchen, um darin Ablenkung und Halt zu finden.

In die Sprache von heute übersetzt, entspricht diese Empfehlung einer Haltung, welche die leidige Gegenwart als Herausforderung annimmt und es vermeidet, mit dem Schicksal zu hadern. Gleichzeitig wird eine Art Beschäftigungs- und Bibliotherapie empfohlen, wie das auch heute in der Selbsthilfeliteratur in angepasster Weise meistens geschieht.

Spezielle psychotherapeutische Möglichkeiten

Wo die Selbsthilfe an ihre Grenzen stößt, kann der Umgang mit einer depressiven Verstimmung durch psychotherapeutische Hilfe unterstützt werden. Depressive Menschen sind infolge ihrer Antriebshemmung oft unfähig, aktive Selbsthilfemaßnahmen selbst zu initiieren. Was aus eigenem Antrieb aber schwer möglich ist, kann mit Hilfe eines Schrittmachers noch machbar sein. So können dank der Begleitung durch einen erfahrenen Psychotherapeuten oder eine psychotherapeutisch tätige Fachärztin Selbsthilfeaktivitäten möglich werden, die ohne diese Schrittmacherfunktion unterlassen werden müssten.

37 Die Akedia wurde als Mönchskrankheit ausgelegt, die jedoch alle Menschen befallen konnte. Dieses Konzept hat die «Depressionsauffassung» des Mittelalters bestimmt. Ich habe mich damit im Buch «Die Sprache der Seele verstehen – Die Wüstenväter als Therapeuten» ausführlich auseinandergesetzt (D. Hell 2002)

38 zit. nach D. Hell 2002, S. 125

In den letzten Jahrzehnten sind insbesondere drei Psychotherapieverfahren entwickelt worden, die sich bei leichten bis mittelschweren Depressionen als wirksam erwiesen haben. Diese Psychotherapieverfahren haben alle zum Ziel, Hilfe zur Selbsthilfe zu leisten. Unausgesprochen zielen diese Verfahren auch darauf ab, das grüblerische Hadern depressiver Menschen einzudämmen und ihre Selbsteinschätzung zu stärken. Bei aller Unterschiedlichkeit stimmen sie darin überein, dass der Tendenz depressiv erkrankter Menschen, sich selber in Frage zu stellen, entgegenzuwirken ist und das Selbstwertgefühl gestärkt werden soll. Im Folgenden sollen diese drei speziellen Psychotherapieverfahren, die sich nach kontrollierten Untersuchungen in der Depressionsbehandlung ähnlich wie Psychopharmaka bewährt haben, kurz gestreift werden. Für weitere Hinweise sei auf das Buch «Welchen Sinn macht Depression?» oder die Fachliteratur[39] verwiesen.

Die Methode der **kognitiven Verhaltenstherapie**[40] besteht darin, die sich aufdrängenden negativen Gedanken (z. B. «ich bin unfähig», «die anderen verachten mich» oder «es wird sich nie etwas ändern») zu hinterfragen und über ein verändertes Denken die Stimmungslage zu beeinflussen. Zugleich kann mittels schrittweise gestuften Alltagsanforderungen deutlich gemacht werden, dass die depressiv erkrankten Menschen entgegen ihren Erwartungen zu umschriebenen Leistungen im Stande sind.

Die **interpersonelle Psychotherapie**[41] verfolgt das gleiche Ziel mit anderen Mitteln: Sie sucht depressiven Menschen eine neue Sichtweise ihrer Beziehungsprobleme zu eröffnen und sie auf diese Weise in ihrer Sozialkompetenz zu stärken. Bei der Behandlung können etwa die unmittelbaren Konsequenzen von Verlusterlebnissen bearbeitet werden. Dabei wird ähnlich wie in der kognitiven Verhaltenstherapie pädagogisch vorgegangen und z. B. der normale Ablauf eines Trauerprozesses erklärt, mit dem Ziel, vorübergehende Leistungseinbussen zu akzeptieren und die hohen Ansprüche an sich selbst herabzusetzen.

Die **psychoanalytisch orientierte Therapie**[42] ist direkter gefühlsorientiert und versucht, die Aufmerksamkeit depressiver Menschen anhand von Alltagserlebnissen und Träumen auf versteckte Gefühle von Ärger, Wut und Traurigkeit zu lenken. Dabei kommt auch zur Sprache, was das bewusste Wahrnehmen dieser Gefühle hindert. Hauptziel ist die schrittweise Integration abgewehrter Gefühle in die Persönlichkeitsentwicklung. Diese Therapieform eignet sich in besonderer Weise zur Verarbeitung einer bereits aufgehellten Depression.

39 Eine aktuelle Übersicht über die psychotherapeutischen Möglichkeiten (und deren Kombination mit biologischen Methoden) gibt das von H. Böker und D. Hell herausgegebene Buch «Therapie der affektiven Störungen» (2002).

40 A. T. Beck 1976, Beck et al. 1981, M. Hautzinger 1997

41 G. L. Klerman et al. 1984

42 H. Böker 2000

Oft können Gefühle wie Traurigkeit oder Wut von depressiven Menschen nur schwer akzeptiert werden, weil sie in Kindheit und Jugend gelernt haben, Gefühle zu unterdrücken. «Ein Bub weint nicht» oder «ein Mädchen muss artig sein». In einem solchen Fall kann die Kenntnis der Biographie dazu dienen, die Gefühlsabwehr verständlich zu machen und Gefühlsäußerungen zu erleichtern. Interessanterweise kann Weinen geradezu das Wiedererwachen aus einer Depression anzeigen. Tränen scheinen die Fähigkeiten zu haben, weich zu machen und Bitterkeit aufzulösen. Tränen können sogar, in der poetischen Sprache der Psalmen Davids, «zum Brot bei Tag und Nacht» werden.

Aber auch Wut ist vielfach nötig, um sich von falschen verinnerlichten Haltungen zu lösen. Am überraschendsten mag jedoch sein, dass selbst der verzwickte Gefühlskomplex «Überdruss» zur Folge haben kann, dass sich ein Mensch von einem «falschen Selbst» befreit.

Eine erhebliche Schwierigkeit des psychotherapeutischen Prozesses besteht oft darin, für eine emotionale Problematik einen adäquaten sprachlichen Ausdruck zu finden. So ist z. B. eine innere Unruhe schwer beschreibbar. Man kann aber trotzdem versuchen, mit ihr ins Gespräch zu kommen und hören, was sie zu sagen hat.

Dazu ein Beispiel aus einer psychoanalytisch orientierten Therapie:

> Herr Fritz S., ein 55-jähriger Bankdirektor mit lang anhaltender Depression, lokalisierte seine Unruhe im Bauch- und Brustbereich und gab der empfundenen Spannung eines Tages den Namen «Rumor» (Rumor lateinisch = Unruhe, Spannung). Einmal lokalisiert und benannt, versuchte er den Rumor zum Sprechen zu bringen. Er stellte sich vor, was der Rumor zu ihm sagen würde, wäre er der Sprache mächtig: «Du kannst nicht weniger arbeiten, du würdest als Versager dastehen. Du musst die Leistung bringen, die von dir erwartet wird. Würdest du dich frühpensionieren lassen, würde ich dich Schwächling nennen. Und überhaupt: Was würdest du ohne Arbeit tun, trotz finanzieller Sicherheit wäre dein Leben inhaltlos, ein Scherbenhaufen.»
>
> Es versteht sich von selbst, dass dieser Rumor den Mann nicht schlafen ließ und ihn tagsüber in Panik und Verzweiflung brachte. Als es Fritz S. jedoch gelang, der Unruhe einen Namen und eine Stimme zu geben, verwandelte sich das vorher unpersönliche Leiden «ängstliche Unruhe und depressive Blockade» nach und nach in ein inneres Gegenüber, mit dem er sich auseinandersetzen konnte. Günstige familiäre und soziale Umstände erleichterten ihm schließlich, sein Leben neu auszurichten und sich mit dem Gedanken einer Frühpensionierung anzufreunden. Je besser es ihm gelang, sich von früheren Wertvorstellungen zu lösen und den inneren Rumor mit anderen Wertvorstellungen zu konfrontieren, desto mehr verschwanden auch sein Grübelzwang und seine depressive Blockade. Über das innere Zwiegespräch dieses Patienten fand eine vorher verborgene Dynamik zur Sprache.

Diese innere Seite des depressiven Geschehens droht heute in der Medizin immer mehr übersehen zu werden. Abwertung und allfällige Gegenwehr gegen das biosoziale Grundmuster Depression sind aber von nicht zu unterschätzender Bedeutung für die weitere Entwicklung eines Menschen. Ähnlich wichtig ist auch die Grundierung in einem «inneren Raum», der einem Menschen ein Gegengewicht gegen die zentrifugalen Kräfte der modernen Lebenssituation gibt. Dieser «innere Raum» kann zwar unter dem Druck des depressiven Geschehens eingeengt werden. Er kann sich aber auch im Heilungsprozess ausweiten, wenn Achtsamkeit bewusst auf das eigene Erleben gelenkt wird.

Ein integrativer Ansatz

Zum Schluss dieser praxisnahen Ausführungen soll zusammenfassend ein Depressionsmodell dargelegt werden, an dem die vertretene Grundposition eines Zusammenspiels von Erleben (Erstperson-Perspektive) und biosozialem Geschehen (Drittperson-Perspektive) schematisch zum Ausdruck kommt.[43]

Die populäre Vorstellung von einer konstanten Gesundheit, die von Krankheitszuständen (z. B. depressiver Art) unterbrochen wird, ist ungenau. Zum einen sind krank und gesund nicht immer scharf zu trennen, so dass Mischverhältnisse auftreten. Zum andern verändert sich ein Mensch in Krankheit und Gesundheit stetig, so dass eine spätere Erkrankung und auch der nachfolgende Zustand der Gesundheit nicht einfach die exakte Wiederholung der früheren Verhältnisse ist. Der Zeitpfeil eines menschlichen Lebens ist irreversibel. Oder im Bilde Heraklits ausgedrückt: «Man steigt nicht zweimal in denselben Fluss.»

Diesen steten Werdensprozess gilt es auch bei der Entwicklung und beim Abklingen depressiver Störungen zu berücksichtigen. Es ist nicht damit getan, von einer bestimmten Disposition auszugehen, die dann durch eine Belastung zur Störung wird, wie dies das gängige Anlage-Stress-Modell voraussetzt. Es gilt auch zu berücksichtigen, dass eine Störung vielfache Gegenreaktionen auslöst, die alle wieder krankheitsfördernd oder krankheitshemmend sein können. Ich werde deshalb dieses lineare Einbahn-Konzept des Anlage-Stress-Modells durch ein zirkuläres Modell ersetzen, das auch rückbezügliche Schlaufenbildungen (feedbacks) berücksichtigt und eher einem «Flickenteppich» als einem eintönigen «Spannteppich» gleicht.

Das Anlage-Stress-Modell eignet sich aber vorzüglich, die Zusammenhänge zwischen persönlichen Voraussetzungen und belastenden Lebensumständen herauszustreichen, die wie Schlüssel und Schloss zueinander passen müssen.

Grundsätzlich kann zwischen **Risikofaktoren**, die das Auftreten einer Depression statistisch erhöhen, **Auslösefaktoren**, die dem unmittelbaren depressiven

43 Es beruht auf Daten, die in verschiedenen psychiatrischen Artikeln veröffentlicht worden sind: D. Hell 1993, 1995, 1998, 2002.

Erleben vorausgehen, und **nachfolgenden Einflüssen**, die das einmal aufgetretene depressive Geschehen verstärken oder schwächen, unterschieden werden.

Zu den **Risikofaktoren** zählen genetische Anlage und biographische Erfahrungen. So findet sich bei manchen Betroffenen eine familiäre Häufung depressiver Störungen. In diesen Fällen ist das Erkrankungsrisiko gegenüber der übrigen Bevölkerung auf das Doppelte bis Dreifache erhöht. Trotzdem führt eine ererbte Verletzlichkeit nicht automatisch zum Auftreten einer Depression. Selbst 60 % der Geschwister von eineiigen Zwillingen, die depressiv erkrankt sind, erleiden nicht das gleiche Schicksal. Im Übrigen besteht bei der Mehrzahl der Menschen, die depressiv werden, keine familiäre Häufung von Depressionen.

Neben erblichen Einflüssen können biographische Erfahrungen (wie Mangel- und Spannungssituationen in der Kindheit) zu einem größeren Risiko führen, einmal im späteren Leben depressiv zu werden. Wer als Kind schmerzhafte Verluste erlebt hat, oder sich hilflos und dauernd überfordernden Situationen ausgesetzt gefühlt hat, wird späteren Trennungs- und Belastungssituationen gegenüber eine grössere Verletzlichkeit zeigen. Dadurch können sich im Erwachsenenalter Belastungen ins Unerträgliche steigern und ein depressives Reaktionsmuster auslösen.

Der Zusammenhang zwischen frühkindlichen Verlust- und Mangelsituationen sowie erhöhter Stressempfindlichkeit ist nicht nur bei Menschen zu beobachten und durch vielfältige Verlaufsuntersuchungen gut gesichert. Er lässt sich auch bei höheren Tieren nachweisen. So führen experimentell erzwungene Trennungssituationen von jungen Affen in deren späteren Leben zu Reaktionsmustern und biologischen Veränderungen, die mit neurobiologischen Befunden bei depressiven Menschen übereinstimmen.

Im allgemeinen gehen Depressionen mit einer Erhöhung des Stresshormons Cortisol einher. Dieser Anstieg beruht auf der Überaktivität eines relativ komplizierten Stresssystems, der sog. Stressachse, das tiefliegende Hirnteile (v. a. den Hypothalamus) mit der Nebennierenrinde verbindet. Sowohl klinische wie auch tierexperimentelle Befunde sprechen nun dafür, dass dieses Regulationssystem aufgrund genetischer oder biographischer Einflüsse so verändert ist, dass es auf Belastungen besonders intensiv und langanhaltend reagiert. In einem solchen Fall führen Stressbelastungen zu einer stärkeren Ausschüttung des Stresshormons, was wiederum zur Folge hat, dass Stress schlechter abgefedert werden kann.

Als **Auslösefaktoren** eines depressiven Geschehens sind vor allem soziale Belastungssituationen (wie berufliche Schwierigkeiten), emotionale Mangelzustände (wie anhaltende unzufriedene Ehebeziehungen) und Verluste (vor allem von Partnern, Eltern und Kindern) hervorzuheben. Das Gemeinsame dieser Auslösefaktoren scheint zu sein, dass sie einen Menschen an seiner verletzlichen Stelle treffen, so dass auslösendes Ereignis und persönliche Grundhaltung wie Schlüssel und Schloss zusammenpassen. Konsequenterweise sind Auslösefaktoren immer individuell zu bestimmen und können von Mensch zu Mensch sehr unterschiedlich sein. So kann eine soziale Zurücksetzung den einen Menschen furchtbar schmerzen, während ein anderer, der weniger ehrgeizig ist, darauf gelassener reagieren kann. Manchmal sind die auslösenden Faktoren auch deshalb schwierig zu erkennen, weil sie für Außenstehende trivial erscheinen. So kann ein Wohnungs- oder Ortswechsel bei einer stark verwurzelten Persönlichkeit zu einem depressionsauslösenden Trauma werden, was weniger trennungsempfindlichen Menschen unverständlich erscheint. Zudem wirken nicht selten verschiedene kleinere Verletzungen und Belastungen zusammen, so dass «der letzte Tropfen» unerheblich scheint und selbst für die Betroffenen als Auslösefaktor kaum nachvollziehbar ist. Am schwierigsten sind erfreuliche Ereignisse (wie berufliche Beförderungen) als Auslösefaktoren von Depressionen zu verstehen, obwohl auch sie unter bestimmten Umständen zur inneren Belastung und schließlich zur Überforderung werden können.

Neben solchen psychosozialen Belastungen, deren Bedeutung nur im Einzelfall zu bestimmen ist, können auch körperliche Erkrankungen oder deren eingreifende Behandlung (z. B. Cortisontherapie) Depressionen hervorrufen. Dabei können Körperkrankheiten bestimmte Hirnfunktionen wie die zentrale Exekutive oder die Stressregulation entweder direkt verändern oder auf indirektem Weg beeinflussen, z. B. über den Weg einer erschöpfenden Belastung. Beispiele für direkte Wirkungen sind Entzündungen, Infarkte oder Tumore des Gehirns. Beispiele für indirekte Wirkungen sind Schilddrüsen-Unterfunktionen, chronische Schmerzerkrankungen oder andere schwächende Körperkrankheiten. Auch Suchtkrankheiten haben häufig Depressionsfolgen. Schließlich können Störungen des Tagesrhythmus oder Lichtmangel zum Auftreten von Depressionen beitragen.

Neben Risiko- und Auslösefaktoren spielen weitere Einflüsse eine wesentliche Rolle für die Depressionsentwicklung. Diese dritten **«nachfolgenden Einflüsse»** werden im allgemeinen unterschätzt und auch in Fachbüchern kaum behandelt. Es handelt sich um Einflüsse, die eine einmal aufgetretene depressive Reaktion begleiten und dazu beitragen, dass eine einsetzende depressive Blockade verstärkt oder abgeschwächt wird. Wie «Angst vor der Angst» eine Entwicklung der Angstkrankheit beeinflussen kann, spielt auch eine Art «Depression über die Depression» in der Depressionsentwicklung eine Rolle. So kann z. B. die Wahrnehmung einer beginnenden depressiven Hemmung zu einer alarmierenden Gegenreaktion führen, die die zugrundeliegende Belastung verstärkt. Oder sie kann mit einer entlastenden Intervention einhergehen (vgl. **Abbildung 7** auf S. 244).

Es ist verständlich, dass vor allem Personen, die schon schwere Depressionen erlebt haben, sich innerlich heftig gegen erste Anzeichen einer erneuten depressiven Blockade aufbäumen. Umgekehrt fällt es einem Menschen, der bisher eher weniger schwere depressive Schwankungen erlebt hat, oft leichter, einer einsetzenden depressiven Verstimmung gelassener gegenüberzustehen. Die Reaktions-

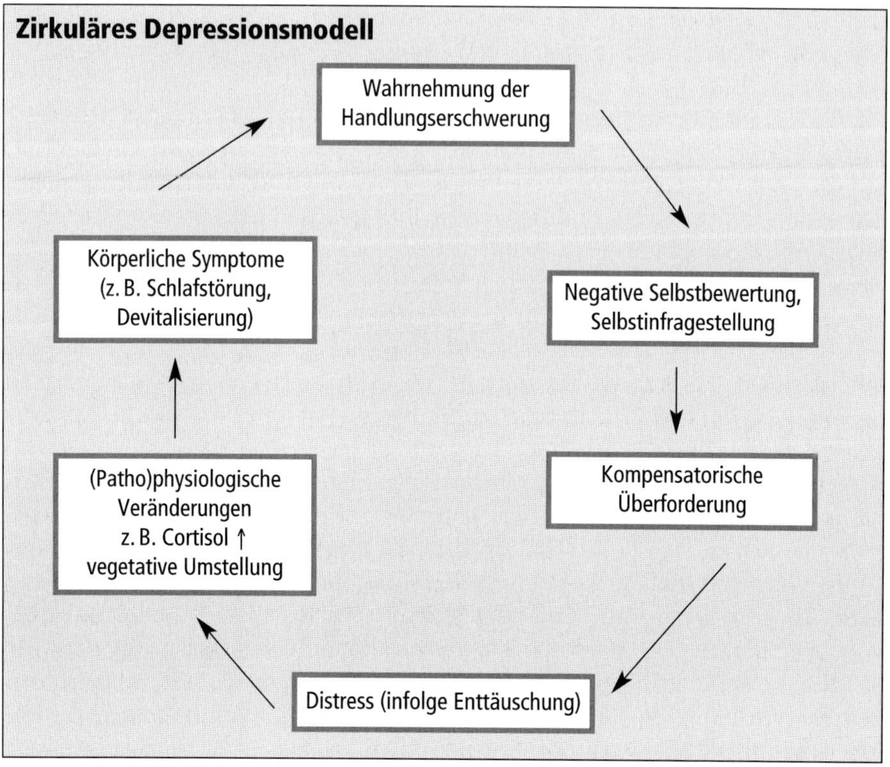

Abbildung 7

weise auf erste Anzeichen einer Depression wird aber auch von inneren Einstellungen (z. B. von Selbstvertrauen oder Selbstkritik) und von äußeren Umständen (z. B. vom Verständnis der Umgebung und vom Aufgabenbereich) abhängen. Wer sich z. B. bei Auftreten einer depressiven Blockade selber verantwortlich macht und sich stark in Frage stellt oder wer aufgrund eines inneren großen Verpflichtungsgefühles eine Sache nicht ruhen lassen kann, wird sich bei beginnender depressiver Blockade fordern und schließlich überfordern. Dasselbe gilt natürlich auch für Personen, die sich aus äußeren Gründen keine Pause leisten können, etwa für eine Mutter mit kleinen Kindern ohne partnerschaftliche Unterstützung.

Nach groß angelegten englischen Untersuchungen sind es gerade solche Personengruppen, die besonders häufig Gefahr laufen, depressiv zu erkranken. Überforderte Mütter mit kleinen Kindern sind einerseits emotional und sozial stark belastet, haben andererseits aber auch nicht die Möglichkeit, sich im depressiven Zustand von ihren Kindern zurückzuziehen, um sich dem Druck zu entziehen und das zu leisten, was ihnen im Depressionszustand möglich ist. Dadurch geraten sie in einen Teufelskreis von depressiver Blockade und anhaltend neu hinzukommenden Enttäuschungen, die die Depression als Stresserkrankung unterhalten.

Diese Rückkoppelung von depressiver Erschöpfung und bewusster Gegenwehr geht mit vielfältigen Gedanken und Gefühlen einher. Zwar verlieren die Gefühlsempfindungen in der Depression zunehmend an Kraft, und die Gedanken fließen immer schwerfälliger. Doch können miteinander verzahnte Gefühle und Beurteilungen eine besonders nachhaltige Wirkung auslösen.

Die depressive Problematik wird dadurch verschärft, dass die depressive Veränderung über ihren körpersprachlichen Ausdruck zu einem tiefgehenden Wandel der Kommunikation und der Beziehungen führt. Der Ausdruck Depression leitet sich bekanntlich von deprimere (lat.: niederdrücken) ab. Damit zeichnet sich bereits in der Wortwahl ab, dass die Depression sich körpersprachlich ausdrückt. Eine niedergedrückte und gebeugte Haltung, eine erstarrte Mimik und eine brüchige Stimme zeugen ebenso vom depressiven Geschehen wie das unsichtbare innere Leiden, das den Menschen in seinem Zentrum trifft. Auch das Wort Emotion hat mit der Bewegtheit eines Menschen zu tun. Es leitet sich von emovere (lat. = herausbewegen) ab. Die Gemütsbewegung hat eben viel mit dem körperlichen Bewegungsmuster zu tun. Die körperliche Bewegtheit wiederum zeigt dem Gegenüber die Gestimmtheit eines Menschen an. Deshalb geht Depressivsein auch mit einem überaus starken Botschaftscharakter einher. Konsequenterweise darf die depressive Dynamik nicht auf den depressiven Menschen allein beschränkt werden, wie es in einer ersten Annäherung in Abb. 7 geschehen ist. Es gilt in vielen Fällen auch die Umgebung und ihre Reaktionsweise mit einzubeziehen, um dem depressiven Geschehen gerecht zu werden. In **Abbildung 8** auf S. 246 ist der innere Kreis, der das individuelle Geschehen der depressiven Person erfasst, um einen äußeren Kreis, der das Verhalten der nahen Bezugspersonen wiedergibt, ergänzt worden. Ermutigung, einfühlsames Präsentsein, taktvolle Anregungen und Hilfsangebote wirken sich positiv auf depressive Menschen aus. Allerdings wird es kaum je möglich sein, sich nur positiv zu verhalten. Wesentlich ist deshalb eine positive Grundhaltung, die ebenfalls vorhandene kritische und selbstbehauptende Tendenzen relativiert.

Negativ wirkt sich Kritik, Feindseligkeit und Rückzug aus. Eine belastende Beziehung stellt sich v. a. ein, wenn schon vorher größere Beziehungsschwierigkeiten bestanden haben und sich die Verunsicherung durch die depressiv veränderte Kommunikation zu einer abwehrenden Vorwurfshaltung des Partners zuspitzt. Dann laufen Angehörige Gefahr, die depressiven Menschen zu beschämen, zu kritisieren oder abzuwerten. Nicht selten belasten auch Trennungsdrohungen die schwierige Kommunikationssituation. Diese Reaktionen tragen dazu bei, dass sich depressive Menschen noch mehr in Frage stellen und ihr Selbstwertgefühl weiter eingeschränkt wird.

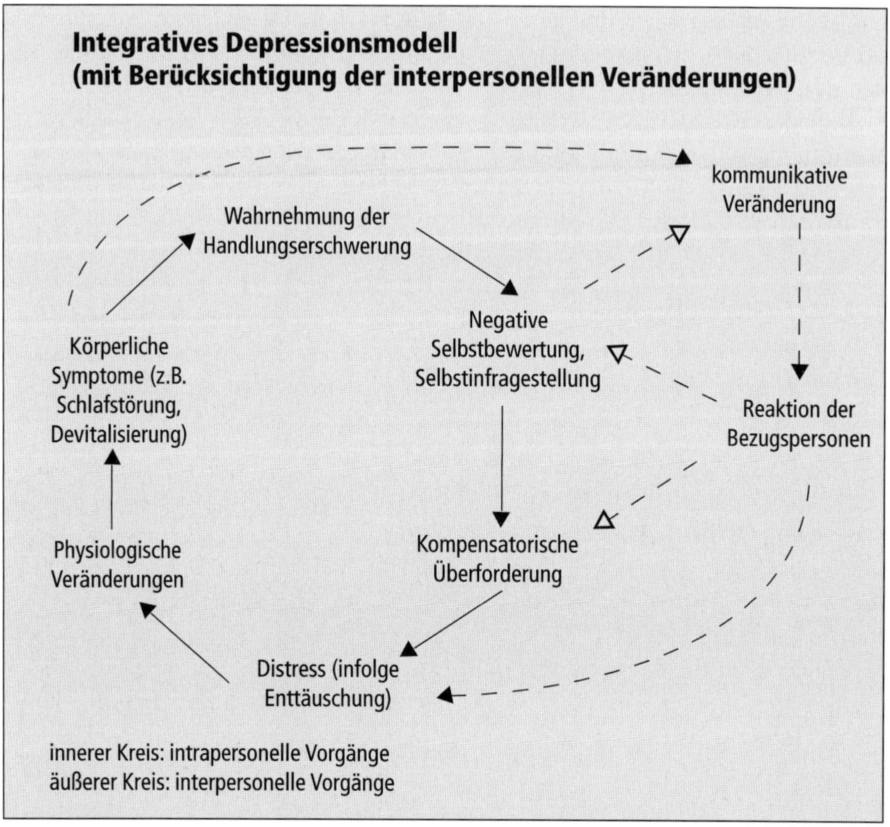

Abbildung 8

Nicht selten lassen sich solche negativen Interaktionen durch eine therapeutische Unterstützung der Angehörigen oder durch Paar- und Familiengespräche abbauen. Hinter der kritischen Abgrenzung eines Angehörigen muss nämlich keine tief verwurzelte Feindseligkeit stecken. Sie kann auch Ausdruck von Überforderung sein. In einem solchen Falle können Angehörige davon profitieren, wenn sie sich vermehrt auf sich selber besinnen. Dazu kann es hilfreich sein, auf den eigenen Lebensrhythmus zu achten und sich immer wieder Zeit zur inneren Sammlung zu gönnen. Denn angesichts einer drohenden depressiven Vereinnahmung sind unmittelbar Betroffene in besonderer Weise herausgefordert, auf ihr Inneres zu hören, um der Verwirrung zu entgehen. Eine solche zeitweilige Abgrenzung muss sich keineswegs ungünstig auf depressive Menschen auswirken.

Eindrücklich hat mir ein älterer akademischer Lehrer berichtet, wie er durch seine Depression hindurch zur Einsicht gekommen sei, dass ihn letztlich auch vom nächststehenden Menschen etwas trenne. Er hatte vor der Depression zu größtmöglicher Übereinstimmung mit seiner Frau tendiert. Durch die Depression hindurch sei ihm klar geworden, dass er letztlich von anderen Menschen nicht ganz erfasst werden könne. Was er in dunkler Nacht durchgemacht habe, gehöre ihm ganz allein. Die Depression verhalf ihm nach seinen eigenen Worten zu einer Art «Individuation», also zur Entdeckung eines eigenen, auch Schattenseiten enthaltenden Selbst.

Zusammenfassung

Gerade am Beispiel der Depression lässt sich aufzeigen, wie grundlegend Gefühle für die Lebensführung sind. Werden Gefühle bei beginnender depressiver Blockade schwächer, oder sind sie in schwerer Depression wie weggesperrt, so verliert ein betroffener Mensch ein Stück weit den Zugang zu sich selbst. Der Lebensfluss stockt, und die Welt erscheint fremd und unzugänglich. So kann das Beispiel der Depression deutlich machen, dass Gefühle nichts Zufälliges und schon gar nichts Schädliches sind. Sie stellen vielmehr basale Elemente dar, die dem Leben Sinn und Orientierung geben. Ihre Verhinderung und Abwertung im Zustand der Depression führt zum «Tod mitten im Leben».

Umgekehrt ist der Weg aus der Depression durch eine Stärkung und Annahme der Gefühle charakterisiert. Im depressiven Zustand der Losigkeit (freudlos, energielos, interesselos, schlaf- und appetitlos etc.) lassen sich meist verborgene Gefühle ausmachen, die wie «Inseln der Schwermut» im Gefühlsvakuum schwimmen. Diesen Gefühlsresten gilt es Sorge zu tragen. Sie stellen Keime neuen Lebens dar. Gerade die schwer zu akzeptierenden Gefühle von Scham, Wut und Traurigkeit können einem depressiv entwurzelten Menschen neuen Boden geben. So gilt es, den depressiven Menschen darin zu unterstützen, die noch vorhandenen, meist negativen Gefühle anzunehmen und der Sorge zu widerstehen, dass sie einen Menschen in die Tiefe ziehen. Gleichzeitig können Antidepressiva dazu beitragen, den verminderten Antrieb zu steigern und die bedrückte Stimmung zu heben.

Folgende knappe Hinweise sind Wegmarken zur Orientierung in der «Landschaft der Depression»:

1. Jede Depression hat ihr eigenes Gesicht. Bei aller Mannigfaltigkeit der Symptome ist das Erleben typischerweise herabgestimmt und das Initiieren einer Handlung gehemmt.
2. Im Zustand der akuten Depression liegt eine Veränderung der Hirnaktivität vor, die damit einhergeht, dass das Fühlen, Denken, Erinnern und Handeln erschwert ist. Für diesen Zustand kann niemand selber verantwortlich gemacht werden.

3. Nach Aufhellung einer schweren Depression – oder bereits im Zustand leichterer Depressionen – ist es oft möglich, einzelne Risiko- und Auslösefaktoren herauszuarbeiten und sich eine Vorstellung davon zu machen, was zur Depressionsentwicklung beigetragen hat. Meist ist dazu eine therapeutisch erfahrene Bezugsperson hilfreich. Körperliche Ursachen wie chronische Körperkrankheiten oder Substanzabhängigkeit (z. B. von Alkohol oder Kokain) sollen medizinisch ausgeschlossen werden.
4. Eine einmal vorhandene Neigung, depressiv zu reagieren, ist nicht leicht zu beseitigen. Doch ist es meist möglich, mit Belastungen, die zu einer Depression geführt haben, anders umzugehen oder sie zu meiden zu suchen.
5. Weil keine Depression gleich ist wie die andere, ist ihr Bedeutungsgehalt immer nur individuell zu verstehen. Der Austausch mit anderen Menschen, die Depressionen erlebt haben, kann eine Hilfe sein, das eigene depressive Erleben besser zu akzeptieren. Die Akzeptanz des depressiven Zustandes bildet die Voraussetzung, die Depression entweder als «Biest» zu behandeln oder als «Dame in Schwarz» anzuhören. Beides schließt ein Drittes aus: sich über das depressive Erleben hinwegzusetzen, als bestünde es nur aus Symptomen und wäre nichts Persönliches.

Ich bin auf nichts reduzierbar,
so lautet nämlich die höchst subversive
Botschaft des 4. Gebots.
(Du sollst dir kein Bildnis noch irgend
ein Gleichnis machen.)

Georges-Arthur Goldschmidt

Du sollst Dir kein Bildnis machen, heißt es,
von Gott. Es dürfte auch in diesem Sinne
gelten: Gott als das Lebendige in jedem
Menschen, das, was nicht erfassbar ist.

Max Frisch

Schluss

Wo stehen wir? Eine zusammenfassende Streitschrift*

Die stille Revolution der Neurowissenschaft

Bis ins 18. Jahrhundert hinein wurden «psychische Erkrankungen» in der Medizin vor allem mit einem Ungleichgewicht der Körpersäfte (Blut, Schleim, gelbe und schwarze Galle) in Zusammenhang gebracht. So wurde Melancholie durch ein Übermaß oder ein Erhitzen der schwarzen Galle erklärt. In den letzten zwei Jahrhunderten hat die Nervenlehre die Säftelehre praktisch vollständig abgelöst. Es hat sich die Vorstellung durchgesetzt, dass psychische Funktionen vom Nervensystem abhängig sind. Schon vor 150 Jahren formulierte der damalige Internist und spätere erste deutsche Universitätspsychiater Wilhelm Griesinger paradigmatisch: «Geisteskrankheiten sind Hirnkrankheiten»[1].

Die enormen neurowissenschaftlichen Fortschritte der letzten Jahre und Jahrzehnte haben deutlich gemacht, dass Hirnfunktionen eine entscheidende Grundlage von psychischem Erleben und Verhalten sind. Mentale Prozesse setzen intakte Hirnfunktionen voraus. Umschriebene Hirnfunktionsstörungen führen zu Beeinträchtigungen des Gedächtnisses, der Orientierung, der Wahrnehmung, der Sprache und vieler weiterer kognitiver Fähigkeiten. Schon im 19. Jahrhundert hat der französische Chirurg Pierre Paul Broca das nach ihm benannte Sprachzentrum in der dritten linken Stirnwindung des Großhirns entdeckt. Läsionen dieses Zentrums, etwa durch Blutungen, führen zu einer Beeinträchtigung der Sprache mit einer Störung der Grammatik. Später hat sich herausgestellt, dass

* Bei dieser Streitschrift handelt es sich um eine gekürzte und stark überarbeitete Fassung des Artikels «Sind psychische Krankheiten ausschließlich Hirnkrankheiten?», erschienen im Buch von G. Rager (Hrsg.): «Ich und mein Gehirn», 2000.

1 D. Hell 1993

weitere Nervenzentren und -verbindungen für die Sprachbildung und das Sprachverständnis entscheidend sind.

Für Psychologie und Psychiatrie von besonderem Interesse sind Störungen der Motivationsgebung, der Handlungsplanung sowie der Triebkontrolle. Diese «höheren Funktionen» sind für die Affektsteuerung, das Denken und das Sozialverhalten von grundlegender Bedeutung. Sie setzen bestimmte Leistungen des Stirnhirns (sowie benachbarter Areale) voraus. So führen Läsionen der orbitofrontalen Rindenareale, die über dem Dach der Augenhöhle (lat. orbita) gelegen sind, zu einer ausgeprägten Stimmungslabilität und einer sozialen Enthemmung. Demgegenüber verursachen Läsionen der seitlichen Konvexität des Stirnhirns u.a. eine Hemmung des Antriebes. Besonders im Anschluss an linksseitige Hirninfarkte der seitlichen Konvexität wurde auch das Auftreten von eigentlichen Depressionen beschrieben. Läsionen der mittelliniennahen (medialen) Stirnhirnareale führen andererseits typischerweise zu einer Verflachung der emotionalen Ansprechbarkeit. Aufgrund solcher Zusammenhänge versucht die moderne Neurowissenschaft mit Hilfe moderner bildgebender und neuropsychologischer Verfahren eine immer detailliertere Vorstellung der Hirnfunktionen zu entwickeln. Damit will man auch dem Zusammenwirken von Hirn und Geist, von Brain und Mind, auf die Spur kommen.

Ein geschichtlich besonders illustrativer Fall ist Phineas Gage.[2] Dieser Mann wurde 1848 Opfer eines außergewöhnlichen Unfalles, bei dem eine Eisenstange seinen Kopf durchbohrt hat. Was lehrt nun die traurige Geschichte dieses Phineas Gage? Während andere Fälle neurologischer Schädigungen deutlich gemacht haben, dass das Gehirn für Sprache, Wahrnehmung und motorische Funktionen verantwortlich ist, machte Gages Geschichte darauf aufmerksam, dass es Systeme im menschlichen Gehirn gibt, die als Grundlagen des Denkens und persönlicher Wertungen dienen. «Phineas Gage war nach dem Unfall nicht mehr Phineas Gage», schrieb sein damals behandelnder Arzt. Vorher überlegt und verlässlich, wurde er nach der Verletzung reizbar und asozial.

Die Erklärung der anatomischen Grundlage für diese Persönlichkeitsveränderung blieb offen, bis Hanna Damasio vor einigen Jahren mit modernen bildgebenden Verfahren die Hirnveränderungen der längst Verstorbenen rekonstruieren konnte. Die Hirnverletzung betraf v. a. die vorderen und die mittelliniennahe gelegenen (medialen und orbitofrontalen) Teile des Stirnlappens, die für die Fähigkeit notwendig sind, die Zukunft zu planen und sich nach gelernten sozialen Regeln zu verhalten. Andere Zentren waren unverletzt, etwa der seitliche Teil der Stirnlappens, von dem wir dank anderer Patienten wissen, dass er für die Aufmerksamkeit und Rechenfertigkeit zuständig ist. Deshalb konnte Phineas Gage weiter Geschäfte tätigen, wenn auch in sozial enthemmter und sich selber schädigender Weise.

2 A. R. Damasio 1997

Die Bedeutung liegt nicht im Kopf

Auch wenn heute kein Zweifel mehr besteht, dass menschliches Verhalten auf physikalisch-chemischen Prozessen des Gehirns beruht, stellt sich dennoch die Frage, ob es zum Verständnis des seelischen Erlebens ausreicht, neuronale Prozesse zu erkennen, oder ob zu diesem Verständnis weitere Bedingungen biologischer, psychologischer und sozialer Art unabdingbar sind. Ein Hauptargument für diese erweiterte Fragestellung stammt aus der Hirnforschung selber. Es hat sich nämlich gezeigt, dass die Hirnentwicklung im Rahmen genetisch gegebener Grenzen von Umwelteinflüssen und Lebenserfahrungen abhängig ist. Das Gehirn ist keineswegs ein statisches, sondern ein plastisches Organ, das sich in seiner Feinstruktur inneren und äußeren Einflüssen anpasst. So konnte z. B. zuerst bei Affen, später auch beim Menschen gezeigt werden, dass eine fortwährende Reizung der Fingerkuppen oder länger andauernde Fingerbewegungen (wie beim Geigenspielen) innert einiger Wochen zu einer deutlichen Vergrößerung der entsprechenden Areale im Großhirn, die für die Empfindungsfähigkeit bzw. die Bewegungsführung der Finger verantwortlich sind, führt. Andere Untersuchungen haben nachgewiesen, dass Schäden der Sprachzentren im Kindesalter zum Teil kompensiert werden können, so lange die Sprachfunktionen in den geschädigten Arealen noch nicht definitiv festgelegt sind.[3]

Wenn aber die Sprossung und Vernetzung von Hirnzellen untereinander von biographischen Entwicklungen und von Lernerfahrungen abhängig sind und Umweltbelastungen (etwa in Form von Stress) einen enormen Einfluss auf Mikroanatomie und Neurophysiologie verschiedener Hirnzentren hat, so ist der Schluss von «Geisteskrankheiten» auf «Gehirnkrankheiten» vorschnell, denn die krankheitsauslösenden Hirnveränderungen sind potentiell auch Ausdruck von Lebensumständen und Welterfahrungen.

Gewichtiger als die Ausweitung der Neurowissenschaft auf Umwelteinflüsse ist die Erkenntnis, dass seelisches Erleben nicht allein auf neurophysiologische Prozesse reduziert werden kann. Subjektivem Erleben kommt eine zusätzliche Bedeutung zu. Sie kann nur auf einem kulturellen Hintergrund verstanden werden. So sagte der amerikanische Philosoph Hilary Putnam: «Die Bedeutung liegt nicht im Kopf».[4] Die Bedeutung liegt in der Sprache und die Sprache in der Begegnung von Menschen und ihrer Auseinandersetzung mit der Umwelt.

Psychische Störungen haben die Eigenart, hauptsächlich und zum Teil ausschließlich durch das subjektive Erleben und die Bedeutung, die ihm gegeben wird, charakterisiert zu sein. Sie äußern sich in Ängsten, Zwängen, Niedergeschla-

3 W. Hartje/K. Poeck 1997
4 H. Putnam 1975

genheit, Sinnestäuschungen, Durcheinanderreden, Erregungen und – immer häufiger – in selbst zugefügten Verletzungen oder Essstörungen. Diese Leidensformen führen zum Psychiater.

Selbstbezug und Psyche

Erkenntnismäßig zeichnen sich psychiatrische Probleme dadurch aus, dass sie auf das Selbst bezogene Probleme darstellen. Im Unterschied zu rein körperlichen Problemstellungen ist primär das Selbsterleben betroffen. Dieser selbstbezogene und intentionale Aspekt ist den psychiatrischen Störungen eigen.

Eine kardiale Störung z. B. kann zwar vom Herzkranken symbolisch gedeutet werden, aber eine Herzrhythmusstörung erlebt sich nie selber, sondern wird losgelöst vom übrigen Ich-Erleben als eine Veränderung des Körpers wahrgenommen. Anders bei den meisten psychiatrischen Störungen. Ein depressiver Mensch erlebt sich in seinem Denken, Fühlen, Erinnern und Handeln verändert. Er hat nicht bloß Symptome wie Appetit- oder Schlafstörungen, sondern er erlebt sich als Person in seiner Wahrnehmung verändert. So ist sein Zeiterleben wie angehalten, sein Raumerleben eingeengt, seine Selbst- und Fremdeinschätzung anders geworden.

Damit tritt bei Depressionen wie bei den meisten psychiatrischen Störungen eine Problematik auf, von der die übrige Medizin weniger berührt ist: die Frage des Selbstbezugs und der Intentionalität. Diese Frage beschäftigt auch die Neurowissenschaften und die Forschung der künstlichen Intelligenz. Sie konnte bisher nicht schlüssig beantwortet werden. Zwar kann davon ausgegangen werden, dass bestimmte Werkzeugleistungen des Gehirns für Intentionalität und Selbstbezug unabdingbare Voraussetzungen sind. Trotzdem stellen unser Fühlen und Denken nicht nur Hirnfunktionen dar. Manches spricht dafür, dass unser Hintergrundempfinden – und damit unser Selbstempfinden – ohne peripheres Nervensystem und andere Körperfunktionen unmöglich wäre und dass unsere menschliche Sprache – und damit das Denken als Reden mit uns selbst – ohne kulturelle Voraussetzungen undenkbar ist. Das Empfinden von Angst beispielsweise setzt einen intakten Mandelkern (lat. Amygdala) und weitere Hirnstrukturen voraus. Aber auch vegetative Veränderungen der übrigen Körperorgane wie der Haut und des Herzens – in komplexeren Fällen die Beurteilung einer äußeren Lebenssituation als gefährlich – spielen eine Rolle. (Das haben Forschungen von Damasio[5], LeDoux[6] u. a. deutlich gemacht.)

5 vgl. Fussnote 2

6 J. LeDoux 1998

Die phantastische Geschichte «William and Mary» von Roald Dahl, der das Gehirn eines Wissenschaftlers isoliert an einer Herz-Lungenmaschine überleben ließ, ist insofern schlechte Science-Fiction, als ein isoliertes Gehirn nicht mehr in gleicher Weise zu Empfindungen, Gefühlen und Gedanken fähig ist, wie eine lebende Person im Austausch mit Mitmenschen und Umwelt.

Die Psychiatrie hat es in besonderer Weise mit einer komplexen Verbindung von innerem Erleben und Außenschau zu tun. Ihr methodisches Problem ist dadurch gekennzeichnet, dass sich Innenschau – oder Erstperson-Perspektive – und Außenschau – oder Drittperson-Perspektive – nur schwer miteinander verbinden lassen. Während vor einigen Jahrzehnten eine psychoanalytisch orientierte Psychiatrie die objektive Sichtweise von außen und damit auch die Werkzeugleistungen des Gehirns fast unbeachtet beiseite gelassen hat, droht heute eine neurobiologische Psychiatrie die Innenseite der psychiatrischen Problematik zu vernachlässigen.

Es macht jedoch einen Unterschied, ob wir das Erleben eines Zahnschmerzes als medizinisch nebensächlich betrachten oder ob wir das Erleben von depressiver Not beiseite schieben. Depressives Erleben dürfte zwar durchaus mit einer Werkzeugstörung des Gehirns – z. B. der Hemmung der zentralen Exekutive – zusammenhängen, aber es kann diesem Erleben auch ein sich selbst verstärkender, selbstreferentieller Zug zukommen, nämlich die Infragestellung von sich selber als Versager. Gerade dieser Aspekt wird von Psychotherapien (wie der kognitiven Verhaltenstherapie) auf systematische Weise mit Erfolg in die Therapie depressiver Störungen einbezogen. Indem die negative Selbstbeurteilung depressiver Menschen therapeutisch hinterfragt wird, kann auch die Stimmungslage beeinflusst werden. Wenn es gelingt, die negative Selbstbeurteilung durch eine neutrale oder positive Bewertung zu ersetzen, hellt auch häufig die depressive Stimmung auf. Damit wird aber erfahrungswissenschaftlich belegt, dass die Bewertung eines Erlebens für die Stimmungslage von nachhaltigem Einfluss ist.[7]

Zudem sind psychiatrische Problemstellungen auch in besonderer Weise mit kulturellen und gesellschaftlichen Voraussetzungen und Bedingungen verknüpft. Das wird auch von führenden amerikanischen Neurobiologen gesehen – etwa von Nobelpreisträger Eric Kandel. Kandel hat 1998 einen herausragenden und viel zitierten Beitrag zum neurowissenschaftlichen Verständnis der Psychiatrie verfasst.[8] Nur stellt sich die Frage, ob sich gesellschaftliche oder kulturelle Phänomene in eine Naturgeschichte auflösen lassen – wie das Kandel sieht – oder ob Naturwissenschaft und Kulturwissenschaft zwei eigenständige und auch methodisch verschiedene Bereiche darstellen, die nicht vorschnell vermengt werden sollten.

7 M. Power/T. Dalgleish 1997

8 E. R. Kandel 1998. Es handelt sich um den ersten von zwei Beiträgen im Journal der American Psychiatric Association.

Kultur- oder Naturbedingtheit psychischer Probleme?

Kandel geht davon aus, dass sich alle mentalen Prozesse, auch die komplexesten psychologischen Empfindungen, auf funktionelle Abläufe im Gehirn zurückführen lassen.

> Knapp zusammengefasst entwickelt er folgende Argumentationskette: Verhaltens- und Empfindungsweise beruhen auf neuronalen Schaltkreisen, d. h. nervlichen Verbindungen innerhalb des zentralen Nervensystems. Gene und ihre Proteine sind wichtige Determinanten dieser neuronalen Verknüpfungsmuster. Das «Ausdrucken» genetischer Botschaften, ihre Expression, wird von Umwelteinflüssen beeinflusst. Ohne den Einfluss dieser Umweltfaktoren bleiben viele Gene stumm und wirkungslos. Deshalb ist es möglich, dass erst eine Lernerfahrung (über die Aktivierung von Genen) die Verknüpfung bestimmter Neurone verändert. Solche Veränderungen können Ursachen von Verhaltensstörungen sein. Wirksame Psychotherapien und Pharmakotherapien können Veränderungen der Genexpression auslösen und folglich strukturelle Veränderungen im Gehirn bewirken.

Kandel bezieht in seinem neurowissenschaftlichen Verständnis der Psychiatrie also auch Umwelt- und Lerneffekte ein, allerdings nur insoweit, als sie auf die Expression von Genen und damit auf Gehirnfunktionen Einfluss haben. Konsequenterweise reduziert er Psychologie und Psychiatrie weitgehend auf eine angewandte Neurowissenschaft und ist überzeugt, dass sich alle Kultur letztlich als Natur ausdrücke. Damit kehrt er die Position von Carl Friedrich von Weizsäcker «Alle Naturwissenschaft ist letztlich Kulturwissenschaft»[9] in ihr Gegenteil um: «Alle Kultur- ist letztlich Naturwissenschaft».

Diese Position erinnert sehr stark an die Schriften des älteren Eugen Bleuler[10], der die Psychiatrie mit der Schizophrenielehre zu Beginn der letzten Jahrhunderts maßgeblich beeinflusst hat. Mit anderen Worten und mit schlechteren Daten kämpfte Eugen Bleuler für eine allgemeine Psychologie im Rahmen der Naturwissenschaft. Er war der Meinung, dass alles Leben sich aus Genetik und Erfahrung zusammensetze. Für einen freien Willen oder eine subjektorientierte Sichtweise fand er keinen Platz.

9 C. F. Weizsäcker 1984
10 vgl. A. Möller/D. Hell 1999

Gefahren des Naturalismus

Zwischen Eugen Bleulers späteren Veröffentlichungen und dem modernen Essay von Eric Kandel liegt mehr als ein halbes Jahrhundert. In diesem Zeitraum wurde die Psychiatrie von verschiedenen politischen Systemen missbraucht. Dabei hat die Gleichsetzung von Biologie und Gesellschaft – oder die Erklärung gesellschaftlicher Phänomene mit biologischen, vor allem sozial-darwinistischen Theorien – den Missbrauch zumindest erleichtert. Durch die Gleichsetzung von biologischer Abnormität und gesellschaftlicher Anormalität wurden psychisch Kranke im doppelten Sinne gezeichnet. Die gesellschaftliche Entwertung bestimmter Menschengruppen wurde durch die Biologie gerechtfertigt und die biologische Abnormität ließ die gesellschaftlichen Konsequenzen nötig erscheinen. Dieser Zirkelschluss trug dazu bei, dass psychisch Kranken zuerst die Fortpflanzungsfähigkeit genommen wurde und dass sie schließlich im Nationalsozialismus als «unwerte Esser» getötet wurden.

Die heutige Molekularbiologie hat mit Eugenik nichts zu tun. Sie hat sogar deren Behauptungen widerlegen können. Trotzdem ist aus der Wissenschaftsgeschichte die Lehre zu ziehen, das Individuelle und Gesellschaftliche nicht abschließend mit der biologischen Dimension zu erklären.

Die Psychiatrie hat es mindestens mit drei Ebenen zu tun, die einen je eigenen Zugang nötig machen, auch wenn sie in Wechselwirkung zueinander stehen: Die biologische, die soziale und die personale Ebene. Wahrscheinlich fühlen sich die meisten Menschen von der dritten Ebene unmittelbar berührt. Sicher wollen die meisten Patientinnen und Patienten sich vor allem als Personen verstanden wissen.

Zum Personbegriff

Der Personbegriff hat sich im 13. Jahrhundert entwickelt.[11] Zur damals vorherrschenden Lehre des Aristoteles, die natürlich gegebene Voraussetzungen (ens naturale) und logische Gesetzmäßigkeiten (ens rationale) berücksichtigte, trat zunehmend auch die Möglichkeit einer persönlichen Entscheidung (ens morale) ins Blickfeld. Die Person ist hinfort nicht mehr nur ein Maskenträger, die nach vorgeschriebenen Gesetzen handelt (persona = Maske im antiken Sinne), sondern verfügt über einen eigenen Spielraum, so oder anders zu handeln.

11 Der Personbegriff entstand in Zusammenhang mit der Trinitätslehre, hatte also von Anfang an einen interpersonalen Bezug.

In der Möglichkeit, zu wollen, ist immer auch die Möglichkeit, nicht zu wollen, enthalten. Damit ist die Person der Erfahrung einer «inneren Differenz»[12] ausgesetzt. Menschen können in der bewussten Erfahrung dieser inneren Differenz z. B. bedauern, so zu sein, wie sie sind. Sie können sich auch selber ändern wollen. Sie können Wunschvorstellungen entwickeln und davon abweichende Zustände ablehnen. Unabhängig vom Erfolg ihrer Entscheidung machen sie die innere Erfahrung, dass sie zu einer Sache oder einer Empfindung Stellung beziehen können und in der Lage sind, etwas als gewollt oder als ungewollt einzuschätzen.

Die psychologische Bedeutung dieser inneren Erfahrung kann kaum überschätzt werden. Wer etwas will, schließt immer auch ein, etwas anderes nicht zu wollen. Es eröffnet sich ihm eine Welt der Gegensätze, die weit über die moralische Frage von gut und böse oder die ästhetische Frage von schön und hässlich hinausgeht. Der Mensch als Person kann sich, gewollt oder ungewollt, in einer bestimmten sozialen Lage (z. B. in Armut), in einem bestimmten Gefühl (z. B. in Traurigkeit), in einer bestimmten Empfindung (z. B. bei Depression) oder in einer bestimmten Körpervorstellung (z. B. bei Anorexie) befinden. Dabei ist psychologisch nicht die Frage entscheidend, ob der Wille wirklich frei ist, sondern der Umstand, dass die Person ihr Wollen oder Nichtwollen als innere Differenz erfahren kann. Diese Erfahrung macht einen inneren Diskurs möglich (zwischen Wollen und Nicht-Wollen bzw. im archaischen Fall zwischen guter und böser Stimme). In letzter Konsequenz kann es mit Hilfe der Sprache zur Selbstdistanzierung und Selbstreflexion kommen.

> Das Personale im Menschen ist also im Grund nichts Formales, das sich kybernetisch reproduzieren ließe, etwa im formallogischen Sinne einer auf sich selbst gerichteten Intention. Primär scheint vielmehr die Erfahrung zu sein, zugleich wollen und nicht wollen zu können. Erst daraus entwickelt sich die Möglichkeit der Selbstreflexion.

Diese innere Dynamik ist allerdings nur aus der Erstperson-Perspektive wahrnehmbar und nicht objektivierbar. Deshalb benötigt der personale Ansatz eine besondere Methode zum Verständnis und Nachvollzug des individuellen Erlebens. Die Methode des Verstehens, die auf der Erstperson-Perspektive basiert, unterscheidet sich von objektgerichteten Methoden der Natur- und Gesellschaftswissenschaften, welche die Drittperson-Perspektive, die Sicht von außen, zur Voraussetzung haben. Es wäre aber kurzschlüssig, die verschiedenartigen Ansätze gegeneinander auszuspielen, da sie sich im Sinne verschiedener perspektivischer Sichtweisen auch ergänzen können. Das zeigt sich gerade am Beispiel der Depression.

---

12 R. Spaemann 1996

Mehrdimensionalität am Beispiel Depression

Depressionen betreffen den ganzen Menschen. Sie gehen mit biologischen, psychologischen und sozial-kommunikativen Veränderungen einher.

Am Beginn einer ersten depressiven Episode steht meist eine belastende zwischenmenschliche Erfahrung, etwa ein Partnerverlust, eine berufliche Enttäuschung oder eine erschöpfende Mangelsituation.

Biologisch sind im Zustand der Depression viele Körperfunktionen auf typische Weise verändert. So finden sich Veränderungen der Hirnaktivität (insbesondere des Stirnhirns und des sog. Limbischen Systems), des vegetativen Nervensystems (z. B. Verstopfung), des Hormonhaushalts (insbes. ein Anstieg des Stresshormons Cortisol) und der Psychomotorik. Insgesamt scheint der Körper durch diese Veränderungen wie ruhiggestellt und in seiner nach außen gerichteten Aktivitäten gehemmt.[13] Das trägt zu einer verminderten Leistungs- und Kommunikationsfähigkeit bei.

Die biosozialen Veränderungen reichen aber nicht aus, um eine Depression zu definieren. Es müssen obligatorisch psychologische Veränderungen des Erlebens und Verhaltens hinzukommen, um nach der Definition der WHO eine Depression zu diagnostizieren. Das hat damit zu tun, dass biologische und soziale Beeinträchtigungen zwar in der Mehrzahl der Depressionsfälle zu beobachten sind, aber in manchen depressiven Leidensformen auch fehlen. Zudem können sie bei andern psychiatrischen Störungen auftreten, die nicht mit einer depressiven Stimmungslage einhergehen.

Konsequenterweise basiert die Diagnose einer Depression nach wie vor hauptsächlich auf psychologischen Kriterien, mithin auf dem subjektiven Erleben einer bedrückten Stimmung, von Interessenverlust und von vermindertem Antrieb. Damit wird dem Umstand Rechnung getragen, dass es bis heute nicht gelungen ist, einen biologischen Marker für einen Depressionszustand zu finden. Die bis heute nachgewiesenen biologischen Veränderungen sind nicht einfach die materielle Kehrseite des subjektiven Empfindens von «Depression» (lat. Niedergedrücktsein). Mit anderen Worten: Der heutige Betriff «Depression» umfasst keine wohldefinierte biologische Funktionseinheit (wie z. B. ein «Cortisolanstieg zentraler Genese» oder eine «Transmitter-Dysregulation»). Er basiert im Gegenteil praktisch ausschließlich auf einer Erlebensdimension, die bisher gerade nicht in ein organisches Funktionsmodell übersetzt werden konnte.

Die Depression wird nach wie vor so definiert, wie die Menschen sich selber erleben: als niedergeschlagen, interesselos, ermüdbar usw. Diese Definitionsweise entspricht aber dem Erleben aus der Erstperson-Perspektive. Sollte sich in Zu-

13 D. Hell «Welchen Sinn macht Depression?» 2002

kunft ein neurowissenschaftliches, auf der Drittperson-Perspektive basierendes Modell durchsetzen, würde das Erleben der Niedergeschlagenenheit diagnostisch keine primäre Rolle mehr spielen. Statt dessen wären Funktionsstörungen des Gehirns ausschlaggebend.

Dieser Wechsel wäre so eingreifend wie die kopernikanische Wende in der Astrophysik, als das unmittelbare Erleben (das Kreisen der Sonne über dem Erdhorizont) durch ein errechnetes Modell (das Kreisen der Erde um die Sonne) – ersetzt wurde. Im Gegensatz zur Astrophysik steht in der Psychologie und Psychiatrie aber der Mensch im Zentrum des Interesses. Es ist schwer vorstellbar, dass das innere Erleben eines Menschen durch diagnostische Methoden je präzise erfasst und vorhergesagt werden kann. Solange aber dem Erlebensbereich des Menschen – seinem Fühlen, Wollen und Handeln – eine Vorrangstellung eingeräumt wird, ist eine Reduktion des psychiatrischen Krankheitsverständnisses auf biosoziale Gesichtspunkte aus methodischen und erkenntnistheoretischen Gründen ausgeschlossen.

> Im Falle des depressiven Geschehens sind psychologische Einflüsse unübersehbar. Erst das enttäuschende Wahrnehmen einer ungewollten Wirklichkeit oder das erfolglose Bemühen um ein bestimmtes Ziel machen das depressive Leiden verständlich. Erst die psychologische Dynamik, die das biosoziale Grundmuster einer Depression begleitet, macht die biologische und sozial-kommunikative Einschränkung zum Leiden.

Ist die Depression sehr tief, verengt sich der Handlungsspielraum eines Menschen oft so weit, dass nurmehr ein inneres Abwägen, aber kein aktives Entscheiden mehr möglich ist. In einem solchen Fall scheint das Denken rückwärts gerichtet und auf die zwiespältige Frage eingeengt, ob mit einem andern Handeln das Leiden hätte verhindert werden können. Aber auch im größten Zaudern und in ambivalenter Entscheidungsunfähigkeit kommt die menschliche Möglichkeit zum Ausdruck, etwas zu wollen oder etwas nicht zu wollen. Es ist dieser Zwiespalt der Wahlfreiheit, der das depressive Leiden so furchtbar macht, weil die Handlungsfähigkeit in der Depression eingeschränkt ist, gleichzeitig aber die innere Differenz bzw. die Herausforderung zur Entscheidung bestehen bleibt.

Dieser Zwiespalt wird besonders von modernen Menschen erfahren, weil sich seit der Aufklärung ein Menschenbild entwickelt hat, das vom Ideal eines autonomen und selbstverantwortlichen Akteurs ausgeht. Anders als im Mittelalter, als der Mensch noch schicksalhaft in ein kosmisches Geschehen eingebettet war, steht der moderne Mensch unter dem besonderen Druck, sich durch methodisches und diszipliniertes Handeln selber zu verwirklichen. Diese Vorstellung eines autarken Subjektes wird in der depressiven Blockade zur Tragödie. Weil aber der moderne Mensch dieses aufgeklärte Selbstbild verinnerlicht hat, kann er auch in der Depression nicht davon lassen. Die Vorstellung der Evolutionslehre, dass nur der Tüchtige bzw. Geeignetste überlebt und dass die Stärke des Menschen in seiner

Macht- und Prestigeentfaltung liegt, ist tief in ihm verwurzelt. Deshalb trifft eine depressive Blockade das moderne Individuum mit seinem leistungs- und anpassungsorientierten Denken an seiner sensibelsten Stelle. Denn ein autonomer Mensch ist darauf angewiesen, initiativ denken und handeln zu können. Gerade diese Fähigkeiten sind aber in der Depression behindert. Im Depressivsein ereignet sich, was der moderne Mensch am wenigsten erträgt: Er erlebt klar und wach mit, wie seine persönlichen Entscheidungs- und Einflussmöglichkeiten eingeschränkt werden. Seine Gedanken und Erinnerungen werden schwerer abrufbar. Planen und Entscheiden sind ebenso blockiert wie ausführende Bewegungen oder körpersprachliche Ausdrucksformen. Doch bleibt sich der depressive Mensch – anders als in Bewusstlosigkeit oder bei einer Demenzerkrankung – seiner Lage bewusst. In dieser Situation fühlt sich das moderne Ich vor das Nichts gestellt. Es steht ihm nicht mehr – wie in der früheren Melancholieauffassung – der Ausweg offen, sich als Teil eines Weltganzen zu verstehen und daraus Sinn zu gewinnen. Er ist auf sich selbst geworfen, ohne in den vorherrschenden kulturellen Wertungen einen tragenden Grund zu finden.

Vom autarken zum integrierten Subjekt

Aber gerade im depressiven Geschehen geht die subjektive Erfahrung nicht unter. Bei aller Hilflosigkeit und Abhängigkeit erfährt sich der depressive Mensch als Leidender. Im Verlust seiner Eigenmächtigkeit bleibt ihm oft nur das schwache Erleben seiner Körperlichkeit. Dieses Erleben ist nicht ins Positive umkehrbar. Es ist aber das einzige, was ihm bleibt, das ihm Eigene. Mag das Individuum der Natur oder der naturwissenschaftlichen Betrachtung gleichgültig sein, der einzelne Mensch kann sich nicht sich selbst entziehen. Er ist als Individuum, wie Manfred Stark sagt, «unhintergehbar». (Er kann nicht hinter sich selbst zurücktreten.) Sein Eigenwert ist nicht durch die Natur gegeben, sondern liegt in ihm.

Moderne depressive Menschen mögen an ihrer übersteigerten Subjektivität und am Erleben ihres Ungenügens scheitern. Aber sie vermögen manchmal auch durch ihr Depressivsein hindurch eine nicht selbstverständliche Erlebensfähigkeit neu zu entdecken. Sie spüren dann, dass es diese nur ihnen zustehende Erstperson-Perspektive ist, die sie ausmacht. Sie können, wie Wolfgang Welsch sagt, aus «starken Subjekten» zu «schwachen Subjekten» werden. Das meint auch, dass sie von unabhängigen zu nur bedingt selbständigen Personen werden. Sie können versuchen, zu sich mehr Sorge zu tragen, gerade auch weil sie erlebt haben, dass sie von vielen Konstellationen abhängig sind und nicht alles im Griff haben. Vielleicht kann ein tieferes Verständnis von Depression sogar dazu verhelfen, eine Leidenschaft für das «schwache Subjekt» zu entwickeln, d. h. das überfordernde Menschenbild eines «starken Subjektes» wieder abzulegen. Durch die Infragestellung eines absolut autonomen und autarken Ichs muss das Subjekt nicht untergehen. Es kann sich als von vielen Bedingungen abhängige Kreatur bzw. als natürliches Lebewesen verstehen und trotzdem spüren, dass es über einen Eigenwert – oder in altertümlicher Sprache: über eine Seele – verfügt.[14]

Schlussfolgerung

Zusammenfassend lässt sich das Erleben aus der Erstperson-Perspektive nicht einfach in eine Beobachtung aus der Drittperson-Perspektive überführen. Nicht nur verunmöglicht der Komplexitätsgrad des Fühlens, Denkens und Wollens eine computerisierte Berechnung der einzelnen Daten zu einem stimmigen Abbild. Die Überführung der Erstperson-Perspektive in eine objektivierbare Darstellung von außen ist auch durch das Erleben eines inneren Freiheitsgrades begrenzt. Die Spontaneität des Erlebens entzieht sich zudem einem programmierten Zugriff.

Viele psychische Probleme sind gerade dadurch charakterisiert, dass sie nicht nur Hirnfunktionsstörungen im Sinne von Werkzeugsstörungen darstellen, sondern mit einer Stellungnahme zu der vorhandenen Leistungseinbuße einhergehen. Sie sind auch Ausdruck einer Selbstbeurteilung.

Psychische Leidensformen gehen zwar mit veränderten Hirnfunktionen einher, aber das persönliche Erleben ist damit nicht hinreichend erklärt. Krank ist nicht ein Gehirn, sondern eine Person. In der Sprache der Neurowissenschaft wird der Begriff Person zwar häufig durch Hirn ersetzt. «Es ist aber nicht das Hirn, das sich mit der Umwelt in Beziehung setzt, sondern die Person. Es ist die Person, die ihr Dasein entwirft und entfaltet, es ist die Person, deren Existenz gelingt oder scheitert.»[15]

Die Bedeutung eines psychischen Leidens liegt nicht im Gehirn, sondern in der bewertenden Stellungnahme einer Person zu ihrem Erleben und im sprachlichen Austausch zwischen Menschen und ihrer Kultur.

14 «Der Mensch, der zuerst als Kind naiv ist, entdeckt irgendwann, dass das, was wir in einem eingeschränkten Sinne des Wortes Natur nennen, etwas ist, das ihn gefasst hält, womit er aber nicht schon sich selbst ausgeschöpft fühlt. Das ist eine der großen Erfahrungen.» (C. F. von Weizsäcker 1997, S. 34)

15 J. Willi 1999

Dank

Am Ende dieses Buches stelle ich fest, dass aus einer beruflichen Auseinandersetzung mit psychologischen und psychiatrischen Grundfragen eine persönliche Stellungnahme geworden ist. Statt zu einem «Blick von nirgendwo» hat mich die vierjährige Arbeit an diesem Buch zur Betonung einer ganz bestimmten Perspektive geführt, die einen konstitutionellen, biographischen und lokalen Ausgangspunkt hat. Ein solcher personaler Ansatz kann sich aber nicht auf das beschränken, was gewöhnlich mit subjektiv gemeint ist. Im Gegensatz zur Subjektivität setzt der Personbegriff andere Personen voraus, mit denen ich in Beziehung stehe. Meine persönliche Stellungnahme ist denn auch als Antwort zu verstehen, die den Standpunkt anderer Autoren berücksichtigt und sich mit dem Erleben anderer Menschen auseinandersetzt. Sie ist insofern persönlich, als sie erst durch viele andere Personen möglich wurde.

In erster Linie haben mir Patientinnen und Patienten, die ich stationär oder ambulant behandelt habe, zu diesem Buch verholfen. Einzelne ihrer Erfahrungen sind in diesem Buch ausführlicher dargestellt. Ihre Veröffentlichung hat in der vorliegenden Form das Einverständnis der betroffenen Kranken gefunden. Auch dafür möchte ich den nicht namentlich genannten Patientinnen und Patienten ganz herzlich danken.

Manche Mitarbeitende an der Psychiatrischen Universitätsklinik Zürich haben die Entstehung des Buches mit vielen Anregungen unterstützt. Andere mir nahestehende Personen haben die Arbeit jahrelang begleitet und wesentlich zur abschließenden Gestaltung beigetragen. So verdanke ich den Aufbau des Buches einem Vorschlag von Barbara Küchenhoff. Sie hat zusammen mit ihrem Mann Dr. Bernhard Küchenhoff erste Vorstufen des Werkes gelesen und begeisternde Vorschläge zur weiteren Bearbeitung gemacht. Dr. Jérôme Endrass war mir als konstruktiv-kritischer Gesprächspartner äußerst hilfreich bei der Ausformulierung meiner Grundpositionen. Viele textliche und stilistische Verbesserungen verdanke ich auch Dr. Jean-Pierre Bader, PD Heinz Böker, Dr. Jacqueline Dutli, Dr. Vera Koelbing und Dr. Jürg Vontobel.

Ein großes Dankeschön möchte ich an dieser Stelle meiner Sekretärin, Frau Margrit Milz, aussprechen. In einem gewissen Sinn ist dieses Buch auch ihr Buch, hat sie doch das Entstehen dieses Werkes von Anfang bis Schluss mit äußerster Achtsamkeit begleitet und stets mitbedacht, wie es verbessert werden könnte. Frau Inge Mittelholzer verdanke ich die sorgfältige Niederschrift einzelner Buchteile. Dr. Peter Stehlin vom Verlag Hans Huber hat das Buch anregend lektoriert und mir wertvolle Tipps zur Überarbeitung gegeben. Frau Gaby Burgermeister hat dem Buch als Lektoratsassistentin den letzten Schliff gegeben. Dem Verlag Hans Huber habe ich für die schöne Gestaltung des Buches zu danken, ebenso für die Möglichkeit, bei der Auswahl des Titelbildes mitzuwirken.

Im Mai 2002

Daniel Hell

Nachwort zur zweiten Auflage

Seit das Werk erstmals veröffentlicht wurde, sind erst einige Wochen vergangen. Trotz dieser kurzen Zeitspanne hat der Verlag nicht auf einen unveränderten Nachdruck bestanden, sondern mir die Möglichkeit gegeben, in der zweiten Auflage einige Korrekturen anzubringen. Dafür möchte ich dem verantwortlichen Lektoratsleiter, Dr. Peter Stehlin, und Frau Dr. Jacqueline Dutli, die das Buch sorgsam auf Druck- und andere Fehler durchgesehen hat, herzlich danken. Auch vielen Leserinnen und Lesern, die mir Kommentare und Vorschläge zukommen ließen, habe ich zu danken.

Im Dezember 2002

Daniel Hell

Literatur

Ackerknecht E. H.: Kurze Geschichte der Psychiatrie. 3. Aufl. Ferdinand Enke Stuttgart 1985
Agamben G.: Bartleby oder die Kontingenz. Merve Berlin 1998
Alexander F. G., Selesnick S. T.: The History of Psychiatry. New American Library New York 1968
Allen G. E.: The social and economic origins of genetic determinism: a case history of the American Eugenics Movement, 1900–1940 and its lessons for today. Genetica 99: 77–88, 1997
Anders G.: Die Antiquiertheit des Menschen. Bd. 1. Beck München 1956
Andreasen N. C.: Das funktionsgestörte Gehirn. Einführung in die biologische Psychiatrie. Beltz Weinheim und Basel 1990
Andreasen N. C.: Linking mind and brain in the study of mental illness: A project for a scientific psychpathology. Science Vol. 275 1586–1593, 1997
Antonovsky A.: Salutogenese. Zur Entmystifizierung der Gesundheit. Deutsche Gesellschaft für Verhaltenstherapie Tübingen 1997
Bader J.-P., Bühler J., Endrass J., Klipstein A., Hell D.: Muskelkraft und Gangcharakteristika depressiver Menschen. Nervenarzt 7: 613–619 1999
Bader J.-P., Hell D.: Der psychische Schmerz als Symptom der Depression – Phänomenologie und Neurobiologie. Fortschr Neurol Psychiat 2000; 68: 158–168
Barlow J. P.: Unabhängigkeitserklärung des Cyberspace. «Telepolis» 0, 1996
Bartlett E. S., Izard C. E.: A dimensional discrete emotions investigation of the subjective experience of emotion. In: Izard C. E. (ed) Patterns of Emotion. Academic Press New York 1972
Beck A. T., Rush J. A., Shaw B. F., Emery G.: Kognitive Therapie der Depression. Urban & Schwarzenberg München 1981
Beck A. T.: Cognitive Therapy and the Emotional Disorders. International Universities Press New York 1976
Beckham E. E., Leber W. R.: Handbook of Depression. Treatment, Assessment and Research. Dorsey Homewood IL 1985
Böker H. (Hrsg.): Depression, Manie und schizoaffektive Psychosen, Psychodynamische Theorien, einzelfallorientierte Forschung und Psychotherapie. Psychosozial-Verlag Giessen 2000
Böker H., Hell D.: Therapie der affektiven Störungen. Psychosoziale und neurobiologische Perspektiven. Schattauer Stuttgart New York 2002

Brown G. W., Harris T.: Social Origins of Depression. Tavistock London 1978
Buber M.: Schuld und Schuldgefühle. In: Werke Bd. 1. München 1962
Ciompi L.: Affektlogik. Klett-Cotta Stuttgart 1982
Ciompi L.: Die emotionalen Grundlagen des Denkens – Entwurf einer fraktalen Affeklogik. Vandenhoeck & Ruprecht Göttingen 1997
Clark D. M.: A cognitive approach to panic. Behaviour Research and Therapy 24 461–470 1986
Dahl R.: Three Tales of the Unexpected. Reclam Stuttgart 1987
Damasio A. R.: Descartes' Irrtum. Fühlen, Denken und das menschliche Gehirn. (Übers. Kober H.) 2. Aufl. dtv München 1997
Dennett D. C.: Consciousness Explained. Penguin Books 1993
Diagnostic and Statistical Manual of Mental Disorders. DSM IV. American Psychiatric Association Washington 1994
Diels H.: Fragmente der Vorsokratiker. Hrsg: Kranz W. Weidmann Zürich 1985
Dörner K.: Bürger und Irre. Zur Sozialgeschichte und Wissenschaftssoziologie der Psychiatrie. Europäische Verlagsanstalt Frankfurt am Main 1984
Ekman P.: Facial expression of emotion. Psychological Science 3 34–38 1992
Ernst C.: Eugenik und Nationalsozialismus. Wurzeln in der Geschichte von Wissenschaft und Sozialpolitik. NZZ Fernausgabe No. 252: 31.10.1990, 11
Ernst C.: Lebensunwertes Leben. Die Ermordung Geisteskranker und Geistesschwacher im Dritten Reich. Schweiz. Monatshefte 65 (1985) 489–504
Felsman J. K., Vaillant G. E.: Resilient children as adults: A 40-year-study. In: Anderson J. E., Cohler B. J. (Hrsg.) The Invulnerable Child. Guilford Press, New York 1987
Fink P.J., Tasman A. (ed): Stigma and Mental Illness. Amercian Psychiatry Press Washington 1991
Foucault M.: Wahnsinn und Gesellschaft. Suhrkamp Taschenbuch Wissenschaft Frankfurt am Main 1973
Frank M.: Die Unhintergehbarkeit von Individualität. Edition Suhrkamp Frankfurt am Main 1986
Freud S.: Studien über Hysterie. Frühe Schriften zur Neurosenlehre. In: Gesammelte Werke, 4. Aufl., S. Fischer Verlag 1972
Frisch M.: Tagebuch 1946–1949. Suhrkamp Taschenbuch 1148 Frankfurt a. M. 1985
Fromm E.: Haben oder Sein. Hrsg.: Funk R. Wilhelm Heyne München 1997
Gierer A.: Die gedachte Natur. Ursprünge der modernen Wissenschaft. Rowohlt Reinbeck 1998
Gilbert P.: The evolution of social attractiveness and its role in shame, humiliation, guilt and therapy. Br J Med Psychol 70 113–147 1997
Goldbrunner H.: Trauer und Beziehung. Systemische und gesellschaftliche Dimensionen der Verarbeitung von Verlusterlebnissen. M. Grünewald Mainz 1996
Goldschmidt G. A.: Der bestrafte Narziss. Ammann Zürich 1994
Goldschmidt H. L.: Freiheit für den Widerspruch. Novalis Schaffhausen 1976
Goleman D.: Emotionale Intelligenz. Carl Hanser München 1996
Gotlib I. H., Hammen C. L.: Psychological Aspects of Depression. John Wiley & Sons Chichester New York 1992
Grawe K.: Psychologische Therapie. Hogrefe Göttingen Bern Toronto Seattle 1998
Guardini R.: Vom Sinn der Schwermut. 6. Aufl. Topos Taschenbücher Band 130 1996

Guscott H. R., Grof P.: The clinical meaning of refractory depression: A review for the clinician. Am J. Psychiatry, 148, 695–704, 1991
Hänsli N.: Der sich selbst schädigende Mensch. Huber Bern 1994
Hartje W., Poeck K.: Klinische Neuropsychologie. 3. Aufl. Thieme Stuttgart 1997
Hartmann H.: Essays vom Ego. International University Press, New York, 1964
Hasenfratz H.-P.: Die Seele. Einführung in ein religiöses Grundphänomen. Theologischer Verlag Zürich 1986
Hautzinger M.: Kognitive Verhaltenstherapie bei Depressionen. Psychologie Verlags Union Weinheim 1997
Hawton K., Salkovskis P. M., Kirk. J., Clark D. M.: Cognitive Behaviour Therapy for Psychiatric Problems, A Practical Guide. Oxford University Press 1991
Healy D.: The Antidepressant Era. Harvard University Press Cambrige, Massachusetts and London 1999
Heisenberg W.: Quantentheorie und Philosophie. Vorlesungen und Aufsätze (Hrsg.: Busche J.). Reclam Stuttgart 1994
Hell D., Scharfetter Ch., Möller A. (Hrsg): Eugen Bleuler. Leben und Werk. Verlag Hans Huber Bern Göttingen Toronto Seattle 2001
Hell D.: 100 Jahre Ringen um die Schizophrenien. Schweiz Arch Neurol Psychiatr 146 189–194 1995
Hell D.: Das «vierte Bein» der Psychiatrie. Krankenpflege 11 52–55 1983
Hell D.: Die Sprache der Seele verstehen. Die Wüstenväter als Therapeuten. Herder Spektrum, Freiburg Basel Wien 2002
Hell D.: Ethologie der Depression. Gustav Fischer Stuttgart Jena 1993
Hell D.: Gibt es die Schizophrenie? Schweiz Arch Neurol Psychiatr 149 51–52 1998
Hell D.: Klinische Psychiatrie – woher? wohin? Schweiz. Ärztezeitung 13 503–509 1993
Hell D.: Welchen Sinn macht Depression? Ein integrativer Ansatz. 8. Aufl. Rowohlt Reinbeck 2002
Hell D.: Bleulers Seelenverständnis und die Moderne. In: Thomas Sprecher (Hrsg.): Das Unbewusste in Zürich. Literatur und Tiefenpsychologie um 1900. NZZ Verlag Zürich 2000
Hell D.: Ehen depressiver und schizophrener Menschen – Eine vergleichende Studie an 103 Kranken und ihren Ehepartnern. 2. Auflage, Springer Berlin Heidelberg New York 1998
Hell D.: Praxisorientierte Depressionsbehandlung heute. Schweiz. Rundschau Med No. 22, 659–666, 1995
Heller A.: Theorie der Gefühle. VSA-Vlg. Hamburg 1987
Heraklit: Fragmente. hrgs. v. B. Shnell, Tübingen 1965
Hillman J.: Emotion. Northwestern University Press Evanston 3rd ed. 1997
Hinterhuber H.: Die Seele. Natur- und Kulturgeschichte von Psyche, Geist und Bewusstsein. Springer Wien New York 2001
Høeg P.: Der Plan von der Abschaffung des Dunkels. Rowohlt Reinbeck 1998
Hohendorf G., Roelcke V. und Rotzoll M.: Innovation und Vernichtung – Psychiatrische Forschung und «Euthanasie» an der Heidelberger Psychiatrischen Klinik 1939–1945. Nervenarzt 67: 935–946, 1996
Holsboer F.: Nervenheilkunde als angewandte Neurowissenschaft. Jatros Neurologie 1: 16–25 1996

Horstmann U.: Der lange Schatten der Melancholie. Die blaue Ente Essen 1985
Izard C. E.: Die Emotionen des Menschen. Eine Einführung in die Grundlagen der Emotionspsychologie. Beltz Verlag Weinheim und Basel 1981
Jaspers K.: Allgemeine Psychopathologie. 9. Aufl. Springer Berlin Heidelberg New York 1973
Jaspers K.: Gesammelte Schriften zur Psychopathologie. Springer Berlin Heidelberg New York 1963
Jaynes J.: Der Ursprung des Bewusstseins durch den Zusammenbruch der bikameralen Psyche. Rowohlt Reinbeck 1988
Jonas H.: Das Prinzip Leben. Suhrkamp Frankfurt am Main 1997
Josuran R., Hoehne V., Hell D.: Mittendrin und nicht dabei. Taschenbuch Econ Zürich 2001
Jung C. G.: Gesammelte Werke. Solothurn 1994
Kalberer G.: Ist der Mensch ein Auslaufmodell? Tages-Anzeiger, 8.9.2000 S. 2
Kandel E. R.: A new intellectual framework for psychiatry. Am J Psychiatry 155: 457–469, 1998
Käser E.: Kultiviert und überflüssig. Neue Zürcher Zeitung, 21./22.3.1998 S. 81
Kemper P. (Hrsg.): Die Geheimnisse der Gesundheit. Suhrkamp Taschenbuch Frankfurt am Main 1996
Kielholz P., Adams C.: Die Vielfalt von Angstzuständen, Deutscher Ärzte-Verlag Köln 1989
Kierkegaard S.: Werke I, Der Begriff Angst. Rowohlt Taschenbuch Reinbeck 1960
Klee E.: ‹Euthanasie› im NS-Staat. S. Fischer Frankfurt a. M. 1983
Klerman G. L., Weissman M. M., Rounsaville B. J., Chevron E. S.: Interpersonal Psychotherapy of Depression. Basic Books Inc. New York 1984
Klibansky R., Panofsky E., Saxl F.: Saturn und Melancholie. Studien zur Geschichte der Naturphilosophie und Medizin, der Religion und der Kunst. Suhrkamp Taschbuch Wissenschaft Frankfurt am Main1992
Kornhuber H. H., Deecke L.: Pflügers Archiv für Gesamte Physiologie. 284 1–17 1965
Küchenhoff B., Hell D.: Angsterkrankungen, Klassifizierung und Therapiemöglichkeiten. DIA-GM 12 920–929 1995
Küchenhoff J. (Hrsg.): Selbstzerstörung und Selbstfürsorge. Psychosozial Giessen 1999
Kurzweil R.: Homo sapiens. Kiepenheuer und Witsch Köln 2000
Laing R. D.: The Politics of Experience. Pantheon New York 1967
Lazarus R. S.: Emotion and Adaptation. Oxford University Press 1991
LeDoux J.: The Emotional Brain – The Mysterious Underpinnings of Emotional Life. New York 1998
Lévinas E.: De l'évasion. Fata Morgana Paris 1982
Lewis H. B.: The Role of Shame in Symptom Formation. Erlbaum Publishers London 1987
Lewis M.: Scham – Annäherung an ein Tabu. Ernst Kabel Hamburg 1992
Lieberman J. A., Rush A. J.: Redefining the role of psychiatry in medecine. Am J Psychiatry 153: 1388–1397, 1996
Littlewood J.: Aspects of Grief: Bereavement in Adult Life. London 1992
Lyssy R.: Swiss Paradise – Ein autobiographischer Bericht. R+R Verlag Zürich 2001
Margraf J., Schneider S.: Panik – Angstanfälle und ihre Behandlung. Springer Berlin Heidelberg 1989
Marks I.: Ängste verstehen und bewältigen. 2. Aufl. Springer Berlin Heidelberg 1993

Mead G. H.: Mind, Self, and Society: From the Standpoint of a Social Behaviorist. Charles W. Morris ed. University of Chicago Press, Chicago 1962
Meier-Seethaler C.: Gefühl und Urteilskraft. Beck München 1997
Meister Eckehart: Deutsche Predigten und Traktate (Hrsg. J. Quint). Diogenes Zürich 1963
Melville H.: Bartleby. Reclam Stuttgart 1985
Menninghaus W.: Ekelt-Theorie und Geschichte einer starken Empfindung. Suhrkamp Frankfurt am Main 1999
Mentzos S.: Depression und Manie – Psychodynamik und Therapie affektiver Störungen. Vandenhoeck & Ruprecht.: Göttingen Zürich 1996
Metzinger Th. (Hrsg.): Bewusstsein. Beiträge aus der gegenwärtigen Philosophie. Ferdinand Schöningh Paderborn 1996
Miller W. I.: Anatomy of Disgust. Harvard University Press 1997
Möller A., Hell D.: Das allgemeinpsychologische Konzept im Spätwerk Eugen Bleulers. Fortschr. Neurol. Psychiat. 67: 147–154 1999
Müller C.: Wer hat die Geisteskranken von den Ketten befreit? Skizzen zur Psychiatriegeschichte. Das Narrenschiff Bonn 1998
Müller-Hill B.: Die Philosophen und das Lebendige. Campus Frankfurt New York 1981
Nagel T.: Der Blick von nirgendwo. Suhrkamp Frankfurt a. M. 1992
Nagel T.: Die Grenzen der Objektivität. Reclam Stuttgart 1991
Navratil L.: Schizophrenie und Religion. Brinkmann und Bose Berlin 1992
Neumann J. M.: Gesundheit, Krankheit und Therapie im Mittelalter. In: Kemper P. (Hrsg.). Geheimnisse der Gesundheit – Medizin zwischen Heilkunde und Heiltechnik. Suhrkamp TB Frankfurt a. M. 1996
Nolen-Hoeksema S., McBride A., Larson J.: Rumination and psychological distress among bereaved partners. J Pers Soc Psychol 72 No.4 855–862, 1997
Nolen-Hoeksema S., Morrow J., Fredrickson B. L.: Response styles and the duration of episodes of depressed mood. J Abnorm Psychol 102 No.1, 20–28, 1993
Nolen-Hoeksema S., Parker L. E., Larson J.: Ruminative coping with depressed mood following loss. J Pers Soc Psychol 67 No. 1 92–104, 1994
Nuber U.: Depression. Die verkannte Krankheit. Kreuz Stuttgart 2001
Parker G., Brown L. B.: Repertories of response to potential precipitants of depression. Australian and New Zealand Journal of Psychiatry 13: 327–333, 1979
Pauen M.: Grundprobleme der Philosophie des Geistes. Fischer TB Frankfurt am Main 2001
Percy W.: The Message in the Bottle. 19th printing, the noonday press New York 1995
Pfau B.: Scham und Depression – Ärztliche Anthropologie eines Affektes. Schattauer Stuttgart New York 1998
Phillips M. L., Senior S., Fahy T., David A. S.: Disgust – the forgotten emotion of psychiatry. Br J Psychiatr 172: 373–375, 1998
Pichot P.: Das Problem der Angst in historischer Sicht. In: Kielholz P. und Adams C. (Hrsg.): Die Vielfalt von Angstzuständen. Deutscher Ärzteverlag Köln 1989
Popper K. R.: Conjectures and Refutations. The Growth of Scientific Knowledge. London Routledge and Kegan, 1963
Power M., Dalgleish T.: Cognition and Emotion. From Order to Disorder. Psychology Press Publishers Sussex UK 1997

Prigerson H. G., Frank E., Kasl S. V., Reynolds C. F., Anderson B., Zubenko G. S. et al.: Complicated grief and bereavement-related depression as distinct disorders: Preliminary empirical validation in elderly bereaved spouses. Am J Psychiatry 152: 22–30 1995

Putnam H.: The Meaning of «Meanings». In: ders., Philosophical Papers, Bd. 2, Cambridge 1975

Rado S.: The problem of melancholia. International Journal of Psychoanalysis 9, 420–438, 1928

Rager G. (Hrsg.): Ich und mein Gehirn. Grenzfragen Bd 26. Alber Freiburg 2000

Rapoport J. L.: Der Junge, der sich immer waschen musste. Wenn Zwänge den Tag beherrschen. MMV Medizin Verlag 1993

Rattner J., Danzer G.: Medizinische Anthropologie – Ansätze einer personalen Heilkunde. Fischer Frankfurt am Main 1997

Rippere V.: Antidepressive behaviour. Beh. Res. and Therapy Vol 14, 289–299. Pergamon Press 1976

Rohde P. P.: Kierkegaard. Rowohlt Reinbeck 1959

Roth G.: Das Gehirn und seine Wirklichkeit. Kognitive Neurobiologie und ihre philosophischen Konsequenzen. Suhrkamp Taschenbuch 1997

Rozin P., Haidt J., Mc Canley C. R.: Disgust. In: Lewis M. and Haviland J. (eds.) Handbook of Emotions. Guilford New York: 1993

Rudolf G.: Der Organismus als Maschine bei Descartes. In: Kemper P. (Hrsg.): Medizin zwischen Heilkunde und Heiltechnik. Suhrkamp TB 2521 Frankfurt 1956

Saint-Exupéry A. de: Der Kleine Prinz, Arche Zürich Hamburg 2000

Salkovskis P. M. und Kirk J.: Obsessional disorders. In: Hawton K., Salkovskis P. M., Kirk J., Clark D.: Cognitive Behaviour Therapy for Psychiatric Problems. Oxford Medical Publications 1991

Saner H.: Melancholie und Leichtsinn – Grenzstimmungen der Vernunft. Schweiz Arch Neurol Psychiatr 149: 229–235 1998

Sarasin Ph., Tanner J. (Hrsg.): Physiologie und industrielle Gesellschaft. stw 1343 Suhrkamp Frankfurt am Main 1998

Sass L. A.: Madness and Modernism. Basic books New York 1992

Scharfetter C.: Allgemeine Psychopathologie – Eine Einführung. 4. Aufl. Thieme Stuttgart New York 1996

Scharfetter C.: Was weiß der Psychiater vom Menschen? Hans Huber Bern 2000

Schmid Ch., Hochstrasser B., Hell D.: Selbstbeschädigung als Symptom psychischer Krankheiten in der PUK Zürich zwischen 1987 und 1995. Schweiz Arch Neurol Psychiatr 151: 184–9, 2000

Schulte G.: Neuromythen: Das Gehirn als Mind Machine und Versteck des Geistes. Zweitausendeins Frankfurt am Main 2000

Searle J. R.: Die Wiederentdeckung des Geistes. Suhrkamp TB Frankfurt a. M. 1996

Seidler G. H.: Der Blick des Andern. Eine Analyse der Scham. Verlag Internationale Psychoanalyse Stuttgart 1995

Seligman M. E. P.: Helplessness. W. H. Freeman San Francisco 1975

Sennett R.: Der flexible Mensch. Berlin Verlag Berlin 1998

Shorter E.: Von der Seele in den Körper. Die kulturellen Ursprünge psychosomatischer Krankheiten. Rowohlt Sachbuch Reinbeck 1999

Spaemann R.: Personen. Versuche über den Unterschied zwischen «etwas» und «jemand». Klett-Cotta Stuttart 1996
Starobinski J.: Geschichte der Melancholiebehandlung von den Anfängen bis 1900. Acta psychosomatica. J. R. Geigy S.A.Basel 1960
Steinmann H.: «... dieser geniale Lästerer» Achillos: Der Dichter, der das Ich entdeckt. Neue Zürcher Zeitung 21./22. März 1998, No. 67 S. 69
Stern R. und Drummond L.: The Practice of Behavioural and Cognitive Psychotherapy. Cambrigde University Press 1991
Taureck B. H. F.: Emmanuel Lévinas zur Einführung. Junius Hamburg 1997
Taylor C.: Quellen des Selbst – Die Entstehung der neuzeitlichen Identität. (Übers. Schulte J.) Suhrkamp Taschenbuch Wissenschaft 1233 Frankfurt am Main 1996
Teasdale J. D., Barnard P. J.: Affect Cognition and Change – Re-modelling Depressive Thought. LEA Publishers Hove UK 1995
Tellenbach H.: Psychiatrie als geistige Medizin. Verlag für angewandte Wissenschaften München 1987
Thich Nhat Hanh: Lächle deinem eigenen Herzen zu – Wege zu einem achtsamen Leben. Herder Spektrum. Freiburg im Breisgau 1998
Tolstoi L.: Tagebücher Bd. 2 1885–1901. Ges. Werke hrsg. von E. Diechmann und G. Dudeh. Rütten und Loening Berlin 1971
Tomkins S. S.: Affect imagery consciousness vol. 2: The negative affects. Springer New York 1963
v. Braun C.: Versuch über den Schwindel. Pendo Zürich München 2001
v. Weizsäcker C. F.: Die Unschuld der Physiker? 2. Aufl. Pendo Zürich 1997
v. Weizsäcker C. F.: Die Einheit der Natur. 4. Aufl. dtv München/Wien 1984
v. Weizsäcker C. F.: Ein Blick auf Platon. Ideenlehre; Logik und Physik. Reclam Stuttgart 1988
v. Weizsäcker V.: Arzt und Kranker. Köhler Stuttgart 1949
van Doren C.: A History of Knowledge – Past, Present and Future. Ballantine Books New York 1992
Völker L.: «Komm, heilige Melancholie». Eine Anthologie deutscher Melancholie-Gedichte. Reclam Stuttgart 1984
von Avila Th.: Die innere Burg (Hrsg.: Vogelsang F.). Diogenes Zürich 1979
Wallace E., Radden J., Sadler J. Z.: The philosophy of psychiatry: Who needs it? J Nerv Ment Dis 185: 67 1997
Wasserman G. S.: Neural/mental chronometry and chemotheology. Behavioral and Brain Sciences. 8, 556–557, 1985
Weber-Gast J.: Weil du nicht geflohen bist vor meiner Angst. 8. Aufl. Matthias-Grünewald-Verlag Mainz 1989
Weltgesundheitsorganisation: Internationale Klassifikation psychischer Störungen (ICD-10 Kapitel V(F) Klinisch-diagnostische Leitlinien, Hrsg.: Dilling H., Mombour W., Schmidt M. H. Hans Huber Bern 1991
Wieland W.: Diagnose. Überlegungen zur Medizintheorie. Walter de Gruyter Berlin New York 1975
Willi J.: Die patientenbezogene Tradition der Schweizer Psychiatrie. Neue Zürcher Zeitung No. 127 1999 S. 95

Wittgenstein L.: Werkausgabe Bd. 1, (Tractatus logico-philosophicus. Tagebücher 1914–1916, Philosophische Untersuchungen. Suhrkamp Frankfurt a. M. 1984
Wittgenstein L.: Werkausgabe Bd. 7 (Bemerkungen über die Philosophie der Psychologie …) Suhrkamp Frankfurt a. M. 1984
Wittgenstein L.: Vermischte Bemerkungen. Suhrkamp Frankfurt a. M. 1977
Wolfersdorf M.: Depressionen verstehen und bewältigen. Springer Berlin 2002
Wurmser L.: Die Maske der Scham. Springer Berlin 1990

Register